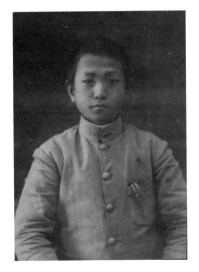

U0285433

伪满新京国高读书时留影

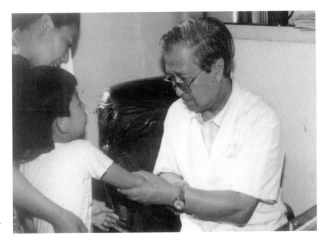

桡骨小头半脱位手法整复

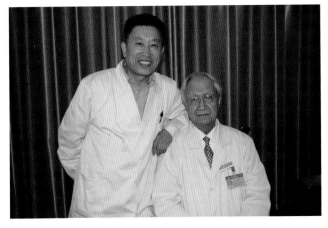

国医大师刘柏龄教

授与弟子赵文海教授

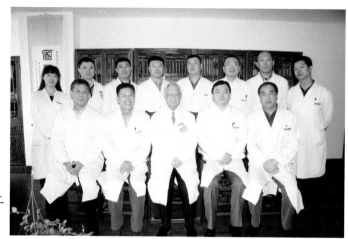

天池伤科流派工
作室继承人

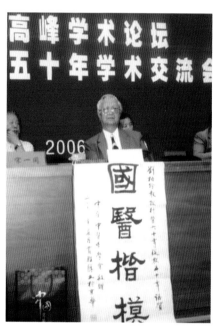

刘柏龄行医六十年学术交流大会

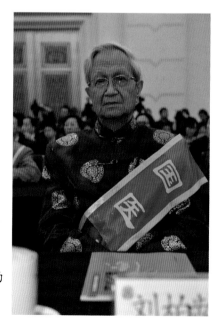

2014 年 10 月，参加在人民大会堂召开的
第二届"国医大师"表彰大会

第二届国医大师临床经验实录

国医大师 刘柏龄

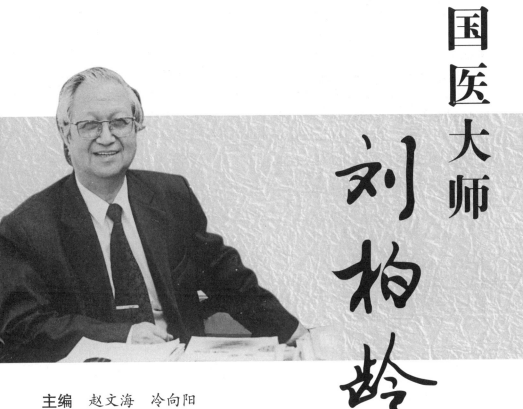

主编 赵文海 冷向阳
主审 刘柏龄

中国医药科技出版社

内 容 提 要

本书将国医大师刘柏龄的学术思想、方药心得、手法荟萃、验案撷英、医话随谈等内容收录于一书，全面展示了刘老的医学成就，理论联系实际，突出临床实用和辨证施治的中医特色。全书内容丰富，具有很高的学术水平和实用价值，对中医理论研究者与临床工作者均有较大的参考价值。

图书在版编目（CIP）数据

国医大师刘柏龄 / 赵文海，冷向阳主编 .—北京：中国医药科技出版社，2016.3
（第二届国医大师临床经验实录）
ISBN 978-7-5067-7855-8

Ⅰ . ①国⋯　Ⅱ . ①赵⋯②冷⋯　Ⅲ . ①中医学 – 临床医学 – 经验 – 中国 – 现代　Ⅳ . ① R249.7

中国版本图书馆 CIP 数据核字（2015）第 258177 号

美术编辑　陈君杞
版式设计　郭小平

出版　中国医药科技出版社
地址　北京市海淀区文慧园北路甲 22 号
邮编　100082
电话　发行：010 – 62227427　邮购：010 – 62236938
网址　www.cmstp.com
规格　710×1000mm $^1/_{16}$
印张　23 $^1/_4$
彩插　1
字数　340 千字
版次　2016 年 3 月第 1 版
印次　2016 年 3 月第 1 次印刷
印刷　三河市国英印务有限公司
经销　全国各地新华书店
书号　ISBN 978-7-5067-7855-8
定价　**55.00 元**

出版者的话

2009 年 4 月由人力资源和社会保障部、卫生部以及国家中医药管理局联合评选产生了我国首届 30 位"国医大师"。这是中医界的盛事。作为专业出版社，将这些大师的临床经验和成果进行总结出版，是一件非常有意义的事情，也是我们义不容辞的责任和义务。相信对推动中医药事业的继承和发展、弘扬民族医药学和文化，将起到非常积极的作用。

中国医药科技出版社于 2010 年隆重推出一套《国医大师临床经验实录》丛书，收录了 30 位国医大师中的 20 位，全面总结了各位大师的临床经验和学术成果。该丛书一经出版，就得到了读者的高度认可和喜爱。

2014 年 6 月，第二届 30 位"国医大师"名单公示，此次是我国第二次在全国范围内评选国家级中医大师，较之首届"国医大师"评选，此次评选更加注重面向基层和临床一线，并适当放宽了从业年限。入选的大师平均年龄 81 岁，年纪最小的 68 岁，最大的 102 岁，涉及专业更加广泛。

本着传承中医药优秀传统文化和临床经验的一贯理念，我们在第一时间就展开了丛书第二辑（即《第二届国医大师临床经验实录》）的组稿工作。在此过程中，得到了各位大师及其弟子、学术继承人的一致认可和支持。回想我们的组稿历程，内心充满了对各位大师的敬佩之情。

本丛书的编写秉承第一辑的理念：每位国医大师的经验单独成册，突出临床指导性、借鉴性和实用性，力争使阅读者能够学有所获、学有所宗、用能效验。每个分册正文主要包括 7 大部分：学术思想、方药心得、验案撷英、薪火相传、医话随谈、成才之路和年谱。

学术思想部分主要包括大师学术思想的理论渊源、个人临证的特殊认识和总结、擅长病种的医理阐释和治学理念等。

方药心得部分主要包括用药心法、成方心悟、经方传真、自拟方等。集中反映大师的临床用药经验和心得体会。"医生不精于药，难以成良医"，希望读者通过本部分内容学习到大师的临床用药处方思路，触类旁通，举一反三。

验案撷英部分主要收录各位大师擅长的病种案例，每一案例下设验案和按语两部分，围绕案例集中阐述该类病证的证治特点、大师自己的辨证心法和要点、医理阐释和独特认识。内容不求面面俱到，只求突出大师个人特点，简洁精炼，重点突出。

薪火相传部分主要收录大师给学生讲课、各种中医交流会、研修班的讲稿。对讲稿的要求：内容精彩实用，对临床具有指导意义，确切反映其学术思想。

医话随谈部分是不拘体裁的医学随笔，主要探讨中医药学术问题，涉及范围很广，重在抒发己见。

成才之路部分主要包括大师学习中医、应用中医的全部历程，重点突出大师学习中医的方法和体会，旨在使后学沿着前辈走过的路，直步中医的最高殿堂。

年谱则按照时间顺序，记录大师所经历的重大事件。

因各位大师擅长的领域不同，研究的方向各异，各分册的结构会略有不同。

国医大师经验的整理和出版，已成为我社一项重要的出版使命，我们会与时俱进，紧密配合国家发展中医药的方针和政策，尽我们最大的努力做好该丛书的出版工作，为中医药事业的传承和发展出份力，尽份心。相信这套丛书的陆续出版，一定会成为当代中医药学术整理和出版史上的一件盛事。让各位大师的经验心得能够广播于世，使后学者们能够充分学习汲取各位大师的经验精华，把中医药发扬光大，惠及人民，流芳百世，是我们的最大心愿。

中国医药科技出版社

2016 年 1 月

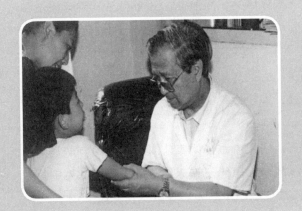

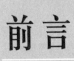

前言

　　刘柏龄教授为我国天池伤科流派第三代传人。1927年生于中医世家；
16岁随叔父刘秉衡老中医学习，尽得家传；幼承家学，攻读四大经典、经史
百家，且博览群书，深研《黄帝内经》《伤寒论》及《医宗金鉴》等医学巨著，
学业日臻向上。曾师从任应秋、秦伯未、董建华、宋向元、刘寿山等中医名
宿，在恩师教诲下，努力学习，深入探索，树立了悬壶济世、护佑苍生的毕
生追求。虽已年近九旬高龄，但他仍然虚怀若谷，谦虚谨慎，诚以待人，以
充沛的精力战斗在医教研第一线，满腔热血为中医学的发展一丝不苟地做贡
献，不愧为一代名医。1999年时任全国人大常委会副委员长的吴阶平院士为
他颁发了"二十世纪中国接骨学最高成就奖"；2001年荣获了全国高等中医
院校骨伤教育研究会颁发的"跨世纪骨伤医学杰出人才"伯乐金杯奖；2006
年获"全国首届中医药传承特别贡献奖"；2007年荣获全国首届"中医骨伤
名师"称号；2011年被评为"卫生忠诚奖"；2012年获全国医药卫生系统
创先争优活动先进个人，在全国卫生系统行业作风建设工作中被评为"医德
医风先进个人"；2013年被授予"世纪骨伤功勋专家"称号；2014年获"国
医大师"称号。

　　刘老深明经旨，融于实践，确立了"治肾亦即治骨"的学术思想，以"肾
主骨、生髓，髓充则能健骨"理论指导临床，成为国内"肾主骨"立论之大
家。应用家传手技结合临床，自成体系，创立治疗腰椎间盘突出症的"二步
十法"推拿，操作安全疗效好；点刺"暴伤点"治疗急性腰扭伤，取效甚速；
治疗腰椎小关节紊乱症的"一牵三板法"，施行1～3次治疗均可痊愈；除

此之外还有"旋转牵拉松解法"治疗肩关节周围炎、"理筋八法"治疗慢性腰肌劳损等，手法独具一格，疗效卓著，在国内得到广泛公认和应用。

本书系编者整理归纳刘老的手稿编写而成，将刘柏龄教授的学术思想、方药心得、手法荟萃、验案撷英、医话随谈等内容收录于一书，全面展示了刘老的医学成就。多属经验之谈，理论联系实际，突出临床实用和辨证施治的中医特色。

本书在编写过程中得到了天池伤科流派全体工作人员的大力协助，一并致谢。希望本书的出版可将刘老的学术思想及临床经验发扬光大，为中医学子提供一些借鉴与参考，为中医事业的继承与发展贡献一份力量。

由于整理者水平所限，书中不当之处，诚望读者批评指正。

编　者

2015 年 10 月于长春

目 录

骨伤科望闻问切与特殊检查法 / 41

手法荟萃 / 60

医话随谈 / 293

成才之路 / 321

年　谱 / 331

附　录

学 术 思 想

一、读经典，精辨证，倡导"肾主骨"理论

刘老崇尚"肾主骨"理论，即"肾主骨、生髓，髓充则能健骨"的理论，因此成为国内具有代表性的以"肾主骨"理论指导临床的骨伤名家。

肾位于腰部，脊柱两侧，左右各一。肾主藏精，主水液、主纳气，为人体脏腑阴阳之本，生命之源，称为先天之本。肾与骨的生长发育密切相关。肾主骨理论源于《黄帝内经》。《素问·宣明五气》云："五脏所主：心主脉，肺主皮，肝主筋，脾主肉，肾主骨，是谓五主"。《素问·上古天真论》则更进一步说明肾对骨的作用："女子七岁，肾气盛，齿更发长……三七，肾气平均，故真牙生而长极。四七，筋骨坚……丈夫八岁，肾气实，发长齿更……三八，肾气平均，筋骨劲强，故真牙生而长极。四八，筋骨隆盛，肌肉满壮。五八，肾气衰，发堕齿槁……七八，肝气衰，筋不能动，天癸竭，精少，肾脏衰，形体皆极。八八，则齿发去。"说明了肾与生长发育密不可分的关系。《灵枢·本神》："肾藏精。"《素问·宣明五气》："肾主骨。"《素问·六节藏象论》："肾者，……其充在骨。"《素问·五脏生成论》："肾之合骨也。"《素问·阴阳应象大论》："肾生骨髓，其体在骨。"皆指出骨与肾的关系非常密切。说明肾藏精，精生髓，髓养骨，所以骨的生长，发育，修复均须依赖肾精的滋养。如果肾精不足，髓不能养骨，则骨的生长、发育、修复就会出现障碍。故曰："肾生骨髓""藏真下于肾，肾藏骨髓之气也"。肾精充足，骨髓化生充足，骨骼得养，则骨骼坚实，强壮有力，肢体灵活。

肾伤后也能引起一系列骨的疾病状态，如《素问·痿论》所说："肾气热，则腰脊不举，骨枯而髓减，发为骨痿。"《素问·咳逆论》："肾者水也，而生于骨，肾不生则髓不能满。"《素问·生气通天论》："因而强力，肾气乃伤，

高骨乃坏。"《灵枢·五癃津液别》："虚，故腰背痛而胫酸。"《素问·脉要精微论》："腰者肾之府，转摇不能，肾将惫矣。"

"肾主骨"理论由历代医家继承与发扬，不断地丰富与充实，在临床上的应用也越来越广泛。《金匮要略》中指出："虚劳腰痛，少腹拘急，小便不利者，八味肾气丸主之"，又"妇人病，饮食如故，烦热不得卧，而反倚息者，何也？师曰：此名转胞，不得溺也……其人身体重，腰中冷，如坐水中，形如水状，反不渴，小便自利，饮食如故，病属下焦，身劳汗出，衣里冷湿，久久得之，腰以下冷痛，腹重如带五千钱，甘姜苓术汤主之。"《诸病源候论·腰背病诸候》认为："凡腰痛者有五：一曰少阴，少阴肾也。十月万物阳气伤，是以腰痛。……三曰肾虚，役用伤肾，是以痛"，还指出："劳伤肾气，经络既虚，或因卧湿当风，而风湿乘虚搏于肾经，与血气相击而腰痛""夫劳伤之人，肾气虚损。而肾主腰脚，其经贯肾络脊，风邪乘虚，卒入肾经，故卒然而患腰痛""夫腰痛，皆由伤肾气所为。肾虚受于风邪，风邪停积于肾经，与血气相击，久而不散，故久腰痛"。因此，除卒然伤损于腰而致的腰痛外，其余腰痛皆与"肾气虚损"有关，即使是突然腰痛，亦与原有的肾虚有关。

《景岳全书》中指出："腰痛之虚证，十之八九。"《仁斋直指方》认为："肾气一虚，凡中风受湿，伤冷蓄热，血涩气滞，水积堕伤，与夫失志作劳，种种腰痛，迭见而层出矣。"

《杂病源流犀烛·腰脐病源流》云："腰痛，精气虚而邪客病也。……肾虚其本也，风寒湿热痰饮，气滞血瘀闪挫其标也。"《医宗必读》认为，腰痛"有寒，有湿，有风热，有挫闪，有瘀血，有滞气，有瘀积，皆标也，肾虚其本也"。

刘老认为肾藏先天之精，禀赋于父母，受助于后天之水谷，肾精充足则身强体壮，筋骨刚韧；肾精不足，幼则成长、发育迟缓，筋骨软脆，年长则体不强健，筋骨松软，甚或别生歧异。故在治疗时，若因先天肾精不足引起之筋骨发育迟缓，骨生偻疾等诸候者，当以调养脾胃为先，以后天水谷之精，充补先天之不足，以强健筋骨而疗诸病候。年长因肾精不足而引起的诸骨疾病，常伴有腰膝酸软，或不能久坐，或不能健步，或头项不能转摇，或手摄失职不能抓取等，除调补脾胃，扶助正气外，且以补肾益精的方法为治。若系劳倦失护或外伤诱发骨赘者（骨质增生）则以补肾养肝的专门方药施治。肾虚者，易患腰部扭闪和劳损等，而出现腰酸背痛，腰脊活动受限等症状。又如骨伤折断，必内动于肾，因肾生精髓，故骨折后如肾精不足，则无以养骨，骨折难以愈合。临床治疗时，必须用补肾之法，以续骨、接骨。唐代孙思邈认为补肾药能长骨髓，在治疗骨伤科疾病时多用补肾药；蔺道人在治疗骨伤的系列药中亦多有补肾药。元代《外科集验方》中提出了"肾实则骨有生气"的论点，发展了《内经》的理论，在治疗上力主补肾治疗骨伤科疾病。刘老在继承《内经》及总结前人的理论基础上，结合现代疾病的特点，创立了独特治疗骨伤科疾病的学术思想与治疗方法。

二、骨伤科疾病之本源在肾，重视"治肾亦即治骨"

刘柏龄教授从事临床医疗工作 60 年余，深研古代医籍，重视现代科技。在继承师门学术思想的基础上，注重汲取前贤之精华，对《黄帝内经》《伤寒杂病论》《医宗金鉴》等经典著作进行仔细研读，体会颇深。在实践中，首先他初步确立了"治肾亦即治骨"的学术思想。这是以"肾主骨、生髓，髓充则能健骨"的理论为指导提出的。临床上肾的精气不足可见小儿的骨软无力，囟门迟闭，以及某些骨骼的发育畸形；对成人而言，肾精不足，骨髓空虚，不能养骨，易致下肢痿弱而行动困难，或骨质疏松、脆弱，易于骨折等。《诸病源候论·腰背病诸候》云："肾主腰脚。""劳损于肾，动伤经络，又为风冷所侵，气血搏击，故腰痛也。"《医宗必读》认为腰痛的病因"有寒、有湿、有风热、有挫闪、有瘀血、有滞气、有积痰，皆标也，肾虚其本也"。所以肾虚者，易患腰部扭闪和劳损等，而出现腰酸背痛，腰脊活动受限等症状。又如骨伤折断，必内动于肾，因肾生精髓，故骨折后如肾精不足，则无以养骨，骨折难以愈合。临床治疗时，必须用补肾之法，以续骨、接骨，即"治肾亦即治骨"也。

总之，随着年龄的变化，骨的状况与肾之精气的盛衰变化密切相关。临床所见表明，对每个人来说，随年龄变化表现出的肾之虚实及其对骨的影响差异甚大；也正因为这种差异，使我们看到了保养肾精对防止发生骨病的重要性。刘老认为保养肾的精气，是抵御病邪、防治骨病、骨折、延缓衰老的重要措施。如女子七七、男子八八以后，肾脏衰、精少、筋骨、肌肉得不到很好的濡养，因而形体皆极，骨质脆弱，易发生骨折，且骨折后愈合较慢。临床上女性绝经后发生骨质疏松、男性好发骨质疏松的年龄与《素问·上古天真论》所述"男不过尽八八，女不过尽七七，而天地之精气皆竭矣"的年龄段相吻合。因此，早期调养，保精气，壮筋骨，对防治老年"骨属屈伸不利"和骨折等病患是非常重要的。

三、骨伤疾病皆与血瘀气滞密切相关

刘老在临床中注意到骨伤科疾病多来源于血瘀气滞。外伤、邪热、寒凝、痰湿阻遏、气郁不畅可致血瘀内结。血亏气弱，血气运行不畅亦可致血瘀。故而在骨伤科疾病治疗中，如创伤性疾病、邪热而致的炎性疾病、某些功能减退的疾病及这些疾病的后遗症等，根据其不同的病因，病情而应用活血法为主并结合其他方法进行辨证审情施治。

（一）由气滞血瘀而致的疾病

由气滞血瘀而致的疾病适宜应用行气活血法进行治疗。此类疾病多由内伤引起为多，常见的病症有坐骨神经痛，神经根炎、腰背肌纤维组织炎等。无论是突然的强烈刺激，或者是长期持久的刺激，都可引起脏腑气血功能的紊乱，导致气滞血瘀而发生病变。主要特征是病变处针刺样疼痛或剧烈疼痛。治疗应本着"气为血帅，气行则血行"的原则，选用行气活血药物治疗可收卓效。特别是单纯应用活血药效果不佳时，加入理气药，每能收到满意疗效。

如治李某某，女，27岁。

[主诉] 腰腿疼痛3个月。

[现病史] 患者缘于3个月前因劳累而出现腰部不适，未加注意，1周后腰痛加重，并伴右腿放射性疼痛，不能起床，无法坚持工作。病初采用止痛药尚可收效，疼痛稍缓，但疗效不巩固。近日疼痛加重，依旧法无效而就诊。

[查体] 脊柱生理弯曲存在，腰部活动受限，第3、第4腰椎右侧压痛（＋），轻度放射痛，右臀及大腿后侧沿坐骨神经走行压痛，直腿抬高试验：右侧60°、左侧90°，膝反射、跟腱反射正常，右小腿外侧皮肤感觉异常。

[辅助检查] X线摄片：腰椎骨与关节无异常改变。

[辨证分析] 刘老认为，患者是由于劳累过度，耗伤腰部脉络、损及肌腠，积蓄成瘀，气血瘀滞不行，而出现"不通则痛"的症状，病初瘀阻源于气滞，用振奋经气（如针刺及止痛药）可收效。瘀阻渐重，单纯上述方法难以奏效，治疗应疏导之，以行气活血，疏通经络法。

[治则] 行气活血，疏通经络。

[处方] 当归、红花、桃仁、穿山甲、大黄、天花粉、香附、地龙、丹参、续断、乌药、乳香、没药、牛膝等水煎服。

2剂后疼痛减轻，连续用药10剂，症状基本消失。前方减穿山甲、桃仁、

大黄，加鸡血藤、穿山龙再服 2 剂，告愈。随访 2 年未复发。

（二）外感六淫化火而致的疾病

外感六淫化火而致的疾病应选用清热活血方法进行治疗。临床上所见骨髓炎、化脓性关节炎均属此类。邪毒侵入肌体，聚于局部，阻塞脉络，郁而生热，热极化火，久而酿脓，而发痈、肿疡。热迫血妄行，血溢于外而发生出血、瘀血。其病理变化为邪毒侵袭而致气血瘀滞。患者表现局部红肿、疮疡、皮温高、拒按、功能受限、舌苔黄、脉洪数、全身发烧等热象。

如治姜某某，女，15 岁。

［现病史］右小腿肿胀疼痛 2 个月，近日皮肤破溃，有少量脓汁，体温 38.7℃。

［查体］右小腿肿胀，皮肤稍红，小腿前侧膝下 7cm 及内踝上 5cm 处各有一 0.3cm×0.5cm 窦道，有稠脓汁，关节运动正常，舌红苔黄，脉数。

［实验室及其他检查］血常规：白细胞 $16×10^9/L$。X 线胫腓骨正侧位片：胫骨骨膜呈线样反应，骨质广泛虫蚀样破坏。

［诊断］右胫骨急性骨髓炎。

［治则］清热解毒，除瘀消肿。

［处方］金银花、玄参、当归、赤芍、守宫、象贝母、黄连、白花蛇舌草、炒大黄，水煎服，连续用药半月。

窦道以玉红纱布外敷。

药后肿胀明显消减，热退，窦道由肉芽组织充填。按前方继续用药半月，窦道封闭，红肿消退。X 线摄片复查，骨质破坏区大部修复。前方加党参、黄芪、薏苡仁继续用药 2 周，痊愈。2 年后 X 线摄片复查，破坏骨质完全修复，无死骨形成。

（三）外伤而致瘀肿

外伤而致瘀肿等应采用渗湿活血方法进行治疗。常见的病症有损伤性滑膜、滑囊组织水肿，关节积液以及骨折后肿胀不消等渗出性病变。组织内的水液（即津液）原为血液的重要组成部分。由于组织损伤的反应，血管损伤（病变）或其他原因而影响脏腑气机失调，血运不周，津液不得输布或者排泄障碍，水液停留聚而成肿。此乃"血不利则为水"也。故治疗既着眼渗湿利水，又要活血以疏通脉络。

如治吴某某，男，32 岁。

［现病史］双踝外伤后肿胀，疼痛 2 个月余，行走、久立症状加重。

［查体］双踝关节高度肿胀，有积水透明感，皮肤不红，不发热，无梭形改变，按之深陷，踝关节运动受限。

［治则］此系伤筋，局部脉络破损，治以活血渗湿行气。

［处方］当归、桃仁、穿山甲、红花、泽泻、胆草、香附、薏苡仁、地龙、地枫皮、千年健、牛膝，水煎服。

2 剂后疼痛及肿胀明显减消，连服 4 剂后，已能自行走路，只见内踝处遗留轻度肿胀，但有气短、乏力现象，前方去香附、桃仁、红花，加党参、白术、山药、黄芪，水煎连服 4 剂，病愈。

（四）外伤引起的局部组织撕裂

由外伤引起局部组织撕裂发生出血、渗出而出现气滞血瘀、脉络受阻所致的筋脉挛急，组织粘连，关节纤维强直等脉络失养，屈曲挛缩症，治疗应采用舒筋活血的方法，使其脉络疏通，气血荣于肌腠，筋脉得以濡养，关节功能才能达于正常。

如治崔某某，男，16 岁。

［现病史］右大腿砸伤 1 个月，不能站立行走，大腿内侧有突起条索状物，经用西药、针灸及热敷不见好转。

［查体］右大腿呈屈曲、内收、内旋，大腿内侧有突起条索状物，拒按，髋关节外展、外旋受限。

［辅助检查］X 线摄片示：骨与关节正常。

［诊断］外伤性内收肌挛缩症。

［治则］舒筋活血。

［处方］伸筋草、芍药、络石藤、制马钱子、急性子、香附、红花、桃仁、牛膝、地龙等水煎服。

配合手法按摩。

治疗 3 天症状明显减轻，继续用药 3 天，可以站立行走，连用 2 天，症状基本消失，恢复正常功能。

（五）与阴血虚有关的足跟痛及组织变性、萎缩等

与阴血虚有关的足跟痛及组织变性、萎缩等属虚证范畴的骨伤科疾病可选用养阴活血法。肝主筋，肾主骨，骨赖髓（血）养，髓为血化，骨得血养而能壮，筋得血养而能强，阴血不足，则筋骨失养，病变从生，如足跟痛，

患病后自行修复能力比较差，其因是肝肾阴不足，其血不能下注足的经脉而致。如果在滋阴的基础上，稍佐活血之品，即可改善局部血液循环而达治愈效果。

如治牟某某，男，45 岁。

[主诉] 因肾炎后双足跟疼痛已 3 月，不能持重及久行。

[查体] 双足跟稍肿，皮肤无变化，局部明显压痛。

[辅助检查] X 线摄片示：跟骨密度减低、疏松，无破坏现象。

[诊断] 足跟痛。

[治则] 治当滋阴活血，以助血充资养足跟。

[处方] 地黄、桑椹、枸杞子、肉苁蓉、骨碎补、鸡血藤、红花、牛膝、赤芍等水煎服。

连用 10 剂，疼痛消失而告愈。

（六）久病、年老体弱而骨折长期不愈或迟延愈合

久病、年老体弱而骨折长期不愈或迟延愈合的患者，治疗宜采用益气活血法。如果平素体虚，骨折后又气血俱伤，加之长期卧床，阳气不振，肾阳不充，不能化精生髓而助骨，影响骨折愈合者。血随气行，由于气虚运行不畅，瘀血内阻单用补虚不能达具全功，故应益气而活血通经。

如治张某某，男，68 岁。

[现病史] 右股腿骨折已 3 月余，经治疗骨折未愈合。患者素患气管炎，经常气短，骨折后气短加重。

[查体] 右大腿肌肉萎缩，运动功能受限，膝关节呈半强直状，右大腿较左腿细 4cm，大腿中段有异常活动和骨擦音，面虚浮，舌胖大，边有齿痕，舌质淡，苔白，脉细弱。

[辅助检查] X 线摄片：股骨干横形骨折，骨断端骨质疏松，无骨痂形成。

[诊断] 右股骨干陈旧性骨折。

[辨证分析] 本患者高龄体虚，素有气喘，突受外伤骨折而耗伤气血，复因骨折久卧床，气血愈虚，营养运行不畅；正气虚，不得升发，骨失濡养。骨折久不得续。

[治则] 治当以补气活血为宜。

[处方] 党参、黄芪、补骨脂、当归、赤芍、穿山龙、丹参、香附、三七、地龙等，水煎冲服骨质增生丸。

连用半月，拍X线片见已有骨痂生成。继续用药20天，已能扶拐下地。用药40天，已达临床愈合标准。

四、汇古今精华，独创理伤手法

刘老深明经旨，对内经提出的按摩、导引的医疗作用领悟颇深。他认为手法治疗疾病是我们祖先在与疾病长期的斗争中总结出来的宝贵经验，应当发扬光大。于是他荟萃隋唐以来的伤科手法精华，进行整理研究，并涉猎后世伤科名家之长，将其融会贯通，再加以分门别类，制定出各法的实施要领、适应证，使之既便于临床运用，又适于启迪后学。他认为中医骨伤科手法治疗常分为两大类：一为治骨手法，一为治筋手法。其手法的特点是"重而不滞，轻而不浮，稳而见准；法之所施，使患者不感觉痛苦。"

（一）治骨手法

又分为接法、端法和提法。

"接法"是整骨手法的总称，又是整骨手法的目的、标准和总的要求；在整骨的接法中又分为拔伸、捺正两大类。拔伸即牵引之意，在伤肢远端沿其纵轴以各种方法进行拔伸牵引，以矫正重迭、旋转移位之骨；捺正是以一手或两手将断骨自高突处向下捺按平正或使成角、侧方移位之断骨矫正。

"端法"是多个手法的综合运用。是用两手或一手拿定应端之处，酌其轻重，或从下往上提端，或从外向内托，或直端斜端也，即"子骨找母骨"，达到矫正骨折目的之手法。

"提法"是将陷下之骨提出复原的一种手法。骨折陷下，重迭移位，用手力或机械（即绳帛）沿骨纵轴方向进行提牵。因此，无论什么类型的骨折，如果不能从陷下中提牵出来，则不可能使两骨折端对顶而连接。

常见四肢骨折的治疗手法分述如下。

1. 肱骨干骨折

肱骨干骨折的整复法并不十分困难，一般由两助手沿上臂纵轴（置前臂中立位）方向行相对拔伸，但拔伸不宜过猛，否则易引起断端分离，造成不愈合。这就要求在整复时，手法要轻巧稳准，亦即"既知其病情复善用夫手法"。在固定方面，要注意固定垫的位置和固定的松紧度。若固定后患肢肿胀严重，疼痛剧烈或麻木者，必须急速检查，调整固定方式，免生意外，在固定期间为使固定稳妥，不致使断端分离，除在每天检查伤肢时，以两手对端挤捺两断端，使之紧密接触外，还应以胶布做纵向加压固定。通过上述处理，即可避免固定骨折断端的分离造成的骨不连之危害。

2. 尺、桡骨干骨折

整复尺骨、桡骨干单骨折或双骨折时，患者取仰卧位，肩关节外展 70° 左右，屈肘 90°，前臂于中立位，即手掌与前臂掌侧与地面平行，上 1/3 骨折稍旋后位，即与地面呈 45°。两助手分别沿前臂纵轴行相对拔伸，术者以两手于骨折端先矫正重迭、成角及旋转移位并进行夹挤分骨；若重迭较重不易拉开，影响复位者可在分骨使骨间膜张开拉紧的基础上，再行折顶手法使之复位，然后用端提挤捺手法，矫正骨折残余的侧移位。

（1）前臂尺、桡骨骨折复位后前臂必须摆在中立位这个位置，两骨间距离最大，骨干中部最宽，骨间膜最紧张，于是尺、桡两骨就像帆布担架的两根直棍一样，非常稳定。反之前臂在旋前或旋后位，骨间隙变窄，骨间膜松弛，两骨的稳定性消失，极易再移位。

（2）必须准确复位，两断端正确接触，临床实践证明（X 线透视下显示），凡是真正确实复位的，在试行前臂的轻度旋转（前后）活动亦不变位。否则，如两断端仅有皮质接触，或未彻底矫正旋转或侧移位的，均不稳定，多数发生再移位。因此，整复前臂骨折应当一丝不苟，才能收到满意效果。整复后的固定、制动非常重要，同时掌背侧板要足够宽，背侧加分骨垫，效果才可靠。

3. 股骨干骨折

这类骨折临床上比较多见。可发生在股骨上 1/3、中 1/3 和下 1/3，以中段骨折为多见，骨折后常有各种不同的移位。股骨上 1/3 骨折，骨折近段因受髂腰肌、臀中小肌及外旋肌牵拉而产生屈曲、外展、外旋移位，骨折远段则向后、向上、向内移位。施行手法时，必须将患肢抬高，屈髋至 135°，并外展 90°，屈膝 90°，略加外旋，进行拔伸牵引矫正短缩畸形，然后用端提挤按手法纠正侧方移位，若重迭不易拉开，则需用前后折顶法进行复位，复位后棉纱垫、小夹板固定。中 1/3 骨折，因内收肌的牵拉，骨折端多向外成角变位，施术时，在抬高患肢基础上，外展 20° 进行拔伸，重迭较重者，同时用侧方折顶法即可复位。复位后，小夹板、棉纱垫固定。下 1/3 骨折，远段因受膝后关节囊及腓肠肌的牵拉，一般都向后屈曲移位，故手法时，需要注意屈曲膝关节至 90°，在相对拔伸牵引的同时，术者乘机将远骨折段向上端提，即可复位，复位后，小夹板、棉纱垫固定于屈膝位。

股骨干骨折，即使横断或短斜无重迭移位，单纯手法复位均有一定困难，复位后，还常因丰富肌肉的牵拉力造成再移位。因此，对这类骨折可在麻醉下复位的同时，先把骨牵引打好，再进行手法，按移位方向，运用各种相应手法，最好是一次完成复位。若反复多次复位，不但软组织遭受严重损伤，且骨折端的骨锋磨损，对复位均属不利，往往多次复位不成功，亦即此弊。复位后用棉纱垫、小夹板固定，但固定的夹板必须适当，夹板太厚、质地过硬、过窄均属不宜，应当选用薄厚均匀，质地稍软，能塑形而且较宽一些，两端磨圆无棱角并稍翘起，不致压伤皮肤的夹板为合适。对上 1/3 骨折，则应辅之在骨折近段上面放一适当的沙袋，以加强固定，防止前屈移位，往往收效满意。

4. 胫腓骨干骨折

胫腓骨骨折手法复位，患者仰卧，将患肢膝关节自然屈曲，两助手沿小腿纵轴方向行相对拔伸，矫正重迭移位，然后术者端提（矫正前后移位）和挤按（矫正左右移位）使其复位。复位后用小夹板固定，若髁下骨折或接近踝上的胫腓骨干骨折，可用超关节固定法，对不稳定骨折可配合跟骨牵引。

胫腓骨骨折应同等重视两骨的复位，凡是胫腓骨双折，若能同时较好的复位，确定稳定，愈合亦快，功能良好，凡强调胫骨而忽略腓骨辅助的支撑力而不予复位者则稳定性差，愈合亦慢。

5. 踝部骨折

可分单踝，双踝和三踝骨骨折，严重者常合并距骨移位。手法整复越早越好。手法复位，患者取仰卧位，自然屈膝，助手以一前臂夹住大腿，另一手抱于膝部上拔伸，术者一手握足跟部，另一手握住前足，与助手行相对徐徐用力拔伸，按反伤力方向进行整复，即外翻骨折使踝部内翻，内翻骨折使踝部外翻；三踝骨折，术者一手握胫骨下端向后推，另一手握前足向前拉，并缓缓背屈使之复位。复位后，用超踝夹板，即内翻骨折外翻位固定，外翻骨折内翻位固定；三踝骨折，超夹板固定，长裤套悬吊牵引，踝部骨折不仅要求复位要早，更重要的是恢复踝部关节面的正常关系，否则会引起创伤性关节炎，以致功能受限，长年不愈。故临床操作应十分注意。

（二）治筋手法

即理筋手法或舒筋手法，概分为按、摩、推、拿诸法。

"按法"是以手往下抑之之法，按其经络以通郁闭之气。

"摩法"是徐徐揉摩之法，摩其壅聚，以散瘀结之肿。"按摩法"是按和摩两种手法的总称，具有通经络、散瘀结、舒筋合骨的治疗作用。

"推法"是以手推之，使还旧处。

"拿法"是两手或一手捏定患处，酌其宜轻宜重缓缓焉以复其位的一种手法。"推拿法"是推和拿两种手法的总称，它的适应证是"若肿痛已除，伤痕已愈，其中或有筋急而转摇不甚便利，或有筋纵而运动不甚自如，又或有骨节间微有错落不合缝者，是伤虽平，而气血之流行不畅，不宜接整端提等法，唯宜推拿，以通经络气血也"。

筋骨外伤，通过辨证，灵活使用上述诸手法以为治，皆可取得一定的疗效。

刘氏理筋手法有三个施术阶段，其内容与意义如下。

第一为准备阶段，运用手法为进行治疗作准备。它具有镇痛、解痉、散瘀活血、放松紧张肌肉的作用。使手法在肌肉舒松的情况下，得以顺利地进行，以达到满意的治疗效果。另一方面也使患者的肢体有一个适应过程。如轻度按摩法（或叫抚摩法）、深度按摩法（或称推摩法），以及搓、擦、揉法等。

第二阶段是解决疾病的主要矛盾阶段。即应用手法治疗各种软组织损伤（筋伤），以达到理顺筋络，调和营卫，通经活血，矫正畸形等治疗目的。

第三阶段是在理筋手法操作之后，患者往往有一个刺激反应过程，特别是使用较重、较猛手法解决主要矛盾以后，还可能有筋骨间微错落不合缝者，是伤虽平，而气血流行未畅，用叩击、揉按、摇晃、运展等手法，使紧张的肢节放松，进而推动气血的运行，是手法结束，整理收功的最后一步。

总之，理筋手法的应用是由轻到重，再由重到轻，循序渐进的治疗过程。

刘老从医 60 年，在骨伤科医疗实践中，自创了多种风格独特、疗效卓越的理筋手法，在我国北方独树一帜。

刘老常讲，使用手法，首先必须根据辨证施治的原则来掌握运用。因伤有轻重之分，又有皮肉、筋骨关节深浅厚薄之别，故要求按情况选用相适应的手法。为了使手法治病能起到应有的作用，达到预期的治疗效果，刘老非常重视手法基本功的训练，要求既要熟练、灵活，又要保证手法准确，轻重适度。此外，临床诊断不清者，患有严重心脑血管疾病者，骨关节结核、骨髓炎、骨肿瘤、全身性皮肤病以及妇女妊娠或月经期等，均禁忌施行手法。

方药心得

在应用中，刘老虽重补肾，但反对按图索骥，主张详查病情，随症为治以求效。根据症情之阴阳、寒热、虚实、瘀湿之不同，随症加减，灵活变通，效应更佳。如以肝肾亏虚为主的加制龟甲、黄精，或可减少鹿角片、仙灵脾药量；以脾肾阳虚为主的加补骨脂、巴戟天；以外伤血瘀为主的加制乳香、制没药、延胡索；发于颈椎者加葛根；发于腰椎者加杜仲、狗脊；发于髋、膝、踝加牛膝、木瓜，痛甚瘀肿加三棱、莪术；发于肩、肘、腕加桑枝、姜黄、桂枝；局部有热加黄柏、虎杖；血虚加当归、阿胶；肢体重着、挟湿或瘀肿，加薏苡仁、炮山甲、防己；气虚加黄芪、党参。

一、损伤辨证的三期分治

（一）损伤初期（伤后 1 ～ 2 周内）

正如清代陈士铎在《辨证录》中说："血不活者瘀不去，瘀不去则骨不能接也。"因筋骨损伤，气滞血瘀，宜采用攻利法。治疗上以活血化瘀，理气止痛兼顾。常用治法有攻下逐瘀法，行气活血法，清热凉血法，开窍活血法等。

1. 攻下逐瘀法

跌仆损伤，必使血脉受伤，瘀血留滞，壅塞于经道，瘀血不去则新血不生。《素问·至真要大论》曰："留者攻之。"《素问·缪刺论》曰："人有所堕坠，恶血留内，腹中满胀，不得前后，先饮利药。"故受伤后有瘀血停积者宜采用攻下逐瘀法。本法适用于早期蓄瘀，便秘，腹胀，苔黄，脉数的体实证患者。常用的方剂有桃核承气汤、鸡鸣散、大成汤、黎洞丸等。

攻下逐瘀法属下法，常用苦寒泻下以攻逐瘀血，药效相当峻猛，临床不可滥用。对年老体弱、气血虚衰、失血过多、慢性劳损、妇女妊娠、产后及月经期间应当禁用或慎用。

2. 行气活血法

又称行气消瘀法。《素问·至真要大论》曰："结者散之。"气为血帅,气行则血行,气滞则血滞,气结则血瘀。同时,血不活则瘀不能去,瘀血不去则新血不生。故损伤后有气滞血瘀者,宜采用行气活血法。本法适用于气滞血瘀,局部肿痛,无里实热证,或宿伤而有瘀血内结及有某种禁忌而不能猛攻急下者。常用的方剂有以活血化瘀为主的复元活血汤、活血止痛汤;行气为主的柴胡疏肝散、复元通气散;行气与活血并重的膈下逐瘀汤、顺气活血汤等。临证可根据损伤的不同,或重于活血化瘀,或重于行气,或活血与行气并重而灵活选用。行气活血法方剂一般并不峻猛,如需逐瘀可与攻下法配合。

3. 清热凉血法

本法包括清热解毒与凉血止血法。《素问·至真要大论》曰:"治热以寒""热者寒之,温者清之"。故损伤引起的错经妄行,创伤感染,火毒内攻,热邪蕴结或壅聚成毒等证宜采用清热凉血法。常用的清热解毒方剂有加味犀角地黄汤、清心药、五味消毒饮;凉血止血方剂有十灰散、四生丸、小蓟饮子等。

清热凉血法的方剂以寒凉药物为主,故治疗时应注意防止寒凉太过,引起瘀血内停。血喜温而恶寒,寒则气血凝滞而不行,所以在治疗出血不多的疾病时常与活血化瘀药同用。出血过多时,须辅以补气摄血之法,以防气随血脱,必要时还当结合输血、补液等疗法。

4. 开窍活血法

是治疗跌仆损伤后气滞血瘀、瘀血攻心、神昏窍闭等危重症的一种救急方法。适用于头部损伤或跌仆重症神志昏迷者。神志昏迷可分为闭证和脱证两种,闭证是实证,治宜开窍活血、镇心安神;脱证是虚证,是伤后元阳衰微、浮阳外脱的表现,治宜固脱,忌用开窍。

头部损伤等重证,若在晕厥期,主要表现为人事不省,常用方剂有黎洞丸、夺命丹、三黄宝蜡丸、苏合香丸、苏气汤等。

复苏期表现眩晕嗜睡、胸闷恶心,则须息风宁神佐以化瘀祛浊,方用复苏汤、羚角钩藤汤或桃仁四物汤加减,息风可加石决明、天麻、蔓荆子;宁神可加菖蒲、远志；化瘀可加郁金、三七；祛浊可加茅根、木通；降逆可加法半夏、生姜等。

恢复期表现心神不宁、眩晕头痛，宜养心安神、平肝息风，用镇肝息风汤合吴茱萸汤加减。若热毒蕴结筋骨而致神昏谵语、高热抽搐者，宜用紫雪丹合清营凉血之剂。开窍药走窜性强，易引起流产、早产，孕妇慎用。

（二）损伤中期（伤后 3 ～ 6 周）

肿痛诸症虽有所减轻，但肿痛消而未尽，骨断筋伤虽连而未坚，宜采用和法，治疗上以接骨续损，和营生新为主。常用治法有和营止痛法，接骨续筋法，舒筋活络法。

1. 和营止痛法

适用于损伤中期，仍有瘀凝、气滞，肿痛尚未尽除，而续用攻下之法又恐伤正气者。常用方剂有和营止痛汤、定痛和血汤、正骨紫金丹、七厘散等。

2. 接骨续筋法

损伤中期，骨已整复，筋已理顺，筋骨已有连接但未坚实，尚有瘀血未去，瘀血不去则新血不生，新血不生则骨不能合，筋不能续，故宜采用接骨续筋法。本法主要使用接骨续筋药，佐以活血祛瘀药，适用于损伤中期筋骨已有连接，但尚未坚实者。常用方剂有续骨活血汤、新伤续断汤、接骨丹、接骨紫金丹等。

（三）损伤后期（伤后 6 周以上）

筋骨损伤虽已接续，但损伤日久，正气必虚。根据《素问》"损者益之""虚者补之"的原则，宜采用补法。常用治法有补气养血法，补益脾胃法，补益肝肾法，温经通络法。

1. 补气养血法

本法是使用补气养血药物，使气血旺盛而濡养筋骨的治疗方法。无论是外伤筋骨，内伤气血，以及长期卧床不能经常活动，日久必使体质虚弱而出现各种气血亏损，故宜采用补气养血法。补气、补血虽各有重点，但亦不能截然划分，气虚可致血虚，血虚可致气损，故在治疗上常补气养血并用。适用于平素气血虚弱或气血耗损较重，筋骨萎软或迟缓愈合者。常用方剂有四君子汤、四物汤、八珍汤、十全大补汤等。

2. 补养脾胃法

脾主四肢、肌肉。《灵枢·本神》曰："脾气虚则四肢不用。"损伤日久，耗伤正气，气血脏腑亏损，加之伤后缺少活动、可导致脾胃虚弱，运化失职，饮食不消，四肢疲乏无力，肌肉萎缩，筋骨损伤修复缓慢，脉象虚弱无力等。治疗宜采用补养脾胃，以促进气血生化，使筋骨肌肉加速恢复。常用方剂有参苓白术散、健脾养胃汤、归脾汤等。

3. 补益肝肾法

本法又称强壮筋骨法。肝主筋，肾主骨、主腰脚。《素问·上古天真论》曰："肝气衰，筋不能动。"《素问·脉要精微论》曰："腰者肾之府，转摇不能，肾将惫矣。"故损伤后期，年老体弱、肢体关节屈伸不利、骨折迟缓愈合、骨质疏松等肝肾虚弱者常采用补益肝肾法。临床上应注意肝肾母子关系及肾的阴阳偏盛。常用的方剂有壮筋养血汤、生血补髓汤、健步虎潜丸；肾阴虚用六味地黄汤或左归丸，肾阳虚用金匮肾气丸或右归丸。

4. 舒筋活络法

本法主要是使用活血药与祛风通络药，并加理气药，以宣通气血，消除凝滞，舒筋通络。适用于骨折、脱位、筋伤的中期而有瘀血凝滞，筋膜粘连，或兼风湿，筋络发生挛缩、强直，关节屈伸不利者。常用方剂有独活寄生汤、舒筋活血汤、舒筋汤、蠲痹汤等。

5. 温经通络法

血气喜温而恶寒，寒则涩而不流，温则流行畅利。《素问·至真要大论》曰："寒者热之""劳者温之"。本法使用温性、热性的祛风、散寒、除湿药物，并佐以调和营卫或补益肝肾之药，以求达到驱除流注于骨节经络之风寒湿邪，使血活筋舒、关节滑利、经络通畅。适用于损伤后气血运行不畅，或因阳气不足，腠理空虚，风寒湿邪乘虚侵袭经络；或筋骨损伤日久失治，气血凝滞，风寒湿邪滞留者。常用方剂有麻桂温经汤、乌头汤、大红丸、大活络丹、小活络丹等。

以上治法，在临证应用时都有一定的原则。例如治疗骨折，在施行手法、夹缚固定等外治法的同时，内服药物初期以活血化瘀为主，中期以接骨续筋为主，后期以补气养血、健壮筋骨为主。若骨折后肿胀不严重者，往往可直接用接骨续筋之法，稍佐活血化瘀之药；扭挫筋伤的治疗，初期也以活血化瘀为主，中期则用舒筋活络法，后期使用温经通络，并适当结合强壮筋骨的方法；开放性损伤，在止血以后，也应根据证候而运用上述各法。如失血过多者，开始即须用补气摄血法急固其气，防止虚脱，血止以后，仍须补而行之。临证时变化多端，错综复杂，必须灵活变通，审慎辨证，正确施治，不可拘泥和机械地分期。

内治药物有汤剂、丹剂、丸剂、散剂、药酒等，片剂、冲剂、糖浆合剂、针剂亦有应用。丹剂、丸剂和散剂，取其简便、快捷，适用于仓促受伤者，常用的有夺命丹、玉真散、三黄宝蜡丸、跌打丸等；药酒能助药力、行药势，多外用于无伤口之扭挫伤、宿伤、兼风寒湿邪者，常用的有虎骨木瓜酒、损伤药酒等。若内服可加入汤剂中煎服，或加温后冲服丹、丸、散。

二、常用药物

中药是治病的重要武器，历代医家经过长期的医疗实践，积累了丰富的用药经验，值得我们继承发扬。现结合笔者临床经验介绍 25 味对治疗骨伤骨病有较好疗效的常用中药。大体分为 5 类。

（1）解表类：麻黄、桂枝、羌活、葛根。

（2）祛风湿类：独活、桑枝、五加皮、威灵仙、豨莶草、伸筋草、桑寄生。

（3）活血祛瘀类：鸡血藤、牛膝、土鳖虫、泽兰、自然铜。

（4）平肝息风类：天麻、牡蛎、蜈蚣。

（5）补益类：熟地、狗脊、续断、杜仲、骨碎补、山茱萸。

下面分别介绍这些药物的性味归经、功效、临床配伍应用及现代药理研究，重点介绍其在治疗骨伤骨病方面的应用价值。

（一）解表类

麻黄

[处方用名] 麻黄、净麻黄、炙麻黄、麻黄绒。

[性味归经] 辛、微苦，温，归肺、膀胱经。

[药物功效] 发汗解表，止咳平喘，利水消肿。

[临床应用] 本品善散肺与膀胱经风寒。脊柱疾病用麻黄，取其轻扬之性，能使肌肉间郁积之邪透达皮外。常作为佐使药用于治疗脊柱退行性变、颈腰部急性扭挫伤瘀肿疼痛等的方剂之中。常用量为 5～10g。

（1）用于腰椎管狭窄症，配鸡血藤、骨碎补、豨莶草、鹿衔草、杜仲、鹿角霜、地龙、狗脊、赤芍、苏木、独活、乳香、没药、天麻等。即通督壮腰汤（刘氏经验方）。

（2）用于肥大性脊柱炎，配熟地黄、仙灵脾、肉苁蓉、杜仲、骨碎补、鹿衔草、鸡血藤等。

（3）用于瘀血阻滞之腰腿痛，配儿茶、血竭、没药、乳香、穿山甲、土鳖虫、红花、地龙。

（4）用于膝关节滑膜炎，配黄柏、苍术、薏苡仁、赤芍、鸡血藤、威灵仙、虎杖、牛膝。

（5）用于腰部损伤中后期，配杜仲、狗脊、肉桂、熟地、白芍、菟丝子、牛膝、泽兰、续断、丝瓜络等。

（6）用于类风湿关节炎，遇寒加剧者，配五加皮、制川乌、桂枝、防风、青风藤、鸡血藤、细辛等。

［现代研究］麻黄碱不能诱发出汗，但当人处于高温的环境时能增加其发汗量，其作用可能是中枢性的；麻黄碱有松弛支气管平滑肌，解除支气管痉挛而平喘的作用；D-伪麻黄碱有明显的利尿作用；麻黄水提取物及乙醇提取物能抑制过敏介质的释放，但无抗组胺的作用；麻黄碱对骨骼肌有抗疲劳作用，且可用于重症肌无力的治疗；麻黄碱能兴奋大脑皮质和皮质下中枢，引起精神兴奋、失眠等症状；麻黄挥发油乳剂有解热作用，对流感病毒亦有明显的抑制作用。

桂枝

［处方用名］桂枝、嫩桂枝、桂枝尖。

［性味归经］辛、甘，温，归心、肺、膀胱经。

［药物功效］发汗解肌，温经通脉，助阳化气，平降冲逆。

［临床应用］本品主入心、肺、膀胱经，兼走脾、肝、肾经。桂枝辛散，温通经脉，活血散寒，横通肢节。上可用治胸阳不振，心脉痹阻，胸痹绞痛；中可用治脾胃虚寒；下可用治妇女血寒经闭及癥瘕腹痛。长于温经通络而止痛。常用量为3～10g。外感热病、阴虚火旺、血热妄行的出血证均当忌用。

（1）用于风寒湿痹、肩背肢节酸痛，配附子、姜黄、羌活、桑枝等。

（2）用于颈部扭伤而兼风寒侵袭者，配麻黄、白芍、葛根、甘草、生姜、大枣，水煎服，并用药渣湿热敷颈部。

（3）用于腰膝酸痛、肢体无力，配杜仲、牛膝、木瓜、鱼鳔，先将鱼鳔土炒成珠后，与诸药共研为末服。

（4）用于坐骨神经痛，配豨莶草、牛膝、地龙、赤芍等。

[现代研究] 桂皮油能使血管扩张，调整血液循环，使血液流向体表，有利于散热和发汗，故有解热作用。桂枝水煎剂有抗菌、抗病毒作用。桂枝醛有镇静作用，可增强环巴比妥钠的催眠作用，有镇痛及利尿作用。另外，桂枝还有抗过敏和健胃作用。

羌活

[处方用名] 羌活、川羌活、西羌活。

[性味归经] 辛、苦，温，归膀胱、肾经。

[药物功效] 解表散寒，祛风胜湿，通利关节，蠲痹止痛。

[临床应用] 本品辛温，上升发表，气雄而散，主散太阳经肌表游风及寒湿之邪。外感风寒湿邪引起的项背强痛，关节疼痛诸症，皆可应用。而尤适用于上半身肌肉关节风湿痛或腰背部肌肉自觉畏冷挛缩者。与桂枝相比，本品长于散头颈脊背风寒，桂枝善于散四肢风寒。常用量为 3 ～ 10g。

（1）用于肩背痹痛，配天仙藤、姜黄、桂枝。

（2）用于全身肢节疼痛、二便不利，配当归、独活、防己、车前子、大黄、枳实等。

（3）用于筋骨损伤、发热体痛，配独活、当归、川芎、防风、续断、丹皮、桃仁、生地、乳香、黄芩、柴胡。

（4）用于历节风痛、关节痹痛，配独活、松节、秦艽，各等份，酒煎。

[现代研究] 羌活有抑制结核杆菌及真菌的作用，又有解热、发汗及镇痛作用。

葛根

[处方用名] 葛根、粉葛根、干葛根、煨葛根。

[性味归经] 甘、辛，凉，归脾、胃经。

[药物功效] 解肌退热，透发麻疹，生津止渴，升阳止泻。

[临床应用] 葛根在脊柱疾病的治疗中应用较多，各型颈椎病均可在辨证的基础上加入本品。近年来，以葛根为主治疗颈椎病的报道逐渐增多。葛根能发表解肌，升阳生津，祛风邪，尤对改善颈椎病之头晕头痛、项背强痛、耳鸣、肢麻疗效为佳。葛根单用或提炼葛根酮制成片剂（愈风宁心片）可以

改善脑血液循环，扩张冠状动脉，用治高血压、颈项强痛、心绞痛及突发性耳聋有较好的疗效。常用量为 10～15g，可用至 30g。

［现代研究］葛根含大豆异黄酮，有解痉作用，有对抗组胺及乙酰胆碱的作用。葛根有解热和轻微降血糖作用，能降血压并能增加心脑及冠状动脉血流量。

（二）祛风湿类

独活

［处方用名］独活、川独活。

［性味归经］辛、苦，温，归肝、肾、膀胱经。

［药物功效］祛风除湿，舒筋活络，散寒止痛。

［临床应用］本品辛散苦燥温通，主入肾经，善祛风湿止痛，为治疗风寒湿痹的要药。凡风寒湿邪痹着肌肉关节者，无问新久，均可应用。对下半身风湿、腰腿疼痛、两足痿痹、不能行走者尤为适宜。本品与羌活均有祛风湿作用，但羌活善攻，透肌表之游风及上半身风寒湿邪，能通达全身；独活善行，主散在里之伏风及下半身风湿之邪，还有通经活络、强筋骨、疗痹痛之效。常用量为 10～15g。

（1）用于腰脊损伤后期，肝肾虚损之风寒湿痹，腰膝冷痛无力等，如独活寄生汤。

（2）用于坐骨神经痛、肩周炎、风湿性关节痛，配羌活、全蝎、蜈蚣、三七、麻黄、白芍、威灵仙、红花、甘草等。

（3）用于腰椎管狭窄症属于风寒湿邪痹阻经络出现腰膝酸痛、下肢麻木，配桑寄生、秦艽、稀莶草、防风、防己、木瓜、杜仲、牛膝等。

［现代研究］独活具有抗关节炎、镇痛、镇静及催眠作用；能直接扩张血管、降低血压；有兴奋呼吸中枢的作用；对兔回肠及大鼠子宫均有解痉作用。

桑枝

［处方用名］桑枝、嫩桑枝、炒桑枝。

［性味归经］苦，平，归肝经。

［药物功效］祛风通络，行水消肿。

［临床应用］本品通达四肢，祛风湿、通经络、利关节、舒拘挛、镇疼痛，不论风寒或湿热痹证均可应用。尤以肩臂关节拘挛疼痛用之为佳。《本草纲目》

云："利关节，除风寒湿痹诸痛。"常用量为 15 ～ 30g，大量可用至 60g。

（1）用于腰部损伤初期，积瘀肿痛，或兼小便不利者，配赤芍、当归、续断、木通、秦艽、延胡索、枳壳、厚朴、木香。

（2）用于风湿性关节痛红肿热痛者，如桑络汤。

（3）用于上肢痹痛，配姜黄、当归、川芎。

（4）用于关节痹痛，屈伸不利，四肢拘挛，遇寒加剧，配威灵仙、秦艽、海风藤、桂枝等。

（5）用于颈椎病之肩背上肢麻木疼痛，配葛根、桃仁、红花、姜黄、白芥子、威灵仙、没药、陈皮、木瓜、白芍、甘草。

［现代研究］桑枝能提高淋巴细胞转化率；用桑柳汤（桑枝、柳枝、老鹳草、五加皮、当归、没药、木瓜、红花、防风）治疗慢性布鲁菌病，获一定疗效；用特制养毛浸出液，对兔及绵羊有显著的养毛效果。

五加皮

［处方用名］五加皮、南五加、北五加、香五加。

［性味归经］辛、苦，温，归肝、肾经。

［药物功效］祛风湿，强筋骨，通经络，逐痹痿，利水道。

［临床应用］本品辛、苦、温，并有芳香之气，在外散风湿之邪，在里温升肝肾之阳，为强壮祛风湿要药。与通经药同用，则祛风除湿作用强；与强壮药同用，则强壮筋骨。故民间有"浑身软如泥，离不了五加皮"之说。常用量为 5 ～ 10g。

（1）用于肝肾不足，腰膝酸软，筋骨无力者，配杜仲、牛膝、川断、菟丝子、桑寄生等；也可单用五加皮浸酒服。

（2）用于骨折愈合不良，配骨碎补、自然铜、续断等。

（3）用于风湿关节疼痛，配秦艽、豨莶草、苍术、老鹳草，泡酒服。

（4）用于腰椎间盘突出症术后腰膝酸软无力，配丹参、防己、杜仲、续断、牛膝、何首乌等。

［现代研究］无梗五加皮有抗关节炎作用；对肠管及子宫均有兴奋作用。刺五加有"适应原"样作用，能增强机体对有害刺激因素的抵抗能力。对于高血糖，有降血糖作用；而在胰岛性低血糖时，又能升高血糖。有抗疲劳作用，能增强机体的抗病能力；对放射性损伤有保护作用；有明显抗紧张作用。香五加有强心、镇静和利尿作用。过量能中毒。对肿瘤有抑制作用。

威灵仙

［处方用名］威灵仙、葳灵仙、灵仙。

［性味归经］辛、咸，温，归膀胱经。

［药物功效］祛风湿，通经络，止痹痛。

［临床应用］本品味辛行散，性温通利，主入膀胱经，宣通十二经脉，有较强的祛风湿、通经络、止痹痛的作用，为治风湿痹痛的要药。既可祛在表之风，又可化在里之湿，通达经络，治全身痹痛。常用量为 5 ～ 10g。治骨鲠可用至 30g。本品能损真气，气弱者不宜服。忌茶、面汤。

（1）治风湿腰痛，配当归、桂心，为神效丸。

（2）用于肥大性脊柱炎和腰部劳损，威灵仙注射液于华伦夹脊穴注射，一般每次取穴 2 ～ 4 个，每穴注射 1ml，日 1 次。

（3）用于腰部损伤中后期之腰部酸痛等症，配川断、杜仲、当归、熟地、牛膝、白芍、桑寄生、炙甘草。水煎服，药渣热敷腰部。

（4）用于关节疼痛，日久变形，或腰腿疼痛沉重者，取威灵仙 60g，酒浸 3 ～ 7 日，晒干研细末，炼蜜为丸（9g），1 次 1 丸，日 2 次。

（5）用于跟骨骨刺之足跟痛，单味威灵仙用醋煎，熏洗患足。

（6）用于跌仆损伤疼痛及风寒腰背疼痛，配大茴香、桂心、当归，名神应丸。

［现代研究］威灵仙有镇痛作用；有溶解尿酸、抗利尿作用；并有抗组胺作用；醋浸液对鱼骨刺似有一定的软化作用，并使局部肌肉松弛，促使骨刺脱落；煎剂能抑制革兰菌和真菌。

豨莶草

［处方用名］豨莶草。

［性味归经］辛、苦，微寒，归肝、肾经。

［药物功效］祛风湿，通经络，清热解毒。

［临床应用］本品生用，善化湿热，用于祛风湿、平肝阳较宜。酒蒸后性变甘温，用于风湿痹痛兼有腰膝酸软者较好。刘老常于治疗脊柱疾病的方剂中加入本品。现代应用治疗高血压、尿酸性痛风及坐骨神经痛。常用量为 10 ～ 15g。本品为燥散之品，无风湿者不宜服。

（1）用于四肢麻木、疼痛，配熟地、制川乌、羌活、防风，名为豨莶丸。

（2）用于腰椎管狭窄症，如通督壮腰汤（见"麻黄"条）。

（3）用于湿热痹证，配臭梧桐、桑枝、忍冬藤、地龙、防己等。

（4）用于风湿痹痛损及肝肾者，配桑寄生、牛膝、杜仲、菟丝子、熟地、木瓜、当归。

［现代研究］豨莶草有抗关节炎、降低血压及扩张血管、抗菌及抗疟作用。

伸筋草

［处方用名］伸筋草。

［性味归经］辛、苦，温，归肝、肾经。

［药物功效］祛风胜湿，通利关节，舒筋通络，健骨止痛。

［临床应用］本品常用于骨关节损伤后关节肿痛、屈伸不利及风寒湿痹之腰膝冷痛等症。常用量为 9 ～ 12g，熏洗方中多用至 30g。孕妇及出血过多者忌用。

（1）用于风寒湿痹之腰腿疼痛，配桂枝、牛膝、秦艽、细辛、当归、杜仲、防风、蜈蚣。

（2）用于损伤性关节僵硬、屈伸不利，配千年健、五加皮、制川乌、制草乌、红花、白芥子、威灵仙等。

（3）用于腰椎骨质增生及强直性脊柱炎等症，配透骨草、制川乌、忍冬藤、青风藤、红花、威灵仙、防风、乳香、没药，水煎熏洗并热熨。

［现代研究］对小肠与子宫有兴奋作用；有利尿、促进尿酸排泄的作用；还能解除小儿之痉挛性尿潴留及便秘等。

桑寄生

［处方用名］桑寄生。

［性味归经］苦、甘，平，归肝、肾经。

［药物功效］祛风湿，补肝肾，强筋骨，养血安胎。

［临床应用］本品质润，能降血中风湿，为祛风益血之品，兼能润筋通络。尤长于补肝肾、强筋骨，为治疗肝肾不足、腰膝酸痛的要药。常用量为 10 ～ 20g。

（1）用于经常性腰痛，动则加重者，本品 60g、红糖 30g，水煎服。

（2）用于腰膝关节疼痛、屈伸不利之痹证，配续断、独活、牛膝、木瓜、五加皮、伸筋草。

（3）用于肥大性脊柱炎之腰背酸痛，常在辨证的基础上加入本品。

（4）现代临床治疗高血压、血管硬化、四肢麻木，配夏枯草、生白芍、地龙、决明子。

［现代研究］桑寄生有降低血压及扩冠作用；有利尿作用；本品10%煎剂或浸剂在体外对脊髓灰质炎病毒和其他肠道病毒有明显抑制作用（直接灭活）。

（三）活血祛瘀类

鸡血藤

［处方用名］鸡血藤。

［性味归经］苦、微甘，温，归肝、肾经。

［药物功效］活血补血，舒筋通络。

［临床应用］本品既能活血又能补血，且有舒筋活络之功，是脊柱外科常用中药之一。也可用于骨关节损伤后期，肢体肿胀、活动不利及腰膝酸痛、筋骨麻木、风湿痹痛等症。常用量为10～15g。大剂量可用至30g。

（1）用于骨质疏松症之腰背疼痛，配骨碎补、续断、鹿角霜、鹿衔草、山药、白术、牡蛎、熟地、茯苓。

（2）用于强直性脊柱炎，配忍冬藤、络石藤、海风藤、青风藤、豨莶草、伸筋草、五加皮、蜈蚣、制川乌等。

（3）用于腰椎间盘突出症恢复阶段之下肢麻木、腰膝酸痛，配续断、杜仲、豨莶草、当归、天麻、威灵仙、狗脊等。

（4）用于腰椎管狭窄症，如通督壮腰汤。

（5）用于颈椎病之头晕目眩、颈肩臂痛等症，配天麻、钩藤、丹参、白芍、半夏、茯苓等。

［现代研究］丰城鸡血藤酊剂给大鼠灌胃，对甲醛性关节炎有显效；给大鼠注射酊剂，有镇静催眠作用；煎剂可促进肾脏及子宫的总磷代谢。昆明鸡血藤煎剂对实验动物已孕及未孕子宫均有兴奋作用，小剂量能增强节律性收缩，较大剂量收缩更显著，振幅明显增大。

牛膝

［性味归经］苦、酸、甘，平，入肝、肾经。

［药物功效］活血通络，强筋壮骨，利尿通淋，引血下行。

［临床应用］怀牛膝细长，肉润而柔，走而能补，长于补益肝肾，强壮筋骨。凡损伤而致肝肾不足、腰膝痿弱之症均可用之。川牛膝粗短而微黑，柔

而枯，为通络破血、宣通关节之品，凡瘀血阻滞、筋脉不利诸症多用之。酒制牛膝通经络，盐制补肝肾，生用散恶血、破瘀、引血下行，故牛膝亦可作为引经药。牛膝配泽兰能利腰膝间死血。常用量为 3 ～ 10g，量大者可用到 30g。

（1）用于骨痿筋弱，配杜仲、萆薢、防风、菟丝子、肉桂、肉苁蓉，炼蜜为丸（《保命集方》）。

（2）用于跌仆而致腰膝疼痛，配杜仲、木瓜、天麻、菟丝子、白芍、续断、当归、苏木。

（3）用于风湿所致腰痛、四肢无力，配山茱萸、肉桂，共为末，温酒送服。

（4）用于跌仆损伤、肿痛或骨折瘀肿，配骨碎补、苏木、自然铜、没药、乳香。

［现代研究］本品所含昆虫变态六体激素具有较强的蛋白质合成促进作用。其醇提液对离体蛙心有抑制作用，能直接扩张蛙血管。牛膝有抗炎、镇痛及利尿作用。

土鳖虫

［处方用名］土鳖虫、地鳖虫、䗪虫、土鳖、土元。

［性味归经］咸，寒，有小毒，归肝经。

［药物功效］破血逐瘀，续筋接骨。

［临床应用］本品破血逐瘀之力较强，多用于急性腰肌损伤。内服煎汤常用量为 5 ～ 10g，研末后服每次 1 ～ 1.5g。

（1）用于骨折筋伤瘀滞肿痛，可配骨碎补、桃仁、红花、乳香、没药、煅自然铜等同用。

（2）用于急性腰扭伤，可单用本品，焙干研末吞服。

（3）用于腰椎间盘突出，可配杜仲、狗脊、骨碎补、续断、桑寄生、红花、桃仁、牛膝等同用。

［现代研究］试管内用亚甲蓝法测得土鳖虫浸膏有抑制白血病患者白细胞增多的作用。但用瓦泊呼吸器法则为阴性结果。

泽兰

［处方用名］泽兰、泽兰叶。

［性味归经］苦、辛，微温，归肝、脾经。

［药物功效］活血祛瘀，行气消肿。

［临床应用］本品辛散温通，性较温和，行而不峻，能疏肝气而通经脉，具有祛瘀散结而不伤正气的特点。内服煎汤常用量为 10 ～ 15g。

（1）用于跌仆损伤，瘀血肿痛，可与当归、川芎、桃仁、红花等配伍。

（2）用于胸胁痛，可与丹参、郁金、柴胡、白蒺藜等合用。

（3）用于腰腿痛，可与杜仲、狗脊、桑寄生、牛膝、木瓜配伍应用。

［现代研究］泽兰全草制剂有强心作用；泽兰水煎剂 15 ～ 20g 给大鼠灌胃，能够对抗血小板聚集，对抗血栓形成；泽兰水提物每千克体重 2g 腹腔注射能扩张微血管管径，加快微血流速度。

自然铜

［处方用名］自然铜、煅自然铜。

［性味归经］辛，平，归肝经。

［药物功效］散瘀止痛，接骨疗伤。

［临床应用］本品为伤科要药。内服煎汤常用量为 10 ～ 15g，入散剂每次 0.3g。

（1）用于跌仆骨折，瘀血肿痛，可与当归、泽兰、赤芍、土鳖虫等药配伍。

（2）用于扭挫筋伤，瘀肿疼痛，与桃仁、红花、乳香、没药配伍同用。

（3）本品宜醋煅用。可广泛用于跌仆损伤、筋伤骨折、瘀血肿痛、心气刺痛等症。

［现代研究］本品有促进骨折愈合的作用。实验证明，含自然铜的接骨散对家兔桡骨骨折愈合有促进作用，可加强其骨折愈合强度，表现为横牵力和旋转牵引力加大，并促进骨痂生长，骨痂量多且较成熟。

（四）平肝息风类

天麻

［处方用名］天麻、明天麻、煨天麻。

［性味归经］甘，平，归肝经。

［药物功效］息风止痉，平肝潜阳，祛风活络，通痹止痛。

［临床应用］本品甘平质润，主入肝经，凡头晕目眩、痉挛抽搐、肢体麻木、手足不遂等一切风证，皆可应用，故有"定风草"之美称。古方中多用治风寒湿痹等证；现各种眩晕均多用之。内服煎汤常用量 3 ～ 10g，研末吞服

每次 1 ～ 1.5g。

（1）用于椎动脉型颈椎病，配半夏、陈皮、茯苓、钩藤、丹参、石菖蒲等。

（2）用于风寒湿痹、四肢拘挛，配秦艽、桑枝、羌活、川芎、蜈蚣。

（3）用于坐骨神经痛，配豨莶草、淮牛膝、蜈蚣、防风、乌梢蛇。

（4）用于腰椎管狭窄症，如通督壮腰汤。

（5）用于落枕，配当归、川芎、羌活、乌药、葛根、白芍、甘草。

［现代研究］天麻有镇静和抗惊厥作用；有镇痛作用；天麻水煎剂和注射液能增加心脑血流量，降低血管阻力及舒张外周血管；有促进胆汁分泌作用。

牡蛎

［处方用名］牡蛎、生牡蛎、煅牡蛎。

［性味归经］咸、涩，微寒，归肝、胆、肾经。

［药物功效］补阴潜阳，收敛固涩，软坚散结，镇惊安神。

［临床应用］本品性寒质重，能清热镇惊；味咸涩，有软坚散结收敛之功。用于骨折和创面迟缓愈合及各种创伤后期，身体软弱无力、多汗、盗汗者。笔者常用于治疗骨质疏松症。常用量为 15 ～ 30g，先煎，收涩宜煅用，其他均生用。

（1）用于跌仆损伤疼痛，如牡蛎散。

（2）用于骨质疏松症之腰背疼痛，配熟地、骨碎补、续断、鸡血藤、鹿衔草、补骨脂、三七。

（3）用于损伤后心悸不安、胆怯惊恐、烦躁失眠等属于肝阴不足者，配夜交藤、龙骨、远志、炒枣仁、白芍、当归等。

［现代研究］牡蛎含80% ～ 95%的碳酸钙、磷酸钙及硫酸钙，并含镁、铝、硅、氧化铁等，所含碳酸钙具有收敛、制酸、止痛等作用。牡蛎还有调节整个大脑皮质的作用。

蜈蚣

［处方用名］蜈蚣。

［性味归经］辛、咸，温，有毒，归肝经。

［药物功效］息风止痉，解毒散结，通络止痛。

［临床应用］本品性善走窜，为息风止痉要药。刘老多用于脊柱疾病诸痛证，以增强止痛之效。内服煎汤常用量为 1 ～ 3g，研末吞服 0.6 ～ 1g。外用适量，研末或油浸涂敷患处。本品用量不宜过多，用时不宜过长。血虚发痉

及孕妇忌用。

（1）用于腰椎管狭窄症，如通督壮腰汤。

（2）用于致密性骶髂关节炎，配当归、川芎、茯苓、苏木、天麻、没药、忍冬藤、海风藤、豨莶草。

（3）用于强直性脊柱炎，配忍冬藤、鸡血藤、络石藤、青风藤、海风藤、豨莶草、伸筋草、杜仲、狗脊等。

（4）用于顽固性风湿痹痛，配全蝎、穿山甲、当归、鸡血藤。

［现代研究］蜈蚣有镇静、抗惊厥及降低血压的作用；能抑制结核杆菌和皮肤真菌，对肝癌细胞有抑制作用。

（五）补益类

熟地黄

［处方用名］熟地黄、大熟地、熟地、熟地炭。

［性味归经］甘，微温，归心、肝、肾经。

［药物功效］养血滋阴，补精益髓。

［临床应用］本品甘温味厚，质地柔润，既补精血，又益肝肾，为骨伤科常用的补益肝肾之药，补阴诸方中均以本品为主药。常用量为 10 ～ 30g。宜与健脾胃药如砂仁、陈皮等同用。

（1）用于骨质疏松症，配骨碎补、续断、鸡血藤、牡蛎、陈皮等。

（2）用于坐骨神经痛，配桂枝、没药、牛膝、白术、郁金、地骨皮、生姜、甘草、生茶叶、茄子花、公鸡 1 只。将上药用纱布包好和公鸡一起放入砂锅中，加水淹没为度，用火煮熟，食肉喝汤。

（3）用于损伤后气虚血滞证，配党参、香附。

（4）用于骨质增生，配肉苁蓉、骨碎补、鹿衔草、鸡血藤、仙灵脾、莱菔子（骨质增生丸，笔者经验方）。

［现代研究］熟地含地黄素、甘露醇、维生素 A 类物质，有强心、利尿、降低血糖、抗过敏及抗炎作用。

狗脊

［处方用名］狗脊、金毛狗脊、生狗脊、制狗脊。

［性味归经］苦、甘、温，归肝、肾经。

［药物功效］补肝肾，强腰膝，祛风湿，利关节，镇疼痛。

[临床应用] 本品苦能燥湿，甘能养血，温能益气，有温而不燥，补而能走，走而不泄的特点。对肝肾不足兼风寒湿邪之腰脊强痛、不能俯仰、足膝软弱最为适宜，为治疗脊柱疾病常用药物。本品补肾之功不及续断，祛风湿作用则较续断为优。近代临床多以本品与补肝肾、祛风湿、通血脉药同用，治疗脊椎骨关节炎、脊髓病、压缩性骨折后遗症等。常用量为 10～15g。

（1）用于腰椎损伤后遗症，腰不能伸，配骨碎补、龙骨、续断、牛膝、没药、乳香、白术。

（2）用于坐骨神经痛，配牛膝、木瓜、杜仲、薏苡仁、制川乌，泡酒内服。

（3）用于腰膝软弱胀痛、时轻时重，配秦艽、海桐皮、川芎、木瓜、萆薢、五加皮，泡酒服。

（4）用于强直性脊柱炎腰背僵硬、屈伸不利，配续断、杜仲、牛膝、海风藤、桑枝、木瓜、秦艽、熟地、桂枝、当归。

[现代研究] 狗脊含绵马酸及淀粉约 30%，甲醇提取物水解产生山萘醇。有强筋骨、抗风湿作用。

续断

[处方用名] 续断、川续断。

[性味归经] 苦、甘、辛，微温，归肝、肾经。

[药物功效] 补肝肾，行血脉，续筋骨，活血止痛。

[临床应用] 本品具有补而不宣、行而不泄的特点，为骨伤科常用药物。用治腰腿脚弱，有补而不滞，行中有止之效；用治软组织损伤的早、晚期关节疼痛，软弱无力，有通利关节、接骨续筋之效，又可通行血瘀。常用量为 10～20g。

（1）用于一切筋骨关节酸软疼痛，配丹参、千年健、伸筋草、海桐皮、五加皮等。

（2）用于腰膝酸痛无力，配牛膝、补骨脂、杜仲、木瓜、萆薢，为蜜丸（《扶春精方》）。

（3）用于肥大性脊柱炎，配熟地、鹿衔草、骨碎补、威灵仙、鸡血藤等。

[现代研究] 续断含续断碱、挥发油、维生素 E 等，对痈疡有排脓、止血、镇痛、促进组织再生的作用。

杜仲

[处方用名] 杜仲、厚杜仲、绵杜仲、炒杜仲、焦杜仲。

[性味归经] 甘，温，归肝、肾经。

[药物功效] 补肝肾，强筋骨，固胎元。

[临床应用] 肝主筋，肾主骨，肾充则骨强，肝充则筋健。脊柱乃筋骨聚集之处，筋骨病变繁多，因而本品乃治疗各种脊柱病变的要药。《神农本草经》云："主腰脊痛，补中益精气，坚筋骨，强志。"另外，凡腰腿部创伤、骨折后期筋骨无力及损伤后遗症均可用之。炒用治疗损伤性胎动不安或习惯性流产。常用量为 10～15g。

（1）用于颈椎病之头目眩晕等症，配白芍、石决明、天麻、钩藤、半夏、茯苓等。

（2）用于外伤劳损腰腿痛及跌仆损伤、瘀阻作痛，配当归、赤芍、乌药、延胡索、丹皮、桃仁、续断、红花，水煎服（《伤科补要》）。

（3）用于腰椎管狭窄症、腰椎间盘突出症等，如通督壮腰汤中用杜仲。

（4）用于关节韧带软弱无力，配儿茶、五加皮、续断、松节、海桐皮、萆薢等外敷。

[现代研究] 杜仲有降低血压，扩张血管，降低血清胆固醇的作用，其煎剂对家兔离体心脏有明显加强作用；有镇静、镇痛及抗炎作用；有利尿作用；能提高网状内皮系统的吞噬作用；能使收缩状态的子宫恢复正常。

骨碎补

[处方用名] 骨碎补、猴姜、毛姜、申姜。

[性味归经] 苦，温，归肝、肾经。

[药物功效] 补肾强筋续骨，祛风活血止痛。

[临床应用] 本品苦温性降，既能补肾，又能收浮阳，还能活血。常用于各类骨折、筋伤、骨质增生、肾虚腰痛等症，为治疗脊柱疾病之要药，骨伤科常用药之一。常用量为 10～20g。阴虚内热及无瘀血者不宜服。

（1）用于肾虚腰脚疼痛不止，配补骨脂、牛膝、胡桃仁等（《太平圣惠方》）。

（2）用于颈椎病、腰椎病、跟骨骨刺等，配熟地、肉苁蓉、鹿衔草、鸡血藤、仙灵脾、莱菔子，即骨质增生丸。

（3）用于骨质疏松症之腰背酸痛，配熟地、牡蛎、续断、鹿衔草、山药等。

（4）用于腰椎管狭窄症，如通督壮腰汤。

（5）用于肌肉韧带伤及闭合骨折，配大黄、续断、当归、乳香、没药、土鳖虫、血竭、硼砂、自然铜，研末外敷，即接骨散。

［现代研究］骨碎补含橙皮苷、淀粉及葡萄糖，在试管内能抑制葡萄球菌生长。

山茱萸

［处方用名］山茱萸、山萸肉、枣皮、酒制山萸肉、酒枣皮。

［性味归经］酸，微温，归肝、肾经。

［药物功效］补益肝肾，强筋壮骨，涩精固脱。

［临床应用］本品质润不燥，补涩俱备，标本兼顾，为平补肝肾阴阳之要药。常用量为 10～20g。

（1）用于肝肾亏虚，头晕目眩，腰膝酸痛，阳痿等证。

（2）用于坐骨神经痛，配乳香、没药、牛膝、当归、丹参。

（3）用于损伤所致肾气不足，腰膝酸痛，足跟痛，梦遗滑精，自汗盗汗，配熟地、山药、丹皮、茯苓、泽泻、黄柏、知母，如知柏地黄汤，或加锁阳、龟甲、牛膝，疗效益著。

（4）用于寒性腰痛，配淮牛膝、桂心，捣为细末，每于食前温酒调服（《太平圣惠方》）。

［现代研究］本品有升血压、降血糖和抗凝血作用；煎剂对痢疾杆菌、金黄色葡萄球菌、伤寒杆菌、某些皮肤真菌有抑制作用；对因化疗及放疗所致的白细胞下降，有使其升高的作用。

三、治伤临床经验协定组方

骨质增生丸

［处方］熟地黄 300g，淫洋藿 200g，鹿衔草 200g，骨碎补 200g，肉苁蓉 200g，鸡血藤 200g，莱菔子 100g。制成浓缩丸（每丸 2.5g）。

［功能］补益肝肾、强筋健骨、活血止痛。

［主治］肥大性脊柱病、颈椎病、足跟痛、增生性骨关节病，大骨节病等。

［用法］每次服 2 丸，每日 3 次。

［禁忌］孕妇忌服。

［方解］方中以熟地黄为君，取其补肾中之阴（填充物质基础），臣药淫洋藿兴肾中之阳（生化功能动力）以及肉苁蓉的入肾充髓，骨碎补、鹿衔草的补骨镇痛；再加入佐药鸡血藤配合骨碎补等诸药，在补益肝肾、益精填髓的基础上，进一步通畅经络，行气活血，不仅能增强健骨舒筋的作用，而且可收到"通则不痛"的功效；使以莱菔子之健胃消食理气，以防补而滋腻之弊。

［药理作用］动物实验结果表明：①该复方及单味药熟地和肉苁蓉具有抑制炎性肉芽囊的增生和渗出作用。②有一定的镇痛效应。③其抑制增生的作用，可能是由于刺激下丘脑－垂体－肾上腺轴释放肾上腺糖皮质激素的结果。

［应用情况］从 20 世纪 60 年代开始应用于临床，至 70 年代末治疗各类骨质增生病 34571 例（其中包括 131 例地方性大骨节病患者），收到较满意的效果。系统观察的 1181 例患者，总有效率 94.3%，可以证明该药的临床疗效是很高的，并且深受广大患者的欢迎。

壮骨伸筋胶囊

［处方］熟地黄 100g，淫洋藿 83g，鹿衔草 83g，骨碎补（制）66g，肉苁蓉 66g，鸡血藤 66g，赤人参 66g，延胡索（醋制）100g，茯苓 33g，葛根 33g，威灵仙 33g，狗骨 33g，豨莶草 33g，姜黄 33g，桂枝 33g，山楂 33g，洋金花 6.6g。制成胶囊（每粒装 0.3g）。

［功能］补益肝肾，强筋健骨，活血化瘀，通络止痛。

［主治］颈椎病、腰椎间盘突出、腰椎管狭窄症、骨质疏松，以及增生性（退行性）骨关节病等。

［用法］每次 6 粒，每日 3 次，口服。

［禁忌］孕妇及青光眼者忌服。

［方解］本方选用熟地黄以滋肾阴，淫洋藿以兴肾阳为方中之君药。合臣药肉苁蓉之入肾充髓，骨碎补、鹿衔草、延胡索的补骨镇痛，再加入鸡血藤配合骨碎补等诸药，在补肾益精、滋肝舒筋的基础上，进一步通畅经络，行气活血。如此，君臣药力集中，不仅可补肾生髓，髓充则骨健，而且可养血滋肝，肝疏则筋展，于是改善由肝肾虚损所导致的颈臂痛以及腰腿痛等证。佐以威灵仙、豨莶草、狗骨、葛根、姜黄、桂枝等舒筋络、止痹痛之品，通十二经以利关节也。使人参、白茯苓之补气健脾，安神益智，目的有二：一可扶正，二可和调气血，因"气运乎血，血本随气以周流"（《杂病源流犀烛·跌仆闪挫源流》），虽所谓"痛无补法"，但与行散药相结合，可提高患者

的抗病能力，促进医病的功效。方中洋金花少量，与诸药偕行，其解痉、止痛之力尤著。更用生山楂之健胃消食理气，以防补而滋腻之弊，这是本方的特点所在。故本方药对颈肩臂痛、腰膝酸软疼痛不仅有良效，而且无不良反应，是一安全可靠，符合中医药理论的中药新药配方。

［药理作用］经动物实验证实，本品具有明显的镇痛消炎和抑制肿胀、活血化瘀的作用。

［应用情况］本方药临床应用已二十多年，疗效可靠，无任何不良反应。经系统观察的 420 例神经根型颈椎病之颈肩臂痛、手麻痛等，显效率为 65.3%，总有效率为 95.3%。

健骨宝胶囊

［处方］淫洋藿 550g，熟地黄 370g，鹿角霜 277.5g，骨碎补 277.5g，肉苁蓉 277.5g，败龟甲 277.5g，生黄芪 277.5g，生牡蛎 277.5g，鹿衔草 222g，鸡血藤 222g，全当归 222g，川杜仲 222g，汉三七 222g，广陈皮 222g，淮山药 222g，鹿角胶（烊化）222g，莱菔子 111g。制成胶囊（每粒 0.5g）。

［功能］补肾健骨，益血舒筋，通络止痛。

［主治］骨质疏松、骨质增生、骨无菌性坏死等。

［用法］每次服 6～8 粒，每日 3 次。

［禁忌］孕妇慎服。

［方解］方中淫阳藿入肝肾经，补命门、兴肾阳、益精气，以"坚筋骨"也，主腰膝酸软无力，肢麻、痹痛，为君药；合臣药肉苁蓉、鹿角霜、鹿角胶之入肾充髓、补精，养血益阳，与君药相配伍，其强筋健骨之力益著；佐熟地黄、龟甲之滋阴益肾健骨，骨碎补、鹿衔草以入肾补骨镇痛，归芪之补血、牡蛎、杜仲益气敛精，盖有形之血赖无形之气而生，故久病或年老体衰，气血不足，精少、力疲，骨痿筋弱者，由此将会获得很大神益；加入鸡血藤、三七之活血补血，通经活络住痛，以收"通则不痛"之功。淮山药、陈皮、莱菔子理气健脾和胃，且可拮抗本方滋补药腻膈之弊，皆为佐使药。以上诸药相伍有补命门、壮肾阳、滋阴血、填精髓、通经络、坚筋骨之功效。

［药理作用］动物实验结果表明，健骨宝胶囊能够明显减轻肾虚模型动物性器官和肾上腺重量减轻程度，并有增加动物的自主活动，抑制体重下降的作用。

［应用情况］本方药临床应用 30 多年，疗效可靠，无任何不良反应。

颈痛胶丸

[处方] 天麻 100g，钩藤 100g，葛根 100g，血竭 100g，儿茶 25g，当归 100g，乳香（制）100g，没药（制）100g，自然铜（煅）25g，川芎 50g，白芷 50g，半夏（制）50g，茯苓 50g，桂枝 50g，姜黄 5g，砂仁 50g，陈皮 50g。制粉末（装胶囊，每粒 0.3g）。

[功能] 活血化瘀，平肝息风，清眩镇痛。

[主治] 颈僵痛、肩臂痛、手足麻木，以及头痛、眩晕、恶心呕吐、耳鸣等症。

[用法] 每次服 6～8 粒，每日 3 次。

[禁忌] 孕妇及妇女月经期忌服。

[方解] 方中以血竭之活血化瘀，散滞血诸痛为君药；配乳香、没药、自然铜之通十二经，散结气、通滞血、伸筋镇痛为臣药；天麻、钩藤、葛根、姜黄、桂枝、白芷平肝息风、解痉、清眩晕、止头痛、除项强、止耳鸣；当归、川芎与君臣诸药同用，不仅能补血活血，而且可行气开郁、止肢体麻痛，皆为佐药；使以陈皮、半夏、茯苓、砂仁并儿茶之化痰生津，理脾和胃，固护中州。诸药君臣佐使相伍，共奏活血化瘀、解痉镇痛、清眩晕、止头痛、镇呃逆、降项强、解肢痛之功效。

[应用情况] 本方药临床应用近 30 年，疗效可靠，无任何不良反应。

舒筋片

[处方] 马钱子（制）80g，川乌（制）60g，穿山龙 60g，麻黄 50g，桂枝 50g，独活 50g，千年健 50g，地枫皮 50g，当归 50g，姜黄 50g，豨莶草 50g，络石藤 50g，苍术 50g，威灵仙 50g，延胡索（醋制）50g，蜈蚣 30 条。制成片剂，每片 0.3g。

[功能] 舒筋活络，祛风散结，解痉止痛。

[主治] 治筋络（软组织）伤痛，风寒湿邪侵注，关节挛痛，以及神经痛等证。

[用法] 每次服 6～8 片，每日 2～3 次。

[禁忌] 儿童须遵医嘱，孕妇忌服。

[方解] 马钱子又名番木鳖，入肝、脾经，以其有"开通经络，透达关节之力"且能消肿散结，化瘀定痛，为方中之君药，合臣药川乌、穿山龙、麻黄、桂枝、独活、延胡索、蜈蚣以宣痹解痉住痛；配千年健、地枫皮、豨莶

草、络石藤、威灵仙、苍术之祛风湿，通经络，除肢痛为佐药；当归虽为之使，以其有补血、活血、养血之力，与上述诸药相伍，其功甚著。故本方具有通经利节，祛风除湿，温经化瘀，宣痹止痛之功效。

［应用情况］本方药应用于临床近 40 年，对风湿骨痛，腰、肢神经痛均有良好的治疗效果。

活血丸

［处方］血竭 100g，红花 100g，土鳖虫 100g，三七 100g，骨碎补 100g，续断 75g，苏木 75g，五灵脂 50g，蒲黄 50g，地龙 50g，赤芍 50g，大黄 50g，当归 50g，木香 50g，乳香（制）50g，没药（制）50g，马钱子（制）25g，琥珀 25g，朱砂 15g，冰片 5g，人工麝香 3g，制成片剂，每片 0.3g。

［功能］活血化瘀，消肿止痛。

［主治］治跌仆损伤，初、中期瘀血肿胀，筋骨疼痛等证。

［用法］每次 6～8 片，每日 3 次。

［禁忌］儿童须遵医嘱，孕妇忌服。

［方解］方中血竭入心、肝经，专入血分，"散血滞诸痛"（《本草纲目》），红花亦入心、肝经，善"活血润燥，止痛散肿，通经"（《本草纲目》）为君药；合土鳖虫、三七、苏木、五灵脂、蒲黄、赤芍以及乳香、没药等主血病，而且兼入气分，其辅君药活血化瘀，通经止痛之力益著，为臣药；骨碎补、续断、当归、地龙补肝肾，益气血，利关节，是为佐药；木香理气和中，大黄气味重浊，直降下行，走而不守，血瘀能化，血滞能散，血痛可止，合马钱子之开通经络，透达关节，琥珀、朱砂以安神益智，冰片、麝香之通关开窍，活血散结，皆为使药。于是君臣佐使相互配伍，共奏活血化瘀，消肿止痛，舒筋展痹之功效。

［应用情况］本方药临床应用 50 年，疗效可靠，消肿止痛迅速，无不良反应。

接骨丹

［处方］血竭 75g，黄瓜籽（炒）50g，三七 50g，红花 50g，土鳖虫 50g，自然铜（煅）50g，方海 50g，龙骨 50g，骨碎补 50g，续断 50g，补骨脂 50g，陈皮 50g，硼砂 25g，白及 25g，儿茶 25g，乳香 25g，没药 25g，琥珀 25g，朱砂 10g，冰片 5g，人工麝香 5g。按法炮制，研粉末，水泛小丸绿豆大，或制成片剂。

［功能］破瘀生新，接骨续筋。

［主治］骨折筋伤。

［用法］每次服 5 ～ 7.5g，每日 3 次。

［禁忌］少儿须遵医嘱，孕妇忌服。

［方解］方中血竭入心、肝经，专入血分，"散血滞诸痛"，黄瓜籽主骨折筋伤，为君药；合三七、红花、土鳖虫、自然铜、方海（螃蟹）以活血化瘀，疗筋伤骨折，为臣药；骨碎补、续断、补骨脂、龙骨入肝、肾经，以补骨续筋，与君臣药相伍，其接骨续筋之力益著，是为佐药；硼砂、儿茶、白及化瘀生津止内出血有良效，益以乳没之通十二经分行气血而主痛，琥珀、朱砂以安神，冰片、麝香之通关开窍皆为使药。于是君臣佐使诸药相伍，共奏接骨续筋之效。

［应用情况］本方药应用近 50 年，骨折愈合快，疗程短，优于同类接骨药。

风湿骨痛胶丸

［处方］榛蘑 1500g，马钱子（制）100g，狗骨 100g，乌梢蛇 50g，蜈蚣 30 条，麻黄 30g，桂枝 30g，地枫皮 30g，千年健 30g，乳香（制）30g，没药（制）30g，羌活 30g，独活 30g，防风 30g，牛膝 30g，木瓜 20g，杜仲 20g，萆薢 30g，甘草 15g。制成蜜丸，每丸 9g。

［功能］通经络，祛风湿，散寒痹，止疼痛。

［主治］类风湿关节炎，神经痛等症。

［用法］每次服 1 丸，每日 2 ～ 3 次。

［禁忌］儿童须遵医嘱，孕妇忌服。

［方解］方中榛蘑、马钱子为君药，取其开通经络，透达关节，祛风化痰，强健筋骨之功；合狗骨、乌蛇、蜈蚣以及麻桂、羌活、独活、地枫皮、千年健、防风、萆薢祛风湿，逐寒邪，温经络，强筋骨，止痹痛，为臣药；用乳香、没药以通十二经解痉镇痛，杜仲、牛膝、木瓜、桂枝等引经药偕诸药直达病所也，是为佐药；使甘草以调和诸药，共奏奇功。

［应用情况］本方药于 20 世纪 70 年代应用于临床，对大量类风湿关节炎疗效较满意；对部分神经痛患者亦有良效。

伤湿止痛丸

［处方］薏苡仁 1000g，苍术 500g，防己 500g，土茯苓 500g，鸡血藤

350g，红花 350g，桃仁 250g，豨莶草 250g，泽泻 250g，山慈菇 250g，黄柏 250g，生石膏 250g，茜草 250g。研面，水泛小丸绿豆大，青黛为衣。

〔功能〕清热利湿，通经散结，化瘀止痛。

〔主治〕静脉炎、滑膜炎、类风湿关节炎初期、风湿热以及结节性红斑等症。

〔用法〕每次服 5～7.5g，每日服 3 次。

〔禁忌〕儿童须遵医嘱，孕妇忌服。

〔方解〕方中以薏苡仁之渗湿、健脾、除痹，"解筋急拘挛，不可伸屈"，为君药；苍术、防己、土茯苓、泽泻为臣药，化湿、通络、除痹之力益著；鸡血藤、桃仁、茜草、豨莶草养血，补血，活血化瘀，通经络，祛风湿，进一步化解经络阻遏之虞，为佐药；山慈菇能行肢体脉络，消坚散结，合石膏、黄柏以凉血化斑，此其妙用之处，为使药。上述诸药相互配伍，共奏活血化瘀，渗湿通络，散结止痛之效。

〔应用情况〕本方药临床应用 30 余年，对滑膜炎、静脉炎、风湿热等效果甚佳，类风湿关节炎早期有热者亦有良效。

消肿膏

〔处方〕五灵脂 500g，穿山甲（炮）150g，红花 100g，山栀子 100g，乳香 100g，没药 100g，大黄 100g，桃仁 100g，合欢皮 100g。研面，蜂蜜调膏外用。

〔功能〕活血化瘀，消肿止痛，舒筋散结。

〔主治〕跌仆损伤，红肿热痛等症。

〔用法〕调成 50% 软膏，涂布贴敷患处，24 小时更换。

〔方解〕方中五灵脂行血散瘀止痛为君药，伍臣药穿山甲（炮）、桃仁、红花以增强活血化瘀、消肿止痛之力；佐乳香、没药以通经镇痛；使大黄、山栀子、合欢皮，清热凉血解毒化瘀。上述诸药相伍，共奏活血化瘀，消肿止痛，舒筋散结之功效。

〔应用情况〕本方药应用于临床已 40 余年，对跌仆损伤，瘀血肿痛，青紫瘀斑难消者，涂于损伤局部，消肿止痛迅速，疗效满意。

熏洗Ⅰ号

〔处方〕透骨草 150g，威灵仙 150g，急性子 100g，川椒 100g，海桐皮 100g，红花 100g，伸筋草 50g，骨碎补 50g，羌活 50g，独活 50g，防风 50g，

生川乌50g，生草乌50g，木鳖子（去壳）25g，荆芥25g，艾叶25g，白芷25g，细辛25g，洋金花25g，大青盐25g。制成粗末装袋（每袋100g）。

［功能］祛风散寒，舒筋壮骨，宣痹止痛。

［主治］陈伤瘀肿难消，风寒湿痹，关节挛痛等症。

［用法］将药袋放水盆内浸泡1小时后加热，煮开后用于患处，先熏后洗，再用药袋熨熳患处。每次持续1小时以上，每日2～3次。每袋可用2日。

［禁忌］熏洗时避风冷。有破皮伤者勿用，此药不宜口服。

［方解］方中透骨草为祛风湿止痹痛之要药，威灵仙活血通经，疗骨关节疼痛，麻木不仁，风湿骨痛，为君药；合急性子、木鳖子以通经软坚，川椒、细辛、生川乌、生草乌、羌活、独活、防风、荆芥、艾叶温经散寒，通血脉，除痹痛，行肢节，为臣药；海桐皮、伸筋草、白芷、洋金花祛风邪，通经络，止疼痛，为佐药；使大青盐入血分，且能软坚祛瘀，并有渗透肌肤之功，骨碎补、红花善活血化瘀，与诸药相伍，通畅经络，使寒湿之邪得除，瘀遏之经络得解，拘挛之筋脉得疏，何患而不除也。

熏洗Ⅱ号

［处方］透骨草250g，威灵仙250g，急性子250g，乌梅250g，生山楂500g，伸筋草150g，防风100g，三棱100g，骨碎补100g，红花100g，莪术100g，白芷100g，白芥子50g，皂角50g，麻黄75g，马钱子（制）75g。制成粗末装袋（每袋100g）。

［功能］化瘀散结，舒筋展痹。

［主治］骨刺作痛，关节挛痛，组织硬化，腱鞘炎等症。

［用法］将药袋放水盆内浸泡1小时，然后加热熬开，于患处先熏后洗，再用药袋熨熳患处，每次持续1小时以上，每日2～3次。每袋可用2日。

［禁忌］熏洗时避风冷，皮肉破损者勿用，此药不宜口服。

［方解］方中透骨草为祛风湿止痹痛之要药，威灵仙活血通经，疗骨关节疼痛，麻木不仁，风湿骨痛，为君药；合急性子、生山楂、乌梅、三棱、莪术之活血化瘀、软坚散结，为臣药；伸筋草、麻黄、防风、白芷祛风湿、通经络、止疼痛，为佐药；骨碎补、红花活血通经，皂角、白芥子祛痰消癥，利气散结，益以马钱子之开通经络，透达肢节，为使药。上述诸药相互配伍，共奏活血化瘀，消癥散结，舒筋展痹之功效。

［应用情况］本方药临床应用30余年，疗效满意，无不良反应，安全

可靠。

壮骨伸筋丹

［处方］熟地 75g，狗脊 50g，杜仲 50g，骨碎补 50g，鹿衔草 50g，地龙 50g，桑寄生 50g，独活 25g，羌活 25g，制乳香 25g，制没药 25g，无名异 25g，麻黄 20g，桂枝 20g，红花 20g，土鳖虫 20g，制马钱子 20g，煅自然铜 20g，牛膝 20g，香附 20g。共为细末，炼蜜为丸，每丸 10g。

［功能］补肾壮腰，活血通经，舒筋健骨。

［主治］腰椎间盘突出症、腰扭伤等。

［用法］每次 1 丸，日 3 次，白开水送下。

［禁忌］孕妇忌服。

通督活络丸

［处方］鹿角霜 50g，鹿衔草 50g，狗脊 50g，杜仲 50g，当归 50g，黄芪 50g，牛膝 50g，丹参 50g，地龙 50g，五加皮 30g，骨碎补 30g，三七 30g，乌药 30g，天麻 25g，乌蛇 25g，泽泻 25g，延胡索 25g，没药 25g，红花 25g。共为细末，炼蜜为丸，每丸 10g。

［功能］通督活络，壮腰健肾。

［主治］腰椎管狭窄症、慢性腰部劳损等症。

［用法］每次 1 丸，日 3 次，白开水送下。

［禁忌］孕妇忌服。

土龙散

［处方］地龙 50g，白花蛇 50g，土鳖虫 25g，僵蚕 25g，豨莶草 25g，鸡血藤 25g，蜈蚣 15 条，曼陀罗花 10g。共为极细末。

［功能］祛风散寒，温经止痛。

［主治］类风湿关节炎、风湿症、神经痛等症。

［用法］每次服 2.5g，日服 2～3 次。

骨结核散

［处方］蜈蚣 40 条，土鳖虫 50g，全蝎 50g，守宫 50 条，百部 30g，川贝母 30g，甲珠 30g，乳香 30g，没药 30g，骨碎补 30g，露蜂房（炒黑）30g，三七 10g。共为极细末。

［功能］解毒消肿，抗痨。

［主治］骨关节结核，可长期服用至病愈。

［用法］成人服 5g，日服 2 次，或用黄芪 50g 煎汤冲服。

骨结核膏

［处方］露蜂房（炒黑）300g，紫荆皮（炒）200g，重楼 200g，香附 200g，文术 200g，三棱 200g，南星 150g，山慈菇 150g，黄药子 150g，百部 150g。共为细末。

［功能］解毒消肿，散结软坚。

［主治］骨关节结核，滑膜结核等。

［用法］炼蜜调膏敷患处，日换 1 次。

骨痨丸

［处方］熟地 250g，土鳖虫 150g，鳖甲 150g，山慈菇 150g，当归 50g，陈皮 30g，白芥子 50g，肉桂 50g，麻黄 50g，炮姜 50g，附子 50g，守宫 10 条，甘草 30g，鹿角胶（烊化）200g，共为细末，炼蜜为丸，每丸 10g。

［功能］温阳散寒，化瘀软坚。

［主治］骨关节结核初中期。

［用法］每次服 1～2 丸，日服 2～3 次。

骨结核丸

［处方］百部 100g，熟地 100g，当归 75g，鹿角胶（烊化）75g，人参 30g，白术 30g，甘草 30g，肉桂 30g，生龙骨 50g，丹参 50g，麦芽 50g，守宫 50 条，陈皮 30g。共为细末，炼蜜为丸，每丸 10g。

［功能］益肾抗痨，化瘀散结。

［主治］骨关节结核。

［用法］每次服 1～2 丸，日服 2～3 次。

化瘀止痛膏

［处方］香油 1000g，黄丹 200g，血竭（研）50g，五灵脂（研）50g，乳香（制、研）30g，没药（制、研）30g，紫荆皮 100g，独活 50g，赤芍 50g，南星 50g，白芷 50g，石菖蒲 50g，川乌 50g，草乌 50g，香附 50g，红花 50g，土木鳖（去壳）50g，合欢皮 50g，大黄 50g。

［功能］活血化瘀，消肿止痛。

［主治］跌仆损伤，骨折筋伤等症。

［用法］先将紫荆皮等13味草药浸入香油内泡3日，慢火熬起青烟，将渣滤清，再将油熬开，徐徐放入黄丹等细药，熬至滴水成珠，离火放冷出火毒后可用。临用时摊白布上贴患处。

干锤膏

［处方］松香300g，杏仁（去皮）10个，土鳖虫（去壳）10个，黄丹10g，血竭（研）10g，制乳香（研）10g，制没药（研）10g，铜绿（研）10g，冰片（研）3g，轻粉（研）3g，蓖麻仁（去壳）50g。

［功能］活血化瘀，消肿止痛，解毒散结，生肌收口。

［主治］疔疮、无名肿毒等症。

［用法］先将土木鳖、杏仁捣碎，再同蓖麻仁同捣如泥，边捣边加入松香细粉，逐渐加黄丹、血竭等细粉，捣千锤如膏。将膏制成小块，涂上滑石粉。用时捏一小块摊白布上贴患处。

红油膏

［处方］香油1000g，白醋100g，当归100g，生地100g，忍冬藤75g，甘草60g，白芷30g，紫草30g，制乳香（研）30g，制没药（研）30g，儿茶（研）30g，大黄30g，血竭（研）30g，轻粉（研）10g，冰片（研）5g。

［功能］活血化瘀，祛腐生肌，解毒止痛。

［主治］汤烫火伤，皮肉烂痛，以及诸般溃疡，久不收口等症。

［用法］用500g香油浸泡紫苏1日后，油熬紫草，至油呈紫红色、草枯，再过滤干净。用另500g香油浸泡当归、生地、忍冬藤、甘草、白芷、大黄1日后，也将油与浸泡的草药一起熬至药枯为止。加入上述研末之药粉（除外冰片粉），搅匀，入白醋再搅。稍凉加入冰片细粉搅匀，待凉成膏可用。

骨伤科望闻问切与特殊检查法

一、望诊

伤科的望诊，除观察患者的全身情况，如神色、形态、舌象及分泌物外，还应特别注意察看损伤局部及其邻近部位的情况。采取适当的体位，充分显露检查部位。

（一）望全身

1. 望神色

精神爽朗，神色无改变者，正气未伤；若精神萎靡，面色晦暗者，是正气已伤；若损伤后出现神志昏迷、神昏谵语、面色苍白、汗出如油、目暗睛迷、四肢厥冷、瞳孔散大或缩小者，则属危重证候。

2. 望姿态

注意观察姿态的改变，可初步了解损伤的部位和病情的轻重。如肩、肘部损伤，患者多以健侧的手托扶患肢；颞颌关节脱位时，多用手托住下颌；下肢骨折时大多不能直立行走；下肢骨关节疾患则常出现步态的改变等。

（二）望局部

1. 望畸形

通过观察肢体标志线或标志点的异常改变，如突起、凹陷、成角、倾斜、旋转、短缩或增长等来判断肢体有无畸形的情况。如肩关节脱位的方肩畸形；桡骨远端骨折的"餐叉"状畸形；髋关节脱位的下肢屈曲内收内旋畸形；强直性脊柱炎的驼背强直畸形等。

2. 望肿胀、瘀斑

人体的损伤多伤及气血，以致气滞血凝，瘀血滞于肌表而成肿胀、瘀斑。故需观察肿胀的程度以及色泽变化，来判断损伤的性质和程度。一般轻伤者，肿胀较轻，皮肤稍有青紫或无青紫；若肿胀严重，瘀斑青紫明显者，则可能伴有骨折或筋伤的存在。早期损伤者瘀肿较甚，肤色青紫；陈旧性损伤者瘀肿较轻，皮肤色泽变化不甚明显。

3. 望创口

对开放性损伤，须注意创口的大小、深浅，创缘是否整齐，创面污染程度，色泽鲜红还是紫暗，以及出血多少等。对感染的创口，应注意引流是否通畅、肉芽组织和脓液情况。脓液稠厚为阳证、热证；脓液清稀则为阴证、逆证；若创口周围紫黑，臭味特殊，有气逸出者，可能为气性坏疽，应特别注意。

4. 望肢体功能

观察上下肢的运动以及关节各方向的活动是否正常。如肩关节的正常活动有外展、内收、前屈、后伸、内旋和外旋六种。凡上肢外展不足90°，而外展时肩胛骨一并移动，说明外展动作受限制；当肘关节屈曲，正常肩关节内收时，肘尖可接近人体正中线。若做上述动作，肘尖不能接近中线，说明内收动作受限制；若患者梳发的动作受限制，说明有外旋功能障碍；若患者手背不能置于背部，说明内旋功能障碍。肘关节虽仅有屈曲和伸直的功能，而上下尺桡关节的联合活动，可产生前臂旋前和旋后的活动。如有活动障碍时，应进一步查明是何种活动有障碍。为了精确掌握其障碍的情况，除嘱其主要活动外，往往结合"量""比""摸"三法综合运用。

二、闻诊

闻诊主要包括听声音和嗅气味两方面，在伤科检查中，应用最多的是听声音，而嗅气味应用面较小，多用在对某些伤口和分泌物的检查上。

1. 听声音

正常人语音柔和、洪亮，表示元气充沛，身体健壮。若语音低弱不续，为气血不足。语音高亢，气粗，为阳证、实证、热证；发音低弱为阴证、虚证、寒证。咳嗽声重，鼻塞，为外感风寒；太息、抑郁，为情志不畅，肝气不疏。呻吟表示有不适、疼痛或精神烦躁；语无伦次，妄言谵语，骂言不避亲疏，为神志错乱，精神失常；言语声音低微，时断时续，为元气亏损。严重的胸部损伤，语音低微呈耳语，为多发性肋骨骨折合并血气胸的表现；头部损伤后，可有惊叫、烦躁不安，乃瘀闭清窍、扰乱神明所致。

2. 嗅气味

若患者口臭异常，为胃部实热或口腔疾患；患者二便，痰液，或脓液有恶臭者，属湿热或热毒。开放性骨折，伤口有异常恶臭者，为并发气性坏疽的征象。

3. 听骨擦音

骨擦音是骨折的主要体征之一。无嵌插的完全性骨折，当摆动或触摸骨折的肢体时，两断端相互摩擦而产生的声响或摩擦感，称为骨擦音，是诊断骨折和辨别骨折类型的重要方法。骨擦音经治疗后消失，表示骨折已接续。但应注意，检查者不宜主动去寻求骨擦音，只能在检查中偶得，以免增加患者的痛苦和损伤。

4. 听骨传导音

主要用于检查某些不易发现的长骨骨折，如股骨颈骨折等。检查时将听诊器置于伤肢近端的适当部位，或置于耻骨联合部上，或放在伤肢近端的骨突起部上，用手指或叩诊锤轻轻叩击远端骨突起部，可听到骨传导音。骨传导音减弱或消失说明骨的连续性遭到破坏。但应注意同对侧进行对比；伤肢应不附有外固定物；与健侧位置对称；叩诊时用力大小相同。

5. 听入臼声

关节脱位复位时，常可听到"咯噔"的低钝入臼声，这多是复位成功的标志。当听到此响声后，应立刻停止拔伸牵引，以免肌肉、韧带、关节囊等软组织被牵拉太过而增加损伤。

6. 听筋伤或关节声

部分筋伤或关节病在检查时可有特殊的摩擦音或弹响声，最常见的有以下几种。

（1）关节摩擦音：一手放在关节上，另一手移动关节远端的肢体，可检查出关节摩擦音，或感到关节摩擦感。柔和的摩擦音可发生在一些慢性或亚急性关节疾患；粗糙的关节摩擦音可发生在骨性关节炎；在关节内，如在关节运动之某一角度，经常出现一个尖细的声音，表示关节内有移位的软骨或游离体。

（2）关节弹响声：某些筋伤疾患作临床关节活动时，可产生弹响声，如髋关节伸屈活动时出现的弹响声，为筋肉在大粗隆部的前后滑动所致，称作弹响髋；下颌关节咀嚼时发出的"咯噔、咯噔"清脆响声，是感受风寒、血不荣筋所致。

（3）肌腱弹跳声与捻发音：伸屈拇指时出现的弹响声，为慢性劳损所致，屈指肌腱鞘肥厚，指掌关节伸屈活动时产生的声响，被称作弹响指；肌腱周围炎在检查时常可听到好似捻干燥的头发所发出的一种声音，即"捻发音"，为慢性劳损肌腱周围发生炎性渗出所致，常见于腕上部的桡侧外展及拇长伸肌肌腱部。

（5）听啼哭声：应用于小儿患者，以辨别其是否受伤。小儿不能准确诉说伤部病情，家属有时也不能提供可靠的病史。检查患儿时，若摸到患肢的某一部位，小儿啼哭或哭声加剧，则往往提示该处可能有损伤。

（6）听创伤皮下气肿声：当创伤后发现皮下组织有大片不相称的弥漫性气肿时，应检查有无皮下气肿。检查时把手指分开呈扇形，轻轻揉按患部，当皮下组织有气体存在时，就有一种特殊的捻发音或捻发感。如肋骨骨折刺伤肺组织时，气体可渗于皮下而出现局限或广泛的皮下气肿，严重者可上至颜面、下达臀部，轻轻触摸即有"捻发"音响；开放性骨折周围触到的"捻发音"，多为并发气性坏疽的征象。

三、问诊

伤科问诊除以往病史及诊断学中"十问"的内容外，还应重点询问以下几个方面。

1. 一般情况

详细了解患者的姓名、性别、年龄、职业、婚姻、民族、籍贯、住址、就诊日期等，建立完整的医案记录，除便于疾病的治疗总结参考外，还有利于查阅、联系和随访。

2. 主诉

主诉是患者就诊时陈述的最主要症状及持续时间。它往往是患者的主要痛苦和最需要解决的问题。伤科患者的主诉主要集中在三个方面，即运动功能障碍、疼痛、畸形（包括错位、挛缩、肿物）。

3. 问受伤的原因

应详细询问患者受伤的原因，以明确诊断。创伤的原因很复杂，有跌仆、闪挫、压砸、碰撞、机械绞扭等。一般生活性损伤外力单纯，伤情也较轻；施工塌方，工业交通事故等外力复杂，往往损伤也较重，常为复合性、多发性损伤等。

4. 问受伤时的姿势和损伤部位

损伤时的体位、姿势及外力作用方向等与损伤的性质、程度密切相关。因此，询问患者受伤时的姿势有助于对损伤部位的诊断。如从高空坠下足跟着地时，可引起跟骨和腰椎压缩性骨折；平地蹲倒，臀部着地时，可引起尾骨骨折；跌倒时手掌撑地，多引起桡骨远端骨折等。

5. 问受伤时间

问损伤时间的长短，以判断是急性损伤还是慢性损伤。一般新鲜性骨折、脱位，多易复位；陈旧性骨折、脱位，复位多较困难。如无明显的受伤时间而为逐渐发病者，多为慢性劳损或疲劳性骨折。

6. 问疼痛

疼痛是患者的首要诉述或就诊原因，要详细询问疼痛起始日期、部位、性质、程度。一般痛轻伤亦轻，疼痛剧烈则损伤亦严重。应问清患者疼痛的性质，是剧痛、酸痛还是麻木；疼痛是持续性还是间歇性；痛点固定不移还是游走不定，有无放射，以及放射到何处；服止痛药能否减轻；与气候变化有无关系等。如伴有肿胀，还应详细询问肿胀出现的时间、部位、范围、程度以及其与疼痛的关系，是先有疼痛后有肿胀，还是肿胀与疼痛同时出现以判断肿胀的原因。

7. 问肢体功能情况

详细了解伤后肢体功能障碍及变化情况，是分析病情，确定治疗方案的基础。若有功能障碍，应问明是受伤后立即发生，还是受伤后经过一段时间才发生的。一般骨折、脱位的功能障碍多立即发生，骨病则往往是得病后经过一段时间才影响到肢体的功能。如果病情许可，应在询问的同时，由患者做动作以显示其肢体的功能。

8. 其他情况

（1）过去史：对过去的疾病可能与目前的损伤有关的内容，应详细记录主要病情的经过，当时的诊断、治疗情况，以及有无并发症或后遗症等。对骨关节结核患者要了解有无肺结核病史。

（2）个人史：应询问患者从事的职业或工种及工作年限，劳动的条件和工作时常处的体位，以及家务劳动、个人嗜好等。

（3）家族史：询问家庭成员的健康状况。对一些肿瘤或先天性畸形的患者应明确其家族患病情况。

四、切诊

切诊是中医检查疾病的主要方法，也是伤科检查的重要方法。包括脉诊和摸诊两个方面。切脉主要掌握内部气血、虚实、寒热等病变（略）。摸诊主要鉴别外伤轻重深浅和性质的不同，又称手法检查，是伤科首要的也是最重要的检查方法。通过医者的手对损伤局部的认真触摸，可帮助了解损伤的性质，有无骨折、脱位，以及骨折、脱位的移位方向等。

1. 摸诊的主要内容

（1）摸畸形：触摸体表骨的形态和关节轮廓，判断骨折和脱位的性质、位置、移位方向、成角畸形情况等。

（2）摸肿胀：要区别肿块的质地、解剖层次、大小形态等。一般新伤肿胀较快；若伤处硬而顶指者，为瘀血停聚；若肿而虚软有"捻发"音感者，乃皮肉腠理间有气体积聚，应进一步查明原因。

（3）摸压痛处：根据压痛的部位、范围、程度来鉴别损伤的性质。直接压痛可能是局部有骨折或筋伤，而间接压痛（如纵轴叩击痛）常显示骨折的存在。骨折的压痛范围大小与骨折线的形态有一定关系，横断形骨折压痛范围小，斜形骨折压痛范围大。

（4）摸肤温：用食、中指腹或指背触摸患处或末梢，以测知肿胀和肢体末梢的温度变化，以判别肿胀性质和损伤情况。从局部皮肤冷热的程度，可以辨识是热证还是寒证，了解患肢血运情况。热肿，一般表示新伤或局部瘀热感染；冷肿，表示寒性疾患；患肢远端冰凉、麻木、动脉搏动减弱或消失，则表示血运障碍。

（5）摸异常活动：在肢体没有关节处出现了类似关节的活动，或关节原来不能活动的方向出现了活动，多见于骨折和韧带断裂。在检查过程中，不能主动寻找异常活动，以免增加患者的痛苦。

（6）摸弹性固定：脱位的关节常保持在特殊的畸形位置，在摸诊时手中有弹力感。这是关节脱位的特征之一。

2. 摸诊的主要方法

（1）触摸法：医生用手细心的触摸伤处，范围先由远端开始，逐渐移向伤处。触摸时仔细体验手指的感觉，古人有"手摸心会"的要领。通过触摸以确定损伤的部位、性质和程度为诊断或进一步检查打下基础。

（2）挤压法：用手指在伤部及其周围进行按压，检查有无疼痛及疼痛的范围和性质用于辨别骨骼或软组织的损伤情况。

（3）叩击法：是以掌根或拳头对肢体远端的纵向叩击所产生的冲击力，来检查有无骨折的一种方法。如下肢的长管状骨无移位或检查骨折的愈合情况时，可用拳叩击足跟部，以测定有无纵轴传导痛，来判定有无骨折和骨折的愈合情况。

（4）旋转法：用手握住患肢下端，做轻柔地旋转动作，来测定肢体有无纵轴传导痛，或旋转活动范围受限及增大，以辨别有无骨折、关节脱位或韧带损伤。如髋或肩关节脱位时，持患肢远端旋转或做患肢滚动，则必有某一方向的旋转活动受限或丧失；近关节部骨折时，常有旋转幅度增大等临床表现。

（5）屈伸法：本法一手握关节部，另一手握伤肢远端，做缓慢的屈伸动作。若关节部出现剧痛，说明有骨与关节的损伤。关节内骨折者，可出现骨擦音。若关节伸屈活动受限，且某一方向受限明显大，并呈弹性固定状者，为关节脱位的表现。在检查过程中，患者主动的屈伸与旋转活动要常与被动活动进行对比，以此作为测量关节活动功能的依据。

（6）摇晃法：本法用一只手握于伤处，另一只手握伤肢的远端，做轻轻地摇摆晃动，结合问诊与望诊，根据患部疼痛的性质、异常活动、摩擦音的有无，判断是否有骨与关节的损伤。

摸诊非常重视对比，所以在临床应综合运用"望""比""摸"等方法。医生在摸诊时，须善于将患侧与健侧作对比，而后才能正确地分析通过摸诊所获得资料的临床意义。"对比"法也经常应用于四诊过程中。如望诊和量法主要就是患侧与健侧在形态、长短、粗细、功能活动等方面的对比。此外，治疗前后的对比，如对骨折、脱位复位前后的对比，功能恢复过程的对比，对诊断都有很大的帮助。

五、特殊检查法

（一）四肢检查法

1. 搭肩试验

又称为肩关节内收试验。嘱患者端坐位或站立位，肘关节取屈曲位，将手伸向对侧肩部，如果手能够搭于对侧肩部，且肘部能贴近胸壁即为正常。如果手能够搭于对侧肩部，但肘部不能贴近胸壁，或者肘部能贴近胸壁，但手不能够搭于对侧肩部，均为阳性体征，提示可能有肩关节脱位。

2. 肱二头肌抗阻力试验

嘱患者屈肘90°，检查者一手扶住患者肘部，一手扶住腕部，嘱患者用力屈肘、外展、外旋，检查者拉患者前臂抗屈肘，如果结节间沟处疼痛为试验阳性，表示有该肱二头肌腱滑脱或肱二头肌长头肌腱炎。

3. 直尺试验

以直尺贴上臂外侧，正常时不能触及肩峰，若直尺能触及肩峰则为阳性，说明有肩关节脱位或其他因素引起的方肩畸形，如三角肌萎缩等。

4. 疼痛弧试验

嘱患者肩外展或被动外展其上肢，当肩外展至60°～120°范围时，肩部出现疼痛为阳性。这一特定区域的外展痛称为疼痛弧，由冈上肌腱在肩峰下面摩擦、撞击所致，说明肩峰下的肩袖有病变。

5. 冈上肌腱断裂试验

嘱患者肩外展，当外展30°～60°时，可看到患侧三角肌明显收缩，但不能外展上举上肢，越用力越耸肩。若被动外展患肢超过60°，则患者又能主动上举上肢，这一特定区的外展障碍即为阳性体征，提示有冈上肌腱的断裂或撕裂。

6. 腕伸肌紧张试验

嘱患者屈腕屈指，检查者将手压于各指的背侧作对抗，再嘱患者抗阻力伸指及背伸腕关节，如出现肱骨外上髁疼痛即为阳性，多见于网球肘。

7. 叩诊试验

用手指自远端向病变区轻叩神经干，可在该神经分布区的肢体远端产生如蚁走或刺痛等异样感觉，这是神经再生或功能恢复的表现，用以检查再生的感觉纤维。另外，本试验也用来检查神经内有无神经瘤，若尺神经有神经瘤时，轻叩神经结节处，会产生向远端的放射痛，甚至由前臂达手的尺神经分布区。

8. 握拳试验

又称为尺偏试验。嘱患者拇指内收，并屈曲各指，在紧握拳后向尺侧倾斜屈曲，若桡骨茎突部出现疼痛，即为阳性。有些患者在拇指内收时，即可产生疼痛，尺偏时疼痛加重，表示患有桡骨茎突部狭窄性腱鞘炎。

9. 腕三角软骨挤压试验

嘱患者端坐，检查者一手握住患者前臂下端，另一手握住手部，用力将手腕极度掌屈、旋后并向尺侧偏斜，并施加压力旋转。若在尺侧远端侧方出现疼痛，即为阳性体征，说明有三角软骨损伤。

10. 舟状骨叩击试验

使患手偏向桡侧，叩击第 3 掌骨头部，若舟状骨骨折时，可产生剧烈的叩击痛，有时叩击第 2 掌骨头时也可出现剧烈疼痛，即为阳性体征。在叩击第 4～5 掌骨头时则无疼痛出现。

11. 指浅屈肌试验

将患者的手指固定于伸直位，然后嘱患者屈曲需检查手指的近端指间关节，这样可以使指浅屈肌单独运动。如果关节屈曲正常，则表明指浅屈肌是完整的；若不能屈曲，则该肌有断裂或缺如。

12. 指深屈肌试验

将患者掌指关节和近端指间关节固定在伸直位，然后让患者屈曲远端指间关节。若能正常屈曲，则表明该肌腱有功能；若不能屈曲，则该肌可能有断裂或该肌肉的神经支配发生障碍。

13. 髋关节屈曲挛缩试验

患者取仰卧位，腰部放平，嘱患者分别将两腿伸直，注意腿伸直过程中，腰部是否离开床面，向上挺起。如某一侧腿伸直时，腰部挺起，本试验为阳性。另一种方法是当一侧腿完全伸直，另一侧腿屈膝、屈髋，使大腿贴近腹壁，腰部下降贴近床面，伸直一侧的腿自动离开床面，向上抬起，亦为阳性。本试验常用于检查髋关节结核、类风湿关节炎等疾病所引起的髋关节屈曲挛缩畸形。

14. 髋关节过伸试验

又称腰大肌挛缩试验。患者俯卧位，屈膝90°，检查者一手握踝部，将下肢提起，使髋关节过伸，若骨盆亦随之抬起，即为阳性，说明有腰大肌脓肿、髋关节早期结核或髋关节强直。

15. "望远镜"试验

多用于小儿。患儿仰卧位，髋、膝关节伸直，一助手固定骨盆，检查者一手置于股骨大粗隆部，另一手持小腿或膝部将大腿抬高约30°，并上推下拉股骨干，若股骨头有上下活动或打气筒的抽筒样感，即为阳性。用于检查婴幼儿先天性髋关节脱位，往往进行双侧对照检查。

16. 蛙式试验

多用于小儿。患儿仰卧位，使双膝双髋屈曲90°，并使患儿双髋外展、外旋至蛙式位，双下肢外侧接触到检查床面为正常。若一侧或两侧下肢的外侧不能接触到床面，即为阳性，提示有先天性髋关节脱位。

17. 下肢短缩试验

患者取仰卧位，两腿屈髋屈膝并拢，两足并齐，放于床面，观察两膝的高度，如两膝等高为正常。若一侧膝部比另一侧低，即为阳性，表明有髋关节后脱位，股骨、胫骨短缩，先天性髋关节脱位等。

18. 回旋挤压试验

又称为回旋研磨试验。取仰卧位，使患侧髋关节和膝关节充分屈曲，尽量使足跟碰触臀部。检查内侧半月板时，检查者一只手握膝部以稳定大腿并注意膝关节内的感觉，另一手握足部使小腿在充分外旋、外展位伸直膝关节。

在伸直过程中，股骨髁经过半月板损伤部位时，因产生摩擦可感触到或听到弹响声，同时患者感觉膝关节内侧有弹响和疼痛。检查外侧半月板时，在使小腿充分内收、内旋位伸直膝关节时，出现膝关节外侧弹响和疼痛。用于检查膝关节半月板有无裂伤。

19. 挤压研磨试验

患者俯卧位，膝关节屈曲 90°，检查者一手固定腘窝部，另一手握住患者足踝部，向下压足，使膝关节面靠紧床面，然后进行小腿旋转动作，如有疼痛，提示有半月板破裂或关节软骨损伤。

20. 抽屉试验

又称为前后运动试验、推拉试验。患者取坐位或仰卧位，双膝屈曲 90°，检查者一手固定踝部，另一手推拉小腿上段。如能明显拉向前方约 1cm，即前抽屉试验阳性，提示有前交叉韧带损伤；若能推向后约 1cm，即后抽屉试验阳性，则为后交叉韧带损伤；若前后均能推拉 1cm，即为前后抽屉试验阳性，说明有前后交叉韧带损伤。

21. 侧方挤压试验

又称为膝关节分离试验、侧位运动试验。患者伸膝，并固定大腿，检查者用一只手握踝部，另一手扶膝部，做侧位运动，检查内侧或外侧副韧带。若有损伤，检查牵扯韧带时，可以引起疼痛或异常活动。

22. 浮髌试验

嘱患者取仰卧位，下肢伸直，股四头肌处于松弛状态，检查者一手压在髌上囊部，向下挤压，使积液局限于关节腔。然后另一手拇、中指固定髌骨内、外缘，食指按压髌骨，感髌骨有漂浮感，重压时下沉，松指时浮起，说明关节腔内有积液，此为浮髌试验阳性。

23. 踝关节背伸试验

患者屈曲膝关节，由于腓肠肌起点在膝关节线上，此时腓肠肌松弛，踝关节能背伸。当膝关节伸直时，踝关节不能背伸，说明腓肠肌挛缩；若伸膝或屈膝时，踝关节均不能背伸，说明比目鱼肌挛缩。比目鱼肌起点在膝关节线以下，所以伸膝或屈膝时做此试验结果相同。该试验是鉴别腓肠肌与比目鱼肌挛缩的方法。

24. 伸踝试验

检查时让患者伸直小腿，然后用力背伸踝关节，如小腿肌肉发生疼痛，则为阳性。在小腿肌肉深部触诊时出现疼痛，更证实小腿有深静脉血栓性静脉炎。

（二）躯干检查法

1. 分离试验

检查者一手托住患者颏下部，另一手托住枕部，然后逐渐向上牵引头部，如患者感到颈部和上肢的疼痛减轻，即为阳性。该试验可以拉开狭窄的椎间孔，减少颈椎小关节周围关节囊的压力，缓解肌肉痉挛，减少对神经根的挤压和刺激，从而减轻疼痛。

2. 颈椎间孔挤压试验

患者坐位，检查者双手手指互相嵌夹相扣，以手掌面压于患者头顶部，同时向患侧或健侧屈曲颈椎，也可以前屈后伸，若出现颈部或上肢放射痛加重，即为阳性。多见于神经根型颈椎病或颈椎间盘突出症。该试验是通过使椎间孔变窄，从而加重对颈神经根的刺激，故出现疼痛或放射痛阳性反应。

3. 臂丛神经牵拉试验

患者坐位，头微屈，检查者立于患者被检查侧，一手推头部向对侧，同时另一手握该侧腕部做相对牵引，此时臂丛神经受牵拉，若患肢出现放射痛、麻木，则为阳性，多见于神经根型颈椎病患者。

4. 胸廓挤压征

肋骨骨折时，两手分别置于胸骨和胸椎，前后挤压胸廓，可引起骨折处剧烈疼痛，称胸廓挤压征阳性。

5. 直腿抬高试验

患者仰卧位，两下肢伸直靠拢，检查者用手握患者踝部，另一手扶膝保持下肢伸直，逐渐抬高患者下肢，正常者可以抬高 $70° \sim 90°$ 而无任何不适感觉；若小于以上角度即感该下肢有传导性疼痛或麻木者为阳性，多见于坐骨神经痛和腰椎间盘突出症患者。若将患者下肢直腿抬高到开始产生疼痛的高度，检查者用一手固定此下肢保持膝伸直，另一手背伸患者踝关节，放射痛加重者为直腿抬高踝背伸试验（亦称"直腿抬高加强试验"）阳性。该试验用以鉴别是神经受压还是下肢肌肉等原因引起的抬腿疼痛。

6. 拾物试验

让小儿站立，令其拾起地上物品。正常小儿可以两膝微屈，弯腰拾物；若腰部有病变，可见其用腰部挺直、双髋和膝关节微屈的姿势去拾地上的物品，此为该试验阳性。常用于检查儿童脊柱前屈功能有无障碍。

7. 仰卧挺腹试验

通过增加椎管内压力，刺激神经根产生疼痛，以诊断腰椎间盘突出症。分4个步骤：①患者仰卧，双手放在腹部或身体两侧，以头枕部和双足跟为着力点，将腹部及骨盆用力向上挺起，若患者感觉腰痛及患侧传导性腿痛即为阳性；若传导性腿痛不明显，则进行下一步检查。②患者保持挺腹姿势，先深吸气后停止呼吸，用力鼓气，直至脸面潮红约30秒左右，若有传导性腿痛即为阳性。③在仰卧挺腹姿势下，用力咳嗽，若有传导性腿痛即为阳性。④在仰卧挺腹姿势下，检查者用手轻压双侧颈内静脉，若出现患侧传导性腿痛即为阳性。

8. 背伸试验

患者站立位，让患者腰部尽量背伸，如出现后背疼痛为阳性。说明患者腰肌、关节突关节、椎板、黄韧带、棘突、棘上或棘间韧带有病变，或有腰椎管狭窄症。

9. 骨盆挤压试验

患者仰卧位，检查者用双手分别于髂骨翼两侧同时向中线挤压骨盆；或患者侧卧，检查者挤压其上方的髂嵴。如果患处出现疼痛，即为骨盆挤压试验阳性，提示有骨盆骨折或骶髂关节病变。

10. 骨盆分离试验

患者仰卧位，检查者两手分别置于两侧髂前上棘前面，两手同时向外下方推压。若出现疼痛，即为骨盆分离试验阳性，表示有骨盆骨折或骶髂关节病变。

11. 骨盆纵向挤压试验

患者仰卧位，检查侧的髋关节、膝关节半屈曲位，检查者用左、右手分别置于髂前上棘和大腿根部，双手用力挤压。若出现疼痛，即为骨盆纵向挤压试验阳性，提示单侧骨盆骨折。

12. 屈膝屈髋试验

患者仰卧位，双腿靠拢，嘱其尽量屈曲髋、膝关节，检查者也可两手推膝使髋、膝关节尽量屈曲，使臀部离开床面，腰部被动前屈，若腰骶部发生疼痛，即为阳性。若行单侧髋、膝屈曲试验，患者一侧下肢伸直，检查者用同样方法，使另侧髋、膝关节尽量屈曲，则腰骶关节和骶髂关节可随之运动，若有疼痛即为阳性。表示有闪筋扭腰、劳损，或者有腰椎椎间关节、腰骶关节或者骶髂关节等病变。但腰椎间盘突出症患者该试验为阴性。

13. 梨状肌紧张试验

患者仰卧位，伸直患肢，做内收内旋动作，若有坐骨神经放射痛，再迅速外展、外旋患肢，若疼痛立刻缓解即为阳性，说明有梨状肌综合征。

14. 髋外展外旋试验

又称"4"字试验。患者仰卧位，被检查一侧下肢膝关节屈曲，髋关节屈曲、外展、外旋，将足架在另一侧膝关节上，使双下肢呈"4"字形。检查者一手放在屈曲的膝关节内侧，另一手放在对侧髂前上棘前面，然后两手向下按压，如被检查侧骶髂关节处出现疼痛即为阳性，说明有骶髂关节病变。

15. 斜扳试验

患者侧卧位，下面腿伸直，上面腿屈髋、屈膝各 90°，检查者一手将肩部推向背侧，另一手扶膝部将骨盆推向腹侧，并内收内旋该侧髋关节。若发生骶髂关节疼痛即为阳性，表示该侧骶髂关节或下腰部有病变。

（三）肢体运动检查

运动检查系指检查关节、肌肉在主动运动和被动运动时的功能状态。主要观察活动的姿势、范围以及活动与疼痛的关系，临床应结合望诊、摸诊与量诊综合运用。

1. 体态与姿势

人体各部长度均有一定的比例。如正常人的指距，即两臂向两侧平伸，两手转向水平位时，左右中指尖的距离，应与身高近似或相同。体态多因站立的姿势或身体脂肪的分布不同而各异，但不论何种类型的体态，检查时均

国医大师 刘柏龄

要求站立，取挺胸、收腹、头项正直的良好位置，以保持正常的身体力学状态。

临床上某些创伤或骨关节疾病可引起明显的体态姿势改变。如第5颈椎骨折合并脊髓损伤时，上肢常置于躯干两侧而完全不能动；第6颈椎骨折合并脊髓损伤，则呈上臂外展外旋、肘屈、手旋后而屈、上肢高举过头的特殊体位。若患强直性脊柱炎，患者则常呈驼背。这些特殊姿势对明确临床诊断具有重要意义。

2. 步态与跛行

步态对疾病的诊断有很大帮助。正常步态为足向前时，足跟部着地，然后躯干向前，前足着地，最后足趾用力，使向前迈步，整个步态关节活动节律协调，行走平稳。步态不稳或跛行多属病态，其原因很多，局部炎症、疼痛、下肢部对称、关节不稳、肌肉痉挛以及共济失调等，均可引起步态不稳或跛行。

（1）疼痛因素：是机体的一种保护性反应，患侧迅速起步，不能完全负重，而呈现跛行。

（2）下肢短缩：一侧下肢短缩1～2cm者，常因骨盆补偿性倾斜，而无明显的跛行；如果短缩超过2cm，则由于骨盆及躯干倾斜，常以患侧足尖着地或屈健侧髋膝部而呈跛行。

（3）关节强直：如膝关节强直于伸直位者，往往健侧足趾升高，患肢前行；或患侧骨盆升高，患肢前行。踝关节强直者，常借助于身体前倾或膝关节后伸来完成行走。

（4）先天性髋关节脱位：若为一侧髋关节脱位，可出现升降式步态，是由于患侧负重时，提健侧跨步，而患侧臀部不能相应的上升，躯干倾向患侧所致；若为两侧髋关节脱位，则表现为鸭步态。

（5）足弓疾患：如严重平足患者，足常外翻，呈拖行步态；如为弓状足及跖屈畸形，则呈跳跃式步态。

（6）共济失调：患者常表现为两足分离很远，举步很高，着地较重。

（7）麻痹患者：如腓总神经麻痹患者常出现垂足，足趾在地上拖行，举步亦高，因前足着地前进，而呈跳舞型步态。如为一侧股四头肌麻痹，患者行走时常用手压住患侧大腿前下方，以稳定关节。

（8）间歇性跛行：多为下肢血液循环障碍所致，主要由于缺血，易疲乏及疼痛，久站多走后易发作，休息后好转，故呈间歇性跛行；椎管狭窄症亦可出现间歇性跛行，应注意鉴别诊断。

（四）运动检查

包括关节主动运动和被动运动功能的检查，如果运动幅度不足，或运动的方向、幅度超过正常范围，则均应视为异常。

1. 关节主动运动功能的检查

正常各关节的运动方式及活动范围各不相同，正常人又因其年龄、性别、锻炼情况而有所不同。如儿童的关节活动范围较大，运动员的某些运动范围亦明显增大，相邻关节的运动范围亦可互相补偿或相互影响，如髋关节活动受限时，可由腰椎各关节的运动加以补偿，膝关节屈曲挛缩时可继发髋关节屈曲挛缩等，检查时应充分考虑这些特点而做出正确的判断。

2. 关节被动运动功能的检查

被动运动可分为两类。一类是与主动运动方向相一致的运动。正常情况下，这类运动稍大于正常运动，一般先检查主动运动，后检查被动运动，两者进行比较。关节活动范围过大常见于先天性疾患或关节囊、支持韧带受损者；关节强直时，主动运动及被动运动均受限，关节运动完全丧失；骨折不愈合或先天性骨不连接患者常出现假关节活动；肌肉瘫痪时，该肌支配的关节丧失主动运动功能，但被动活动可达正常，甚至超过正常范围。另一类是沿躯干或四肢纵轴的牵拉或挤压活动，及侧方牵拉或挤压活动，以观察有无疼痛及异常活动，被牵拉的组织主要是韧带、肌肉、筋膜、肌腱及关节囊等，被挤压的组织主要是骨、关节和神经等。

3. 肢体活动与疼痛的关系

了解肢体活动与疼痛的关系，对诊断和鉴别诊断有重要意义。增生性疾病的疼痛在休息时加重，在活动时减轻，而劳损性疾患则是在活动时加重，在休息时减轻。腰痛伴间歇性跛行是腰椎管狭窄的主要症状之一。关节各方向活动均受限且伴有疼痛者，多见于关节内粘连或关节内病损者；仅某一范围或某一方向活动受限且伴有疼痛者，见于肌肉、韧带、筋膜等软组织损伤或粘连的患者。如肱骨外上髁炎，抗阻力伸腕或被动屈腕牵拉伸腕肌群时，可引起肱骨外上髁肌群的疼痛，并在该伸肌总腱附着处有明显压痛。

（五）肌力测定

1. 肌容量

观察肢体外形有无肌肉萎缩、挛缩、畸形。测量肢围（周径）时，应根据患者情况（成年人或儿童），规定测量的部位。如测量肿胀时取最肿处，测量肌萎缩时取肌腹部。

2. 肌张力

在静止状态时肌肉保持一定程度的紧张度称为肌张力。检查时，嘱患者肢体放松作被动运动以测其阻力，亦可用手轻捏患者的肌肉以体验其软硬度。如肌肉松软，被动运动时阻力减低或消失，关节松弛而活动范围扩大，称为肌张力减低；反之，肌肉紧张，被动运动时阻力很大，称为肌张力增高。

3. 肌力检查

肌力检查可以测定肌肉的发育情况和用于神经损伤的定位，对神经、肌肉疾患的预后和治疗也有一定价值。在进行肌力检查时，要耐心指导患者，分别作各种能表达被检查肌肉（或肌群）作用的动作，必要时检查者可先作示范动作。对于小儿及不能合作的患者尤应耐心反复地进行检查，对于尚不能理解医者吩咐的幼儿，可用针尖轻轻地给予刺激，以观察患儿逃避痛刺激的动作，可判断其肌肉有无麻痹。怀疑肌力降低时，根据需要进行肌力测定。肌力测定一般不用任何特殊设备，仅通过对关节运动加以阻力(对抗)的方法，嘱患者作抗阻力运动，就能大致判断肌力是否正常、稍弱、弱、甚弱或完全丧失。检查时应两侧对比，观察和触摸肌肉、肌腱，了解收缩情况。

4. 肌力测定标准

肌力测定标准可分为以下 6 级。

0 级：肌肉无收缩（完全瘫痪）。

1 级：肌肉有轻微收缩，但不能够移动关节（接近完全瘫痪）。

2 级：肌肉收缩可带动关节水平方向运动，但不能对抗地心吸引力（重度瘫痪）。

3 级：能抗地心引力移动关节，但不能抵抗阻力（轻度瘫痪）。

4 级：能抗地心引力运动肢体，且能抵抗一定强度的阻力（接近正常）。

5 级：能抵抗强大的阻力运动肢体（正常）。

（六）常用测量方法

量诊是骨伤科的重要检查方法之一，早在《灵枢·经水》中就有"度量"的记载，《灵枢·骨度》中记载了对骨的测量方法，《仙授理伤续断秘方》更提出了"相度患处"的观点。量法至今仍在伤科广泛应用。对伤肢望诊时，可用带尺测量其长短、粗细；用量角器测量关节活动角度大小等，并与健侧作比较。通过测量法进行对比分析，能使辨证既准确又具体，可以用作正确的记录。

1. 肢体长度测量法

肢体的长度测量，是伤科临床常用的检查方法，测量时可用软卷尺或钢卷尺进行。如有肢体挛缩而不能伸直时，可分段测量。测量中发现肢体长于或短于健侧，均为异常。四肢长度测量方法如下。

（1）上肢长度：从肩峰至桡骨茎突尖（或中指尖）。

（2）上臂长度：肩峰至肱骨外上髁。

（3）前臂长度：肱骨外上髁至桡骨茎突，或尺骨鹰嘴至尺骨茎突。

（4）下肢长度：髂前上棘至内踝下缘，或脐至内踝下缘（骨盆骨折或髋部病变时使用）。

（5）大腿长度：髂前上棘至膝关节内缘。

（6）小腿长度：膝关节内缘至内踝，或腓骨头至外踝下缘。

2. 肢体周径测量法

两肢体取相应的同一水平测量，测量肿胀时取最肿处，测量肌萎缩时取肌腹部。测量周径应与健侧相应部位对比进行。大腿常用测量部位在髌骨上缘 10～15cm，小腿在胫骨结节下 10～15cm，上臂环绕三角肌及肱二头肌中部，前臂环绕屈肌中部。肢体长短、周径变化可见如下几种情况。

（1）长于健侧：伤肢比健肢显著增长者，常为脱位的标志，多见于肩、髋等关节向前或向下脱位，亦可见于骨折过度牵引等。

（2）短于健侧：伤在肢体，多系骨折有短缩畸形；伤在关节，则因脱位而引起，如髋关节、肘关节之向后脱位等。

（3）粗于健侧：较健侧显著增粗并有畸形者，多属骨折、关节脱位等。如无畸形而量之较健侧粗者，多为筋伤肿胀等。

（4）细于健侧：可为陈伤误治或有神经疾患而致筋肉萎缩。

3. 关节活动范围测量法

关节活动度分为主动和被动活动两方面。一般关节强直时，主、被动活动均受限；若仅主动活动受限，而被动活动正常者，多为神经或肌肉疾患；若主动活动受限，而被动活动反而增大者，说明关节稳定度差，可能为韧带损伤或其他疾患。一般多先检查主动活动，主动活动受限者，再检查被动活动。

关节的活动度采用关节量角器测量，可用特制的量角器来测量关节活动范围，并以角度记录其屈伸旋转的度数，与健侧进行对比，如小于健侧，多属关节活动功能障碍。测量关节活动度时应将量角器的轴心对准关节的中心，量角器的两臂对准肢体的轴线，然后记载量角器所示的角度（没有量角器时，也可用目测并用等分的方法估计近似值），与健肢的相应关节比较。目前临床应用的记录方法多为中立位 0°法。对难以精确测量角度的部位，关节活动功能可用测量长度的方法以记录各骨的相对移动范围。例如，颈椎前屈活动可测量下颏至胸骨柄的距离，腰椎前屈测量下垂的中指尖与地面的距离等。

中立位 0°法：该法是目前比较通用的方法。每个关节从中立位到运动所达到的最大角度，两侧对比，分别记录其活动度和与健侧的相差度。例如，肘关节完全伸直时定为 0°，完全屈曲时可成 140°。若肘关节强直于屈曲 40°位，则伸直为 −40°，屈曲为 40°；如果有 5°过伸则记录为 +5°。

邻肢夹角法：以两个相邻肢段所构成的夹角计算。例如，膝关节伸直时为 180°，屈曲时成 120°，则膝关节的活动范围为 180° −120° =60°。

4. 测量注意事项

测量前应注意有无先天、后天畸形，防止混淆；患肢与健肢放在完全对称的位置上，如患肢在外展位，健肢必须放在同样角度的外展位；定点要准确，可在起点及止点处做好标记，带尺要松紧适度。

手 法 荟 萃

一、手法的概述

骨伤科治疗中，手法占有重要地位，如骨折、脱位的整复，伤筋的舒筋活络、通利关节，内伤的行气活血均需应用手法，手法治疗已成为骨伤科治法中的一种重要方法之一。

（一）手法应用原则

手法治疗，需要根据辨证施治的原则来掌握应用，依照伤的轻重之别和皮肉、筋骨、关节之分，以及不同的解剖位置来选用相应的手法。手法的技巧、熟练程度和使用正确与否，直接关系到治疗效果。

（二）手法适应证

骨伤科疾病中，骨折、脱位、筋伤和内伤四大主证，除绝对手术适应证之外的损伤，一般都可手法治疗，故其适用范围是比较广泛的：①骨折：如桡骨远端骨折，胫骨干骨折，肱骨髁上骨折等。②脱位：如下颌关节脱臼，肩、肘关节脱臼，髋关节脱臼等。③筋伤：包括劳损，如腕关节扭伤，膝、踝关节扭伤，腰肌劳损等。④骨关节退行性病变：如增生性脊柱炎，老年性颈、肩、腰痛或关节功能障碍等证。⑤损伤后遗症：如骨折后关节僵硬，关节挛缩，腰椎压缩性骨折后遗疼痛，颅脑产伤所致脑性瘫痪等症。⑥内伤：如胸胁迸伤、岔气等。（对妇女月经期及年老体弱骨质疏松症的患者要慎用。）

（三）手法禁忌证

急性传染病、高热、恶性肿瘤、脓肿和脓毒血症、骨关节结核、骨髓炎、血友病；妊娠三个月左右妇女的急、慢性腰痛；手法区域有皮肤病或化脓性感染的患者；诊断不明的急性脊柱损伤或伴有脊髓压迫症状，不稳定型脊柱骨折或有脊柱重度滑脱的患者；肌腱、韧带完全或大部分断裂；精神病患者，患有骨伤疾病而且对手法治疗又不能配合的患者；其他如患有严重内科疾病，暂时不适宜手法治疗者；使用手法后，疼痛加剧，病情加重者。

（四）手法注意事项

1. 手法前要全面掌握病情

要认真查体，恰当选择影像学检查，充分了解疾病情况，明确诊断，以做到"心中有数"。

对损伤部位做到手摸心会，如对骨折，要了解其性质和移位的方向。对脱位，要了解是全脱、半脱以及脱出的方向，有无并发骨折和受伤的时间等情况。对筋伤，要了解肌腱、韧带有无断裂以及粘连的程度等。

注意患者的全身体质状况，临症只有正确使用手法，才能达到治病疗伤、整复愈伤的目的。

2. 手法前的准备工作

要充分准备好手法后所需要的一切器材，如夹板、扎带、敷药、绷带等；是否麻醉，以及采取何种麻醉止痛方法；注意调整适合实施手法的患者体位，并保持在一定舒适的位置，使肌肉能够充分放松；确定手法，讲清助手如何配合，了解手法步骤；作好患者的思想工作，减轻患者的紧张和顾虑，争取患者的信赖和合作，只有这样，施行手法时才能动作协调，与患者才能配合默契，取得满意的效果。

3. 手法操作时的要求

术者的思想要高度集中，全神贯注，操作熟练，灵活、动作轻巧，繁简适中，刚柔相济，随证施治；以尽量使患者无痛或少痛为指导思想；手法以患者有舒适感、发热感、缓痛感、松快感为宜；术者要"心领神会，敏捷手巧"，达到前人所说的"法使骤然人不觉，患如知也骨已拢"的水平；要注意解剖关系，经络循行途径，血液循环和淋巴回流的方向等等，达到捋顺筋骨，活血散瘀的目的。

4. 手法治疗后的要求

要认真复查，如骨折与脱臼需做 X 线摄片复查；检查手法治疗后的即时效果，在病历上做好记录和图示。

5. 手法训练

骨伤科手法要起到应有的作用，就必须对基本功进行较长时间的勤学苦练。历代伤科医家都重视这方面的锻炼。伤科手法需要长期练习，初步归纳为四个方面如下。

（1）练"灵活、熟练、动作准确"

①摸法练习：在练习摸法时，首先要求认真学习解剖知识，对骨与关节的形态结构等要有一定程度的了解，随后在自己或他人身上进行练习。训练时首先对正常情况要心中有数，骨与关节各个标志高凸、凹陷之处都要熟悉，以后才可在患者身上体验。

②按摩推拿手法练习：推拿及按摩手法的练习，可备 24cm×12cm 布袋一只，袋内装以砂泥，用以代替人体练习各种手法，主要练习灵活熟练。练习时用力要均匀，不能用死劲按住砂袋，要求重而不滞，轻而不浮，刚中有柔，柔中有刚。同时思想要集中，呼吸要均匀。开始时砂袋可系紧，较熟练后宜放宽，使指法、手法渐趋柔软。

③夹缚包扎练习：夹缚包扎是不可忽视的技术，而且有一定的美学要求，所以必须事先在各种物件上练习，然后再在人体上练习，均要求对各种夹缚包扎方法全部熟练。只有包扎妥帖，正确掌握松紧，妥善运用各种夹板，临证时才能得心应手。

（2）联系实际，模拟练习：应经常地联系骨折、脱臼以及伤筋等病例进行模仿性的锻炼。骨伤科的特点是临床上除专科医院外很多病种不是经常接触，而是突然外伤而来的急诊，所以学医者必须经常模拟练习，如正骨八法的各种操作，肩关节脱臼复位时的拔伸、旋转、端托等等，要求对各种操作步骤有非常清晰的概念，达到非常熟练的程度。

（3）练"力"练"劲"：①拔伸牵引劲力练习：可用拉滑车或钢丝弹簧扩胸器练习。②端提劲力练习：可适当参加一些举重练习。

（4）体格的全面锻炼：骨伤科医生在应用手法治病和进行长时间手术时，需要一定的体力和耐力，因而要求具备良好的身体素质。只有通过坚持不懈的全面锻炼，才能使体格健壮，胜任艰巨的医疗工作。

二、二步十法治疗腰椎间盘突出症

（一）术前准备

（1）手法前嘱患者排空大小便，脱去外衣，解去腰带，仅着单薄内衣，俯卧在按摩床上，小腿部垫枕，背部盖上按摩巾，两臂自然地平放身旁，在十分舒适并使肌肉放松的体位下施行手法。

（2）术者不能用出汗的手进行操作，否则会影响效果。

（3）术者施术时要站在患者俯卧位的左侧，运用轻而不浮，重而不滞，稳而且准的手法，循序渐进地施术。

（4）医患之间都必须建立信心，密切配合，否则影响疗效。

（5）凡疑有脊柱其他疾患（如骨折、结核等），高热、高血压、严重皮肤病、心脏病以及妇女妊娠或行经期皆不宜施行手法。

（二）推拿手法及步骤

第一步：运用按、压、揉、推、擦五个轻手法。

（1）按法：术者以两手拇指掌面侧（指腹）自患者上背部沿脊柱两旁足太阳膀胱经的第二条经线，由上而下的按摩至腰骶部，连续3次（图3-1）。

（2）压法：术者两手交叉，右手在上，左手在下，以手掌自患者第1胸椎开始，沿棘突（即督脉）向下按压至腰骶部，左手于按压时稍向足侧用力，连续3次（图3-2）。

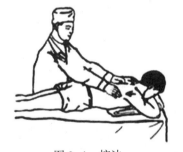
图3-1 按法

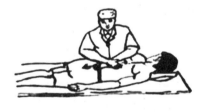
图3-2 压法

（3）揉法：术者单手虎口张开，拇指与中指分别置于两侧肾俞穴，轻轻颤动，逐渐用力（图3-3）。

（4）推法：术者以两手大鱼际自下腰部中线向左右两侧分推（图3-4）。

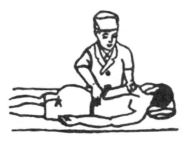

图 3-3　揉法

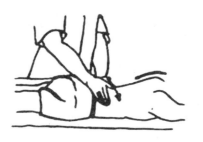

图 3-4　推法

（5）捻法：术者用手背或手背之掌指关节的突出部沿患者足太阳膀胱经之两条经线，自上而下地捻动，至腰骶部时稍加用力，患侧捻至足跟部，反复 3 次（图 3-5）。

第二步：运用摇、抖、扳、盘、运五个重手法。

（6）摇法：术者两手掌置于患者腰臀部，推摇患者身躯，使之左右摆动，连续数次（图 3-6）。

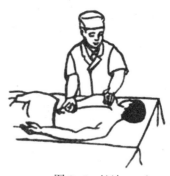

图 3-5　捻法

（7）抖法：术者立于患者足侧，以双手握住其双踝，用力牵伸与上下抖动，使患者身体抖起呈波浪形动作，连续 3 次（图 3-7）。

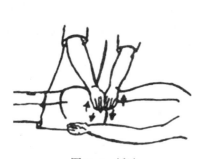

图 3-6　摇法

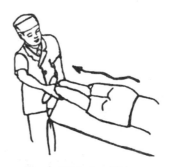

图 3-7　抖法

（8）扳法：分俯卧扳法和侧卧扳法两种，俯卧扳法又分为扳腿法和扳肩法。

①俯卧扳法

俯卧扳腿法：术者一手按压患者第 3、4 腰椎，一手托对侧膝关节，使关节后伸至一定程度，双手同时相对交错用力。恰当时可听到弹响声，左右各做一次（图 3-8a）。

俯卧扳肩法：术者一手按压于患者第 4、5 腰椎处，一手扳起对侧肩部，双手同时交错用力，左右各做一次（图 3-8b）。

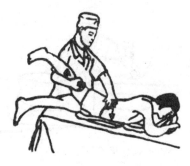

图 3-8a 俯卧扳腿法

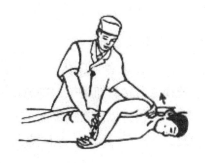

图 3-8b 俯卧扳肩法

②侧卧扳法：患者侧卧，健肢在下伸直，患肢在上屈曲，术者立于患者腹侧，屈双肘，一肘放于患者髂骨后外缘，一肘放于患者肩前（与肩平），相互交错用力，然后换体位，另侧再做一次（图 3-8c）。

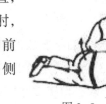

图 3-8c 侧卧扳法

（9）盘法：分仰卧盘腰与侧卧盘腿两种。

①仰卧盘腰法：患者仰卧，屈膝屈髋，术者双手握其双膝，使贴近胸前，先左右旋转摇动，然后推动双膝，使腰髋膝过度屈曲，反复做数次，继之以左手固定患者右肩，右手向对侧下压双膝，扭转腰部，然后换右手压患者左肩，左手向相反方向下压双膝，重复一次（图 3-9a）。

②侧卧盘腿法：患者侧卧，健腿在下伸直，患肢在上屈曲，术者站于患者腹侧，一手从患腿下绕过按于臀部，前臂托拢患者患肢小腿，以腹部贴靠于患者膝前方，一手握膝上方，前后移动躯干，使患者骨盆产生推拉动作带动腰椎的活动，然后使患者屈髋，使膝部贴胸，术者一手向下方推屈膝部，一手拢住臀部，以前臂托高患肢小腿，在内旋的动作下，使患肢伸直（图 3-9b）。

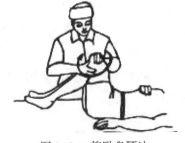

图 3-9a 仰卧盘腰法

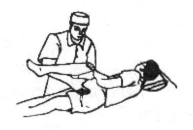

图 3-9b 侧卧盘腿法

（10）运法：术者以左手握患者膝部，右手握其踝部，运用徐缓加提的运动手法，使患肢作屈曲伸展逐渐升高和略行拔伸的动作，运展的时间稍持久为好（图 3-10）。

（三）术后处理

手法后，患者卧床休息 30 分钟。每天可有规律进行腰背肌锻炼；避免在腿伸直姿势下搬取重物，以防扭伤腰部，引起病情加重或复发；汗后避风冷，预防感冒。

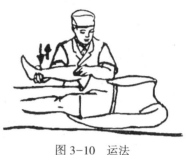

图 3-10　运法

（四）医案举例

郑某某，女，40 岁，计算机操作员。

2011 年 5 月 6 日初诊。

[主诉] 腰痛，右下肢放射痛 3 个月，加重 3 天。

[现病史] 3 个月前因搬重物扭腰，即发腰痛，并向右腿放射。经卧床休息后，症状稍缓解，但仍持续疼痛。近 3 天症状加重，故来我院治疗。

[查体] 平腰、腰部肌肉痉挛，腰椎 4～5 棘旁（右）压痛明显，并向臀部及右腿后外侧放射，腰侧背肌紧张，腰活动度前屈 40°，后伸 10°，左侧屈 20°，右侧屈 20°。直腿抬高试验：左侧 80°，右侧 30°。右小腿外侧有麻木区，沿坐骨神经干有明显压痛。

[辅助检查] 腰椎正侧位 X 线片示：腰椎生理曲度略变直，腰略向左侧弯。CT 扫描提示：L4～L5 椎间盘突出。

[诊断] 腰椎间盘突出症（证属血瘀疼痛型）。

[辨证分析] 此病系腰伤后损伤气血，致督脉、足太阳膀胱经两经经气受阻，气滞血瘀，经络运行不畅，致腰痛似折，不可俯仰。

[治则] 宜按摩法，按其经络以通郁闭之气，摩其壅聚以散瘀结之痛。

[治法] 以手法"刘氏二步十法"施术，手法后，患者卧床休息 30 分钟。每天可有规律地进行腰背肌锻炼；避免在腿伸直姿势下搬取重物，以防扭伤腰部，引起病情加重或复发；汗后避风冷，预防感冒。

经上述手法治疗 1 次后，患者自觉腰腿痛减轻，腰部有轻松感，活动幅度略增大。直腿抬高试验：左侧 80°，右侧 50°。

5 月 16 日复诊。

患者自述症状明显好转。进行第二次手法治疗，术后反应良好。共经一个疗程（10 次）手法推拿后，腰腿痛基本消失，脊柱侧弯纠正，直腿抬高双侧均达 90°。已恢复正常工作。

按语：手法治疗本病的理论基础，是建立在营卫气血、经络学说的基础上。中医学认为，人之生存，必须依赖于气血，举凡脏腑经络，骨肉皮毛，都必须由气血来温煦濡养。经络是人体气血循行的路线，它的分布领域，内连脏腑，外达肌表，贯通而网络整个机体，在人体来讲，是"无微不至"的。所以《灵枢·邪气脏腑病形》说："经络之相贯，如环之无端"，使气血周流不息，维持阴阳平衡，内外相互协调，气血不和，则病变丛生。《素问·血气形志》说："经络不通，病生不仁，治之以按摩醪药。"说明营卫不和，经络气血滞而不宣，故病生麻木不仁，宜用推拿和药酒宣通经络，调和营卫，使气血周流，其病可痊。

就腰椎间盘突出症的临床症候来看，属于腰背部"督脉"和"足太阳膀胱经"两经气血运行失调所致。然本病又多有外伤史者，巢氏《诸病源候论》记载"伤损于腰而致痛也，此由损血博于背脊所为"。基于上述理论基础，运用手法治疗，使经络气血得以宣通，则骨正筋柔，其痛自止。正如《医宗金鉴》所说："按其经络以通郁闭之气，摩其壅聚以散瘀结之肿，其患可愈。"

又据本病乃椎间盘突出物压迫脊髓神经根为其主要因素，只行一推一拿之法，对本病之治尚恐有所不及，因而用摇、抖等重手法，可以改变病变椎间盘的位置，加宽椎间隙，利用纤维环外层及后纵韧带的张力，逼使突出的椎间盘还纳。再通过扳、盘等重手法，以分离粘连及受压的神经根，特别是侧扳手法，可使上下两椎体相互旋转、扭错，将突出物带回原位或变小，此乃治其根本之法。

三、三步八法治疗腰椎管狭窄症

（一）术前准备

禁食水，排空大小便。准确定位，划好标记。术前30分钟注射阿托品0.5mg。

（二）麻醉

将硫苯妥钠1g溶于40ml蒸馏水，由静脉缓慢注入。在患者达到麻醉三期一级时施行手法。

（三）推拿手法及步骤

第一步：仰卧位。

（1）对抗牵伸法：助手一人固定患者两侧腋部，两人扶持患者腰部，另一助手与术者各握持踝关节上部，作对抗性逐渐用力牵伸。此法需重复3次（图3-11）。

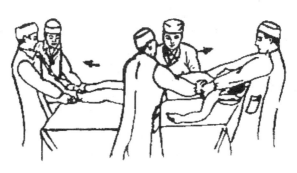

图3-11　对抗牵伸法

（2）屈膝屈髋按压法：术者将患者髋、膝作强度屈曲，并用力向后外方作顿挫性按压（图3-12）。

（3）屈髋牵张法：将患肢作直腿抬高达90°左右，助手在抬高的足底前部作背屈动作3次（图3-13）。

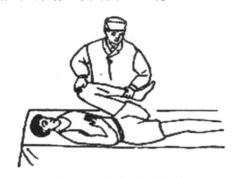

图3-12　屈膝屈髋按压法

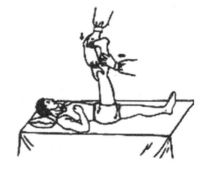

图3-13　屈髋牵张法

以上两法双侧交替进行。

第二步：健侧卧位。

（4）腰部推扳法：患肢在上呈屈曲位，健肢在下呈微屈位。术者在患者身后，双手扶持患者臀部，助手在患者身前，双手扶持肩胸部，二人协同向相反方向作推和扳的动作，使患者腰部获得充分旋转活动。推和扳要重复3次（图3-14）。

（5）患侧腰髋引伸法：术者拇指用力按压于患者腰椎旁压痛点。另一手握持患者大腿下端，将小腿置于术者肘关节上部，将患肢外展40°，拉向后方，使腰髋过伸30°左右。此时配合拇指在上述部位作顿挫性按压，随之作屈膝屈髋活动，如此交替进行，重复 3 次（图 3-15）。

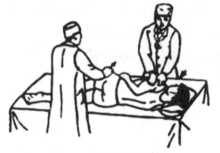
图 3-14　腰部推扳法

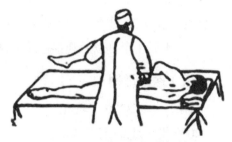
图 3-15　患侧腰髋引伸法

第三步：俯卧位。

（6）对抗牵伸法：同仰卧牵伸法。当牵伸时，术者在患者腰部痛点上作揉、按、压等手法。此法重复 3 次（图 3-16）。

（7）双侧腰髋引伸法：助手将患者两下肢抬高 45°，作椭圆形晃动，术者单手拇指按压腰部压痛点，作弹性顿挫性按压。此手法一次即可（图 3-17）。

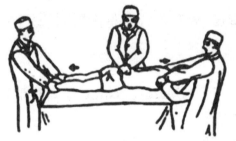
图 3-16　对抗牵伸法

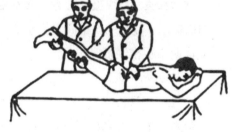
图 3-17　双侧腰髋引伸法

（8）单侧腰髋引伸法：术者一手拇指用力按压于腰椎旁压痛点，另一手握持患肢，抬高到腰髋过伸状态，并作髋关节回旋动作，左右交替施行各 3 次（图 3-18）。

（四）术后处理

（1）术后，患者立即卧床，嘱在 4 小时内不准翻身活动，4 小时后可以翻身，但不能坐起或离床活动。卧床 5 天后，可逐步作有规律的腰背肌锻

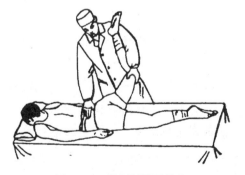
图 3-18　单侧腰髋引伸法

炼（在医护人员指导下进行）。

（2）离床后做石膏腰围固定1个月，拆除石膏后，继续加强腰背肌锻炼，可随时扎宽腰带，或带宽腰围保护，以巩固疗效和防止再损伤。

（3）术后1个月以后观察疗效不显著，可重复施行推拿术。

（五）医案举例

付某，男，32岁，职员。

2009年3月23日初诊。

［主诉］腰腿痛1年余，加重10天。

［现病史］1年前无明显诱因出现腰腿部疼痛，休息后缓解，过劳时加重，10天前因搬重物不慎闪腰，致腰痛加重，右腿放射痛，走路时症状尤甚。

［查体］腰部活动受限，平腰、腰部肌肉紧张，腰4～5棘间及棘旁（右）压痛（+），叩击痛（+），并向右下肢放射，右小腿外侧皮肤感觉迟钝，右踇趾背伸力弱，右小腿肌张力弱，直腿抬高左90°，右45°，右跟腱反射减弱。

［辅助检查］X线摄片检查：腰椎变直，轻度侧弯，腰椎各椎体未见异常。CT扫描提示：L4～L5椎间盘突出。

［诊断］腰椎间盘突出症。

［辨证分析］该患者长期姿势不良，腰部长期劳损，又遭扭闪，致腰部经脉受挫，瘀血阻络，经气不宣，故腰痛似折。

［治则］手法推拿以散瘀通络，解痉祛痛。

［治法］采用手法"三步八法"治疗。

术后，患者立即卧床，嘱在4小时内不准翻身活动，4小时后可以翻身，但不能坐起或离床活动。卧床5天后，令其逐步作有规律的腰背肌锻炼（在医护人员指导下进行）。卧床10天，可以离床活动，但时间不宜长，注意腰部保暖。并嘱带腰围保护。经1次治疗，腰腿痛基本消失。

按语：治疗腰椎间盘突出症的二步十法和三步八法，虽治疗同种疾病，但在具体的应用上，却又各不相同。二步十法，手法轻，无须麻醉，仅术者一人（或用一助手协同），多次手法完成治疗，可应用于各类腰椎间盘突出症，若能按手法要求，分步骤、依次循序进行，其疗效多能满意。而三步八法手法重，须在麻醉下，助手多人协同操作，一次手法完成治疗。对病势急，病情重者，尤为适宜，对病史长，经久治不愈，证明神经根已粘连者，疗效亦佳。对中央型腰椎间盘突出症则是在禁忌之列。

三步八法的整个操作与二步十法的后五个手法的作用基本相仿，不过其手法较重，着力较强，对分离粘连和受压的神经根作用较大，同时第（4）手法使上下两椎体互相旋转扭错，将突出物带回原位或变小，可一次完成。而第（7）（8）与第（5）种手法意义相同，不过患者的卧位不同，使脊椎间隙拉宽的程度及方向也不同，总的目的是使脊椎间隙前宽后窄，将还纳的椎间盘进一步移向前方，加强回缩效果。所以通过以上推拿手法后，患者大部分能伸腿平卧，腿痛或下肢感觉障碍解除或恢复正常。即使病程较长的病例，多数也能取得上述效果。由此可见，上举两法之效应，都很理想，临证可随机选用。

（六）注意事项

使用本法治疗，须要注意以下几点。

（1）麻醉剂用量可根据患者体质情况，适当减少。

（2）在麻醉下推拿，要谨慎小心，由轻到重，刚柔结合。

（3）拔伸两下肢时，宜握踝关节上方，不能牵拉足背，以免过度跖屈而损伤踝关节及神经。

（4）助手固定患者腋部时，双手要靠腋部内侧，以防损伤臂丛神经及肩关节。

（5）注意避免推拿手法的禁忌证。

四、一牵三扳法治疗腰椎小关节紊乱症

（一）术前准备

患者俯卧于治疗床上，术者立于患者的足侧。或用一助手站在患者头上，拉着患者两腋部，与术者行对抗牵伸。

（二）手法

1. 一牵法

患者仰卧位，术者立于患者足侧，以双手握住患者双踝上，把双腿提起，使腰部后伸，缓缓用力牵伸（与助手行对抗牵伸），重复3次（图3-19）。

2. 三扳法

（1）一扳：仰卧位。

①扳肩压腰法：术者一手以掌根按压患者第4～5腰椎，一手将肩扳起，与压腰的手交错用力。对侧再做一次（图3-20）。

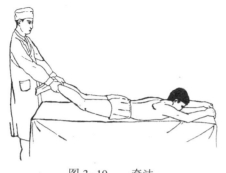

图3-19 一牵法

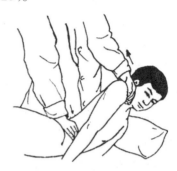

图3-20 扳肩压腰法

②扳腿压腰法：术者一手以掌根按压患者第3～4腰椎，一手将一侧大腿外展抬起，与压腰的手上下交错用力，对侧再做一次（图3-21）。

③双髋引伸压腰法：术者一手以掌根按压患者第3～4腰椎，一

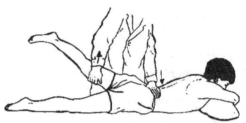

图3-21 扳腿压腰法

手与前臂同时将双腿抬高，前后左右摇摆数圈，然后上抬双腿，下压腰部，双手交错用力（图3-22）。

（2）二扳：侧卧位。

①腰部推扳法：患肢在上屈曲，健肢在下伸直，术者立其背后，双手扶持患者臀部，助手在前，双手扶持其胸背部，二人协同向相反方向推和扳，使患者腰部获得充分的旋转活动。此法重复3次（图3-23）。

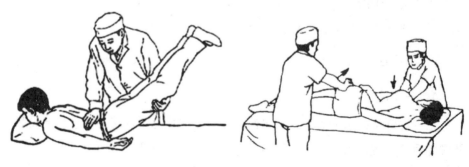

图3-22 双髋引伸压腰法

图3-23 腰部推扳法

②单髋引伸压腰法：术者一手用力按压患者腰部，一手握持患者大腿下

端，并外展40°向后方位：使腰髋过伸30°左右，然后再做屈膝、屈髋动作。如此交替进行，重复3次（图3-24）。

（3）三扳：仰卧位。患者屈髋屈膝，术者双手握其双膝，过屈贴近胸前，先做左右旋转活动，然后推动双膝，使腰及髋、膝过度屈曲，反复数次（图3-25）。

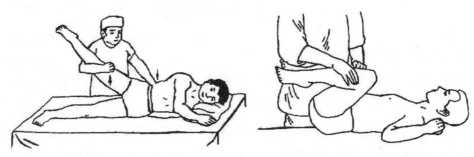

图3-24　单髋引伸压腰法　　　　图3-25　仰卧扳腰法

（三）术后处理

术后让患者卧床休息30分钟再活动。

（四）医案举例

史某，男，30岁，职员。

2011年6月20日初诊。

［主诉］腰痛1天。

［现病史］1天前因搬重物时意外闪腰，出现腰部疼痛，弯腰时疼痛加重。

［查体］腰部活动受限，平腰，腰部肌肉紧张，腰椎两侧压痛（+），叩击痛（+），无下肢放射，双下肢皮肤感觉正常。

［辅助检查］X线摄片检查：脊柱腰段变直，各椎体未见明显异常。

［诊断］腰椎小关节紊乱症。

［辨证分析］腰伤后，致腰部经脉受挫，瘀血阻络，经气不宣，不通则痛，故腰痛似折。

［治则］手法推拿以散瘀通络，解痉祛痛。

［治法］手法以"一牵三扳法"治疗。

术后让患者卧床休息30分钟再活动，疼痛症状基本消失。

按语：腰椎小关节紊乱症，又称"腰椎后关节微移位""腰椎后关节炎""腰椎后关节滑膜嵌顿"，中医多称为"腰椎小关节错缝""弹背""闪腰"

等。是指由于外力的作用，使腰椎小关节位置发生轻微改变，固定于某一特殊位置，并伴有腰部剧烈疼痛，活动障碍。

以前人们对本病的认识不足，大多以急性腰扭伤命名。随着医学的发展，人们认识的提高，现在已将其与急性腰扭伤区别开来，并独立命名。最近有人认为，关节突关节错位与关节滑膜嵌顿是两种疾病。我们认为，小关节紊乱中几乎都伴有滑膜嵌顿，二者是一种疾病的两种病理变化。尤其在临床上很难加以区分，一般只要纠正了小关节的错位，滑膜嵌顿也就不复存在了，故似无区分的必要。

本病临床较常见，有人曾在某地区农村调查发现本病的患病率高于45%。多发生于青壮年，男多于女。发病与职业有密切关系，特别是久坐、久立、长期持重、固定体位性工作、习惯性姿势不良及需要腰部运动的职业，如运动员、店员、司机及机关干部等较多见。

治疗本病首选"一牵三扳"手法，往往取得很好疗效，多数患者在 1～3 次即可治愈。

五、点刺"暴伤点"治疗急性腰扭伤

（一）术前准备

患者取坐位、仰头、张口，术者检查发现患者上唇系带之粟米大小的硬结时，选用三棱针 1 枚和 1 寸毫针 1 枚，常规消毒备用。

（二）点刺法

先用三棱针将上唇系带之粟粒大小的硬结刺破。然后将上唇捏起，用毫针刺人中穴（针尖斜向上 45°）。重刺激，留针 30 分钟，每 10 分钟捻转 1 次。针刺后嘱患者深呼吸，活动腰部。往往针后立见功效。

（三）医案举例

邹某某，女，28 岁，职员。

2012 年 8 月 9 日初诊。

［主诉］腰痛 3 小时余。

［现病史］3 小时前在工作中不慎闪腰，致腰部疼痛，不能活动，尚未经任何治疗。

［查体］患者被扶入诊室，表情痛苦，腰部活动受限，腰 4～5、骶 1 双

侧旁压痛(+)，叩击痛(+)，腰肌紧张，直腿抬高试验(-)。上唇系带显露"暴伤点"。

[辅助检查] X线摄片示：脊柱腰段变直，各椎体未见明显异常。

[诊断] 急性腰扭伤。

[辨证分析] 腰伤后，致瘀血流入经脉，滞而不宣，不通则痛，故腰痛加剧，不敢俯仰。

[治则] 宣通经络，针刺通经，舒筋。解痉祛痛。

[治法] ①点刺"暴伤点"："取穴时，患者取坐位。医者用左手拇、示指提起上唇即可显露"暴伤点"。常规消毒后，右手持三棱针将"暴伤点"刺破，同时点刺"龈交穴"至有少量出血。②针刺"人中穴"：患者仰靠椅上，于人中沟的上、中 1/3 交界处取穴，局部常规消毒后，用毫针向上斜刺 0.5 寸，重刺激捻转，留针 20 分钟，每 5 分钟捻转 1 次，在留针过程中，令患者站起深呼吸并活动腰部。

以上操作结束后，腰痛立即减轻，腰部活动范围增大。

嘱患者回家后卧床休息，以利损伤组织的修复。

按语：急性腰扭伤，俗称"闪腰岔气"，是腰痛中最常见的疾病，多见于从事体力劳动者，或平素缺乏锻炼的人。其发病急，症状重，往往影响人们的正常生活、工作和生产劳动。所以对急性腰肌扭伤的诊断、治疗、预防，是腰痛防治的重点。早期治疗效果较好，否则会遗有长期腰痛，造成治疗困难等不良后果。

治疗本病首选刘柏龄"一针法"，即点刺"暴伤点"（配刺人中穴）治疗。这是刘老临床多年的实际经验，效果非常理想可靠。大凡急性腰伤患者，几乎都在上唇系带上出现"暴伤点"，该点位于督脉循行路线的尾端。《难经·二十八难》记载督为阳脉，起于前后二阴之间的长强穴，上行合并脊柱之中，继而上行至风府穴入属于脑，又经过头顶的百会穴，由鼻柱之中间至上齿龈之"龈交穴"而出。"暴伤点"的出现，可能是由于腰扭伤后，行于腰部正中的督脉经气受到损伤。督脉总督一身之阳经，为"阳脉之海"，阳经受损，均可反映于督脉。经络受损，经气不利，影响气血的运行，循督脉上行传至唇系带（龈交穴）遂现"经结"即"暴伤点"。这种认识是否确切，有待进一步深入探讨。

点刺"暴伤点"有活血祛瘀、行气止痛之效，符合《素问·汤液醪醴论》

"菀陈则除之"的治疗原则。另外《灵枢·终始》有"病在上者，高取之"，《玉龙歌》曰"脊背强痛泻人中，挫闪腰痛亦可针"。故配合针刺"人中穴"亦增强疗效，而"人中穴"亦督脉之络也。如此，可以激发督脉之经气，并借以调节诸阳之气，使气血流畅，从而改善损伤局部的气血瘀滞状态，达到"通则不痛"的疗伤止痛目的。

治疗后，适当地卧床休息很重要，一则损伤组织的修复需要一定时间，二则可以防止日后复发或后遗慢性腰痛。本方法操作简单，见效快，治愈率高，患者易于接受，值得推广。

六、理筋八法治疗慢性腰肌劳损

（一）术前准备

患者俯卧于治疗床上，充分放松腰部肌肉，术者立于患者俯卧位的左侧，以便于施术。

（二）手法

理筋八法。

1. 按法

患者俯卧位，术者站其身旁（俯卧位左侧），以右手掌根置于患者腰背部，沿脊柱即督脉及两旁之足太阳膀胱经经线，自上而下按压至腰骶部，反复数次（图 3-1）。

2. 揉法

术者单手虎口张开，拇指与中指分别置于患者两侧肾俞穴，轻轻颤动，逐渐用力（图 3-3）。

3. 推法

术者以两手大鱼际，自脊柱中线（背及腰部）向两侧分推（图 3-4）。

4. 擦法

术者以手背或掌指关节的突出部着于患者的皮肤上，沿背部足太阳膀胱经两条经线及督脉自上而下的擦动，直至腰骶部（图 3-5）。

5. 劈法

术者双手小鱼际劈打患者背部（图3-26）。

6. 击法

术者用双手十指指端扣击患者腰背部（图3-27）。

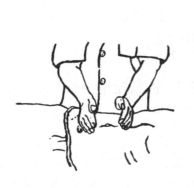

图3-26 劈法

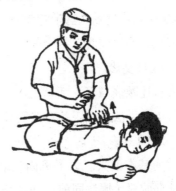

图3-27 击法

7. 摇法

术者将双手掌置于患者腰臀部，推患者身躯，使之左右摇动（图3-6）。

8. 晃法

患者取仰卧位，屈髋屈膝，术者双手握住其双膝，并屈膝贴近胸前，做环转摇晃（图3-28）。

（三）医案举例

李某某，男，42岁，职员。

2009年6月8日初诊。

[主诉]腰痛1年。

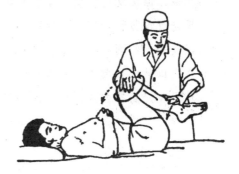

图3-28 晃法

[现病史]1年前无明显诱因开始出现慢性腰痛，酸楚不适，时轻时重，反复发作，怕凉怕累。最近搬重物，自觉腰部"闪"了一下，并不严重，但腰痛持续，较以前加重。腿膝酸软无力，畏寒。

[查体]脊柱腰段外观正常，俯仰活动不受限，腰部无明显压痛，直腿抬高实验（－），脉沉迟无力，舌淡苔薄白。

[辅助检查]X线摄片示：脊柱腰段各椎体轻度唇样增生改变，第5腰椎

（左）骶化。

［诊断］慢性腰部劳损，退行性腰椎病。

［辨证分析］肾阳虚衰，复受外伤，致腰痛加重。

［治则］首选刘氏理筋八法（按、揉、推、㨰、劈、击、摇、晃法）配合温肾壮腰，化瘀祛痛中药治之。

［治法］刘氏理筋八法治疗每日1次，连续5日。

口服壮骨伸筋胶囊，每次6粒，每日3次。

6月13日复诊。

患者自述腰痛减轻，活动进步。遇累、遇冷腰部仍酸楚不适。从即日起，隔日施行1次手法。继服壮骨伸筋胶囊。

6月23日三诊。

腰酸痛基本消失。为了巩固疗效，继做手法治疗10次（隔日1次），继服壮骨伸筋胶囊（服法同前）。前后经20次手法治疗（2个疗程）和口服中药（壮骨伸筋胶囊）腰痛症状完全消失。活动自如。

按语：腰部劳损系指腰部积累性的肌肉、筋膜、韧带、骨与关节等组织的慢性损伤，是引起慢性腰痛的常见病。从症状上看，它与腰肌纤维组织炎等病相似，但在发病机制方面有所区别。因对生活和劳动生产影响较大，故应积极进行预防和治疗。能够引起本病的原因很多，如长期从事持续性弯腰劳动以及长期的腰部姿势不良，引起腰背肌肉、筋膜、韧带劳损，或有慢性撕裂伤，以致瘀血凝滞，痹阻太阳经脉而腰痛；另如腰部急性扭挫伤之后，未能获得及时而有效的治疗，迁延而成慢性腰痛；平素体虚，肾气不足，感受风寒湿邪，致气血运行不畅，腰肌拘挛，不得舒展，而现慢性腰痛；腰骶部骨骼有先天性变异和解剖缺陷，常为腰部慢性劳损的内在因素。如腰椎骶化、骶椎腰化、骶椎隐裂、游离棘突等，都可引起肌肉的起止点发生异常，或该部慢性扭掖而造成劳损。

七、推㨰揉捻挑刺法治疗第三腰椎横突综合征

（一）术前准备

患者俯卧在按摩床，术者立于其俯卧位的左侧，先以右手掌根按摩患者的腰部（以第3腰椎为中心）以松解腰部的紧张肌肉，缓解疼痛，便于施术。

（二）手法

在按摩的基础上，术者于患者腰部（以第 3 腰椎为中心）施行分推法和擦法，然后将拇指按在第 3 腰椎横突的顶端，用揉、捻法。揉捻的时间宜长些。最后在腰部（以第 3 腰椎为中心）再行浅度按摩法，逐渐进行深度按摩法，使腰部肌肉充分放松。

（三）挑刺

局部常规消毒，于第 3 腰椎横突纤维性硬结处，用三棱针挑刺，以挑破表皮、挑断部分肌纤维为度。每周 1 次，最多 3 次。

（四）医案举例

黎某某，男，41 岁，工人。

2009 年 6 月 8 日初诊。

［主诉］腰痛 5 个月。

［现病史］1 个月前无明显诱因下逐渐出现腰部疼痛，酸胀不适，时轻时重，反复发作，近日搬重物时意外闪腰部，较以前加重，持续性疼痛。

［查体］脊柱腰段外观正常，俯仰活动不受限，第 3 腰椎横突尖端可触及活动的肌肉痉挛结节，局部明显压痛，脉沉迟无力，舌淡苔薄白。

［辅助检查］X 线摄片示：脊柱腰段各椎体轻度唇样增生改变，第 3 腰椎横突肥大。

［诊断］第三腰椎横突综合征，退行性腰椎病。

［辨证分析］腰部长期劳损，复受外伤，致腰痛加重。

［治法］首选推擦揉捻挑刺法治疗。手法每日 1 次，挑刺每周 1 次。

6 月 15 日复诊。

连续治疗 1 周，患者自述腰痛减轻，活动进步。遇累、遇冷腰部仍酸楚不适。继续治疗 1 周。

6 月 22 日三诊。

腰酸痛基本消失，活动自如。

按语：第三腰椎横突综合征，又称"第三腰椎横突周围炎""腰三横突滑囊炎""第三腰椎横突痛"等，是以第 3 腰椎横突部位明显压痛为特征的腰部损伤性疾患。以前对本病的认识不足，多笼统归于"慢性腰痛""腰肌纤维组织炎"及"风湿病"等疾病范畴。本病好发于从事体力劳动的青壮年，多有轻重不等的腰部外伤史。缘由第 3 腰椎是腰椎生理前凸的顶点，居于 5 个腰椎之中，是腰椎前屈后伸、左右旋转时的活动枢纽。第 3 腰椎横突最长，故所受杠杆作用最大，附于其上的韧带、肌肉、筋膜、腱膜所承受的应力最大，故最易于损伤。

腰部疼痛，程度及性质因人而异，有的疼痛非常剧烈，有的则为持续性钝痛。疼痛的性质一般是牵扯样的，也有呈酸痛状的。疼痛往往在久坐、久站或早晨起床以后加重。症状重者还可沿大腿向下放射疼痛至膝以上，极少数病例疼痛可延及小腿的外侧，但并不因腹压增高(如咳嗽、喷嚏等)而加重。

于第 3 腰椎横突尖端有明显的局部压痛，定位固定，是本病的特点，有的病例第 3 腰椎横突较长，其尖端处可触及活动的肌肉痉挛结节，在臀大肌的前缘可触及紧张痉挛的臀中肌，局部压痛明显。

本病应注意与腰椎间盘突出症以及急慢性腰扭伤等相鉴别：①第三腰椎横突综合征的疼痛是持续的。②急性损伤者，疼痛可放射至臀、腿部，但一般不超过膝关节。③症状可不因腹压增高（如咳嗽、喷嚏等）而加重。④第 3 腰椎横突端有明显压痛点，有的可触及活动的肌肉痉挛结节。⑤X 线摄片检查示第 3 腰椎横突过长，左右不对称。

对本病的治疗，首选推搽揉捻挑刺手法，对其纤维硬结，可采用挑刺法，以舒散筋结，缓解痉挛，宣通经气，活血散瘀。

八、按揉弹拨法治疗臀上皮神经综合征

（一）术前准备

患者俯卧于按摩床上，术者立于患者俯卧位的左侧，先于腰臀部施行轻度按摩法，使其放松紧张的肌肉，以便于施术。

（二）手法

术者用掌根于患者痛点处，行按揉法（由浅及深）3～5 分钟后，拿捏臀部条索状物。然后用双拇指顺臀中肌纤维方向，向下推压 3～5 分钟，并弹拨之。继而点揉腰臀部痛点及承扶、委中穴。最后在患侧腰及下肢后侧施行搽法 3～5 分钟，结束治疗。每日 1 次，7 次为 1 疗程，效果较显著。

（三）医案举例

刘某，男，42 岁，工人。

2011年9月2日初诊。

［主诉］腰臀痛1个月。

［现病史］患者1个月前无明显诱因出现腰臀部酸痛，过劳加重，近日意外闪腰后出现腰臀部疼痛加重，左大腿牵拉样疼痛。

［查体］脊柱腰段外观正常，弯腰向健侧扭转出现臀部牵扯痛，左侧髂嵴最高点内侧处压痛明显，并可触及条索状物，深压时可引起下肢反射痛。脉弦紧，舌淡苔薄白。

［辅助检查］X线摄片示：腰椎生理曲度尚可，腰段各椎体及椎间隙未见异常。

［诊断］臀上皮神经综合征。

［辨证分析］腰部长期劳损，复受外伤，致腰臀痛加重。

［治法］采用按揉弹拨法治疗，每日1次。

9月9日复诊。

连续治疗1周，患者自述腰臀痛基本消失，活动自如。

按语：臀上皮神经综合征，亦称"臀上皮神经嵌压症""臀上皮神经损伤""臀上皮神经炎""臀上皮神经痛""臀上神经综合征"以及"臀上皮神经长压综合征"等。是以一侧腰臀部疼痛为主要症状的急慢性损伤性疾患，在腰腿痛疾病中颇为多见，国内有资料报告在腰部急性软组织损伤中，本病占40%～60%，青壮年发病率最高，病程长短不一，急性损伤较多见。本病属中医学中的"筋伤""筋出槽"等范畴。

一般认为，臀上皮神经由腰1～3脊神经后支的外侧支构成。有的学者认为，臀上皮神经可来自胸12～腰4神经后支的外侧支，并且各腰神经后支的外侧支间均有吻合。

臀上皮神经行程较长，穿行于肌肉、筋膜之中，全程有6个固定点：①出孔点，从椎间孔发出后穿出骨纤维管处。②横突点，即行经横突的背面和上面时被纤维束固定的部分。③入肌点，即该神经进入骶棘肌处。④出肌点，即穿出骶棘肌处。⑤出筋膜点，即走出深筋膜并穿行皮下浅筋膜层处。⑥入臀点，即走行皮下跨越髂嵴进入臀部的部分。当腰部伸屈、旋转活动时，由于该神经较为固定，故容易受到牵拉，特别是在入臀点处，要通过浅表的骨纤维管道，腰部活动时此段神经移动幅度较大，易致劳损、变性和增生，以致整个神经干变粗，从而影响其在骨纤维管中的活动。

臀部的软组织外伤、出血、水肿致骨纤维管道发生炎性改变，也可压迫该神经。髂骨部位的各种手术，可影响该神经的正常解剖关系，故手术时宜注意保护。有人认为，臀上皮神经综合征患者，大多数髂骨发育有缺陷，站立或端坐时髂嵴下方内凹明显，向前弯腰或身体旋转时，有一分力促使臀上皮神经与其下剥离，不利于平复，易在外力作用下发病。

本病的临床表现为腰臀部尤其是臀部刺痛、酸痛或撕裂样疼痛；急性期疼痛剧烈，弯腰起坐均感困难；臀部髂嵴下 4～5cm 和距后正中线外13～14cm 范围内有明显的局限性压痛点，常可触摸到条索状物或小结节，深压时可有下肢的疼痛或酸胀感，其放射痛多不过膝。

本病应注意与腰椎间盘突出症、腰椎管狭窄症、腰椎小关节紊乱症、第三腰椎横突综合征、梨状肌综合征及髂骨肿瘤等相鉴别。

中医学将本病归属于"筋痹"的范围，筋伤血瘀、经络不通，复感风寒湿等外邪，致筋失所养，从而出现筋脉拘挛，"筋有弛纵，翻转离合"的各种症状。故其治首选"按揉弹拨"手法，以疏散筋结，理顺筋络，活血化瘀。或配用中药，急性期宜用复元活血汤加减；慢性期则用六味地黄丸合桃红四物汤治之。

九、分筋弹拨深压捋顺法治疗梨状肌综合征

（一）术前准备

患者俯卧于按摩床上，使其肌肉充分放松（可在臀部痛点处行轻度按揉法）。术者立于患者俯卧位的左侧，便于施术。

（二）手法

术者用拇指按压梨状肌肌腹，继之用分筋法沿与梨状肌纤维垂直的方向来回拨动。必须注意，拇指按压时不能只在皮肤上揉擦，而是要用力深压，使其力量透过皮肤、皮下组织、臀大肌，直接作用于梨状肌。然后再顺梨状肌纤维走行方向施行捋顺手法，最后再按压梨状肌。目的是分离粘连，解除痉挛，促进血液循环，使梨状肌恢复正常功能。

（三）医案举例

司某某，男，32，工人。

2012 年 6 月 11 日初诊。

［主诉］右臀部疼痛2周，加重1天。

［现病史］2周前因长期劳累过度，即觉右臀部疼痛，酸胀，休息后略缓解，1天前突然疼痛加重，右髋部活动不利，故来就诊。

［查体］腰部无明显畸形及压痛，右侧梨状肌投影部压痛明显，向大腿后侧及小腿后外侧放射性疼痛，右侧髋内旋、内收活动受限，右直腿抬高试验40°前疼痛明显，超过40°痛减轻，梨状肌紧张试验阳性。舌淡红，苔薄白，脉弦紧。

［诊断］梨状肌综合征。

［辨证分析］此病因劳累闪挫，臀肌损伤而致经络受损，气滞血瘀，阻于经络，脉络不通，不通则痛，而致本病。

［治则］活血化瘀，消肿止痛。

［治法］采用分筋弹拨深压捋顺法治疗。隔日进行1次。

6月21日复诊。

经治疗后，右臀部无明显疼痛，肿胀已消。血瘀散去，但脉络受损，继手法治疗1周。嘱患者适当进行臀部肌肉功能锻炼。

按语：由于梨状肌病变刺激或压迫坐骨神经而引起臀腿疼痛者，称为梨状肌综合征，或梨状肌损伤综合征。

1928年Yoeman报道坐骨神经痛与梨状肌有关；1937年Freibrg曾作梨状肌切断术治疗不明原因的坐骨神经痛，12例中10例有效。自20世纪70年代以来，我国医务工作者开展了以手法为主的中医疗法，总有效率达98.7%，对其发病机制有了更进一步的认识。

髋部突然扭闪，久站久蹲及感受风寒等，都可使梨状肌受损。损伤后，发生充血、水肿、痉挛、肥大、增生甚至挛缩，刺激或压迫坐骨神经而出现臀腿痛。有人报道当骶髂关节和髋关节有病变或骨盆底横膈肌病变时，可累及梨状肌。还有人报道在髋关节炎及人工髋关节手术后也可导致梨状肌综合征。

梨状肌下孔受压机会较多，故可累及臀下神经及阴部神经，出现臀肌萎缩及会阴部不适等相应症状。

一般临床表现为臀部疼痛、酸胀、发沉，多伴有下肢放射痛，偶有小腿外侧麻木；重者臀部有"刀割样"或"烧灼样"疼痛，双下肢屈曲、大小便或咳嗽时患者自觉下肢放射痛；自觉患肢变短，走路跛行，或间歇性跛行；腰臀部疼痛可向小腹部及小腿后侧扩散，会阴部不适或阴囊、睾丸抽痛，阳事不举；梨状肌部位可触及钝厚的条索状物，且有明显压痛，或见臀肌萎缩；直腿抬高 60° 以前受限，疼痛明显，超过 60° 疼痛反而减轻；梨状肌张力试验阳性，即患者平卧位，内收、屈曲、内旋髋关节时疼痛加重。

本病应注意与腰椎间盘突出症、腰椎小关节紊乱症、臀上皮神经综合征等相鉴别。

治疗本病首选中医推拿手法，可取得较显著疗效。臀部疼痛剧烈，行走困难的急性期患者，乃气血瘀滞，经络不通，宜配用活血化瘀，行气止痛药，如桃红四物汤加川牛膝、没药、延胡索、青皮、苏木等；久病体虚、气血不足者，其疼痛较缓和，可有臀肌萎缩、患肢麻木、乏力等慢性期症状，宜配用补养气血，活血舒筋中药，如养血壮筋汤等。

十、按摩理筋法治疗肩关节周围炎（轻型）

肩关节周围炎是肩关节周围软组织，如关节囊、肩轴、韧带等的退行性病变，有渗出液渗出或细胞浸润，继而出现纤维化和粘连，又称肩凝、冻结肩、漏（露）肩风、五十肩等。本病多发于 40 岁以上人群，以 50 岁左右为多见，病因不外乎年老体弱筋脉失养，慢性劳损，内分泌紊乱，复感风寒湿邪侵袭肩部，筋脉拘急而发病；或继发于肩部损伤，骨折、脱位后长期固定不动，组织挛缩粘连，功能活动受限，逐渐发展到整个肩关节的各方向活动受限。本症疼痛剧烈，尤以夜间明显，甚至痛醒，影响睡眠，患者多取侧卧位。日久肌肉萎缩，腋窝的前后壁，胸大肌的筋膜、背阔肌筋膜均呈挛缩僵硬状态。

本病应与冈上肌肌腱炎、冈上肌肌腱破裂、肱二头肌肌腱炎、肩部滑囊炎（肩峰下或突下滑囊）等疾患相鉴别。而上述疾患，肩部疼痛并不广泛，往往有某处局限性的疼痛和压痛，肩关节活动限制并不如肩关节周围炎那样严重。风湿性肩关节炎与天气变化有关，多发关节痛，且呈游走性。颈部疾患疼痛放射至肩部，如颈椎病、颈椎间盘突出症、颈椎半脱位等，多为神经根受刺激所引起的放射性神经痛，而肩部并无活动受限，疼痛常因颈部活动或被动性检查加剧，重者可放射至前臂和手指，肩部和上肢往往有感觉受累，晚期可出现上肢肌肉萎缩。

（一）术前准备

患者取坐位（最好坐于矮凳上），患肩、臂充分暴露，先于患肩部涂擦按摩后，术者用右手在患肩及上臂进行拿捏按摩约3分钟，以缓解肩、臂部的紧张肌肉，以便于施行手法，提高治疗效果。

（二）手法

在按摩理顺的基础上，术者施行推拿捵揉手法，以理顺筋络，并以开叉的虎口从患者肩臂自肩髃穴附近起，向下揉按拿捏，使肌肉痉挛进一步减轻后，将上臂充分外展再内收及屈臂后伸，施捵法，然后将肩关节再作一环形运动，先低摇，根据病情逐渐提高。应前摇一周，后摇一周，相向而行，可由5～7遍逐渐增加，使三角肌各部的肌纤维均受到牵拉，再将患臂提起作抖动运展活动。如此运展，使肩关节的每个肌肉都被照顾到，以患者感到疼痛减轻为度。

本病的治疗，要掌握肩关节周围炎的病因、病理、病程及发展规律，在临床中遇到患者时，要分析是急性期还是慢性期。

急性期首先于局部施用药物热敷（熏洗Ⅱ号），然后用按摩理筋手法进行治疗。慢性期首选推拿松解法（见下），以解除粘连，帮助功能活动。

十一、推拿松解法治疗肩关节周围炎

（一）术前准备

患者术前禁食水，排空大小便，仰卧于治疗床上，先行臂丛麻醉候其肌肉完全松弛时，先用拿捏捵揉等手法在肩臂部按摩理顺，为施行具体手法操作做好准备。

（二）手法

治肩八法。

（1）拔伸。

（2）内旋。

（3）外展，主要松解冈下肌、肩胛下肌、大圆肌、小圆肌和三角肌之挛缩和粘连。

（4）内收。

（5）外旋，主要松解三角肌、冈上肌、胸大肌、背阔肌和大圆肌等肌肉之挛缩与粘连。

（6）前屈。

（7）后伸。

（8）上举，主要松解三角肌、胸大肌、肱肌和肱二头肌等之挛缩与粘连，从而彻底达到完全松解之目的。

手法松解后被动活动患肢，以肩关节各方向活动不受限为度，然后将患肢置于前屈过顶位2小时。每日可用轻柔手法按摩患肢，内服中药以促进血液循环，消肿止痛。并嘱患者逐步做肩关节功能锻炼，如上举爬墙、屈肘后伸、外展、内收等。

（三）施术注意

术前要拍摄肩部X线片，以除外肩部其他疾病，如有严重骨质疏松、骨疾病、高血压、心脏病、妇女妊娠期等应慎用或禁用本法。手法要求轻柔稳健，切忌粗暴，以防造成骨折或其他意外。

（四）医案举例

张某某，女，52岁，职员。

2009年2月4日初诊。

［主诉］右肩痛2个月。

［现病史］肩痛症状逐渐加重，畏风怕凉，日轻夜重，既往右肩有挫伤史和受凉史。曾进行肩部制动3周。

［查体］右肩关节活动受限，肩部压痛较广泛。脉象沉涩，舌淡无苔。

［辅助检查］X线摄片示：右肩关节间隙正常，肱骨大结节显高密度影。

［诊断］右肩关节周围炎。

［辨证分析］本病起因于肩部损伤，且制动时间较长，局部组织挛缩粘连，复感风寒侵袭，致肩部筋脉拘急而发病。

［治则］温通行散，活血化瘀。

［治法］以手法治疗为主，采用治肩八法。

2月10日复诊。

肩部疼痛减轻，自觉松快些，但活动仍受限，稍用力活动则疼痛加剧。于局部施用药物热敷（熏洗Ⅱ号，每日2次，每次1小时），熨后加强肩关节功能练习。

2月20日三诊。

患肩疼痛大减，活动进步。嘱按上方继续局部施用药物热敷，并配合手法按摩，每日1次。

3月2日四诊。

症状基本消退，功能基本恢复。停局部药物热敷及手法。嘱患者继续进行患肩部功能锻炼。

验案撷英

一、颈椎病

（一）清眩舒颈法治疗椎动脉型颈椎病

李某某，女，44 岁，绘图员。

2009 年 3 月 4 日初诊。

[现病史] 颈肩痛、头晕头胀、胸闷、恶心欲吐 3 月余。有时右臂酸痛、手麻。曾在某某医院服过颈复康、颈痛灵等药，无明显效果。

[查体] 颈部活动不受限，颈胸段压痛（＋），压头试验（＋）。脉象弦滑，舌红，苔薄白根稍腻。

[辅助检查] X 线摄片示：颈椎变直，项韧带钙化；斜位片示：C4 ～ C5、C5 ～ C6 钩椎关节增生，相应椎间孔变窄。

[诊断] 颈椎病（椎动脉型）。

[辨证分析] 本病系痰凝血瘀，经脉受阻，髓海失充，肝风内动，风火上扰所致。

[治则] 通脉化痰，平肝息风，清眩舒颈。

[处方] 天麻 15g，钩藤 20g，石决明 25g，半夏 15g，茯苓 20g，葛根 20g，陈皮 15g，旋覆花（包煎）15g，竹茹 15g，黄芩 15g，丹参 15g，白僵蚕 15g，泽兰 15g，全蝎 5g，白芍 20g，甘草 10g。日 1 剂，嘱服 1 周。

3 月 10 日复诊。

患者自述服药 1 周头晕减，已不恶心，唯头胀、胸闷仍然。前方减旋覆花、竹茹。加菊花 20g，紫苏梗 15g。嘱再服 1 周。

3 月 18 日三诊。

胸闷减，头胀轻。唯颈僵、肩酸时作。嘱按 3 月 10 日方连服 2 周。患者诸症悉退。后服颈痛胶丸2周，以巩固疗效。

按语：椎动脉型颈椎病，临床症状较复杂，易与内科、神经科、五官科等多种疾病相混淆，其误诊率在颈椎病各型中占首位。本型多合并神经根型或交感神经型，临床诊治要分清主次轻重。

本病以"眩晕"为主要症状，又因常合并颈肩臂疼痛，而具有"痹证"的特点。因此，本病的眩晕与其他各科之眩晕的病机有着很大的区别。

历代医家对眩晕病机的认识较多，如《灵枢·口问》"上气不足"，《灵枢·海论》"髓海不足，则脑转耳鸣"，《景岳全书·眩晕》"无虚不作眩"，《丹溪心法·头眩》"无痰不作眩"，《素问·至真要大论》"诸风掉眩，皆属于肝"等等。以上所论大体分为虚实两大类。椎动脉型颈椎病，为本虚标实之证，本虚乃脏腑功能衰弱，标实为经脉阻滞，影响气血津液的正常代谢，则产生痰浊、血瘀等病理产物，阻滞于经脉则影响精血上荣于脑，在脏腑功能衰退，精血亏虚的基础上，进一步加重了脑部的失养(供血不足)状态，从而产生"眩晕"等症状，这是本病的基本病机所在。

本病例系一绘图员，缘其颈部长期处于强迫姿势之疲劳状态，故局部经脉瘀滞，郁久生痰，影响精血上荣，髓海失充，肝风内动，风火上扰，而现椎动脉型颈椎病之诸多见症。以自拟"清眩舒颈汤"治之。方用天麻、钩藤、石决明平肝息风为主药，配丹参、泽兰以通经活血，葛根、半夏、茯苓、僵蚕、全蝎化痰解痉，合陈皮、旋覆花、竹茹以和胃降逆止呕，用黄芩以清热，芍药、甘草之滋阴制亢，解痛。更因其头胀不解，胸闷仍然，是以增亳菊花之清头目消胀，紫苏梗之宽胸利膈。所以诸药相互配伍，有增有减，则肝风息，髓海充，阴阳和，晕止、头清、胸宽、胃亦安矣。

（二）温阳散寒，益气通络法治疗神经根型颈椎病

贾某某，女，29岁，打字员。

2010年5月28日初诊。

[现病史]颈僵、肩臂痛，手麻木1月余。无明显诱因，起初颈僵、肩痛，继之臂痛、手麻，右侧为著，每遇阴雨天则症状加重。曾在某医院牵引，按摩，服颈复康等不效。

[查体]颈活动不受限，颈胸段轻度压痛，压头试验（+），臂丛神经牵拉试验（+）。脉象沉迟而涩，舌淡苔薄白。

[辅助检查]X线摄片示：颈椎生理曲度消失变直；斜位片示：C4～C5、

C5～C6 钩椎关节增生改变。

[诊断] 颈椎病（神经根型）。

[辨证分析] 此系素体虚弱，肝肾不足，气血虚损，腠理不固，寒湿之邪，乘虚而入，邪留经络，络道闭阻，气血运行不畅而致。

[治则] 温阳散寒，益气通络。

[处方] 黄芪30g，当归15g，川芎15g，鸡血藤20g，赤芍15g，羌活15g，桂枝15g，片姜黄15g，防风10g，葛根10g，陈皮10g，熟附片（先煎）7.5g，炙甘草5g。日1剂，嘱服1周。

6月5日复诊。

患者自述服药1周，颈僵痛缓解，肩臂痛、手麻略减轻，发作的间歇时间较长。效不更方，嘱再服药2周。

6月20日三诊。

颈僵显著好转，肩臂痛、手麻大减。唯近日胃不适，纳呆。治按首方加鸡内金、砂仁理脾和胃，继服2周，后服壮骨伸筋胶囊2周调理而愈。

按语：神经根型颈椎病在颈椎病各型中发病率较高，约占60%，多见于25～65岁之间的青年、老年人，近年来青年人发生本病，不为少见。男多于女，重体力劳动者，多于非体力劳动者，多有颈部损伤或慢性劳损的病史。

本病在临床中可由三大原因导致：①年老体弱，肝肾不足，颈部筋脉失于温煦濡养，此为"不荣则痛"。②气滞血瘀，长期低头伏案或颈部慢性劳损，以致颈部经络阻滞，血流不畅，此乃"不通则痛"。③素体虚弱，气血不足，腠理不固，风寒湿邪滞留经脉，气血运行不畅，痹阻不通，所谓"风寒湿三气杂至，合而为痹"。

本病例系一长期低头伏案的工作者，察其体形羸瘦，面无华容，脉象沉迟而涩，一派正虚邪实之象，故其治以温阳散寒，益气痛络为法。自拟"颈肩臂痛饮"方，药用黄芪、当归、鸡血藤以补气和血活血，尤以重用黄芪之气分要药，盖气为血之帅，以其先行为动力，配川芎、赤芍、姜黄活血化瘀通络之力益著。合附子、羌活、防风、桂枝之温经散寒。葛根虽凉，与羌活、防风、桂枝同用，其升阳解肌、止痉、住痛、理项背强痛之功甚笃。用陈皮理气调中，甘草以缓急、解痛。上述诸药配伍共奏温阳散寒，益气通络，理气和中，解痉止痛之功效。

"颈肩臂痛饮"是治疗神经根型颈椎病的主方，除本病例外，若兼气滞血瘀或湿痰瘀滞者，可酌加仙灵脾、巴戟天、肉苁蓉等；化热减熟附子；阴虚加山茱萸。

（三）祛痰化瘀，益气通络法治疗脊髓型颈椎病

盖某，男，46岁，工人。

2010年8月1日初诊。

[现病史] 颈僵痛，两下肢无力，足底感觉迟钝，走路不稳1年余。一年前颈部外伤后，逐渐出现颈僵痛，手麻，两下肢酸痛，发紧、沉重，行走不稳，近日胸腰部有束带感，纳呆，尿急，便秘，脚落地似踩棉感。曾在多个医院治疗未见明显效果，故来我院治疗。

[查体] 颈部僵硬，活动受限，颈胸段压痛（＋），压顶试验（＋），双侧霍夫曼征（＋），双膝、跟腱反射亢进，脉沉弦，舌红苔薄白。

[辅助检查] X线摄片示：颈椎生理曲度减小，C4～C5、C5～C6钩椎关节增生，相应椎间孔变窄。CT扫描显示：C4～C5、C5～C6椎间盘突出。

[诊断] 脊髓型颈椎病（证属正气不足，痰瘀经阻型）。

[辨证分析] 该患者面色㿠白，体瘦、纳呆，颈痛，双下肢无力，沉重，步履艰难，一派虚象，系久病血气虚，滞而不宣，痰瘀互阻之证。

[治则] 祛痰化瘀，益气通络。

[处方] 补阳还五汤加减。黄芪30g，鸡血藤30g，当归20g，丹参20g，川芎15g，萆薢15g，穿山甲（炮）15g，白芥子15g，胆南星15g，地龙20g，葛根20g，川牛膝15g，桃仁15g，红花15g，肉苁蓉20g，莱菔子15g。水煎服，日1剂，嘱服2周。

嘱患者经常温水浴，以加强活血通络之效。注意休息，勿长时间低头工作。

该方连服2周，下肢酸痛减轻，走路稍有力，二便基本恢复正常。效不更方，嘱服原方，改黄芪60g、地龙30g，加仙灵脾20g，嘱再服3周，两下肢行走有力，步态较稳，但仍有麻木感，上方加白茯苓30g，继服3周，3周后服壮骨伸筋胶囊。前后历时80多天治疗，病症稳定，活动基本自如。

按语：脊髓型颈椎病在中医学中虽然没有此提法，但其相关症状，多体现在"痹证"中，痹之为病多为人体气血虚弱，复感风寒湿邪。《素问·痹论》云："风寒湿三气杂至合而为痹也"。可因外邪之不同，而有偏胜，也可以因节气的不同，而中人体之不同部位。颈椎病是运动系统疾病之一，多由颈椎间盘等结构发生病变，如颈椎变直或反弓，椎体骨质增生，颈椎间盘变性突出等，使颈椎椎管狭窄或椎间孔变小、变形，直接压迫或刺激脊神经根、脊

髓、椎动脉或交感神经，引起一系列临床症状与颈椎运动功能障碍。

本病例的发生和发展是由于颈外伤后导致椎体不稳，椎间盘突出压迫脊髓所致。刘老认为属于颈背部"督脉"和"足太阳膀胱经"两经气血运行失调，日久痰瘀互阻，正气不足，故其治宜以祛痰化瘀，益气通络为法。补气养血，改善局部血运，缓解肌肉痉挛，增强机体、肌力，稳定椎体，恢复肢体功能。

（四）补气养血，活血通络法治疗脊髓型颈椎病

王某，男，42岁，工人。

2011年8月1日初诊。

［现病史］颈部疼痛，双手麻木1年，加重1个月。一年前因外伤后，出现颈部疼痛，双手麻木，活动中度受限，步态不稳，遂到当地医院治疗，经治疗略有缓解，具体治疗不详。近一个月逐渐症状加重，并伴有脚落地时踩棉感，双手握力差、持物易坠落，故来本院治疗。现症：颈部疼痛，双手麻木，活动中度受限，步态不稳，不能快步，纳可，寐差，二便调。既往健康，无过敏史及家族遗传史。

［查体］颈部僵硬，功能活动障碍，双侧霍夫曼征（+），胸腰部有束带感，双上下肢腱反射亢进，舌红苔薄白，脉沉弦。

［辅助检查］CT示：C4～C5、C5～C6椎间盘突出。

［诊断］脊髓型颈椎病（证属气滞血瘀型）。

［辨证分析］因外伤后引起筋骨损伤，气血筋脉受阻，气机不畅，血肿形成，以气滞血瘀症状明显。

［治则］补气养血，活血通络。

［处方］补阳还五汤加减。黄芪30g，当归20g，川芎15g，赤芍15g，白芍15g，葛根20g，地龙20g，红花15g，刘寄奴15g，桃仁15g，姜黄15g，泽泻15g，蜈蚣2条。7剂，水煎，日1剂，口服。

辅以颈椎牵引，日1次，每次15分钟。嘱患者适当进行局部热敷，以加强活血通络之效。注意休息，勿长时间工作。

8月8日复诊。

患者自诉颈部疼痛及双手麻木明显减轻，活动轻度受限，步态不稳，双手握力渐强，睡眠尚可。本病现以气滞血瘀症状为主，经治疗虽好转，但仍须补气养血，活血通络治疗，前方续服不变，加行神灯理疗，每次15分钟，日1次，促进通筋活络之效。嘱患者低枕睡眠，2周后复查。

8月24日三诊。

患者自诉症状明显减轻，颈部略有疼痛，麻木明显缓解，活动增大，走路慢行尚可，久行仍出现步态不稳，双手握力渐恢复。经治疗气滞血瘀症状明显改善，停服中药，行神灯理疗，以巩固疗效，嘱2周后复查。

2周后患者颈部无明显疼痛，双手麻木减轻，活动稍受限，走路久行仍出现步态不稳，双手握力尚可。3周后随诊患者颈部无明显疼痛，双手仍略有麻木感，活动可，但快行及久行时还可现步态不稳，嘱患者适当进行颈部肌肉功能锻炼。

按语：脊髓型颈椎病在中医学中虽然没有此提法，但其相关症状，多体现在"痹证"中，痹之为病多体内气血虚弱，复外感风寒湿邪。《素问·痹论》云："风寒湿三气杂至合而为痹也。"痹证可因外邪之不同，而有偏胜，也可以因节气的不同，而中人体以不同之部位。颈椎病是运动系统疾病之一，主要是颈椎、颈椎间盘等结构发生病变，如颈椎强直或反弓，椎体骨质增生，颈椎间盘突出等，使颈椎椎管狭窄或椎间孔变小、变形，直接压迫或刺激脊神经根、脊髓、椎动脉或交感神经，引起一系列临床症状与颈椎运动功能障碍。

本病的发生和发展是由于外伤后导致椎体不稳，椎间突出后压迫脊髓所致。刘老认为属于颈背部"督脉"和"足太阳膀胱经"两经气血运行失调所致。然本病有外伤史，故治宜补气养血，活血通络，方中以活血通络药为主，根据气行则血行理论，佐以补气养血，以达治疗之效，加之牵引和理疗，可改善局部血运，缓解肌肉痉挛，增强肌力，稳定椎体。

二、落枕

王某，女，39岁，职员。

2010年11月14日初诊。

[现病史] 颈部疼痛，活动受限2小时。晨起颈项疼痛，疼痛向肩背部放散，活动不利，不能旋转后顾，自行按摩后疼痛加重，故来就诊。

[查体] 患者颈项不能自由旋转，被动转头时与上身同时转动，以腰部代偿颈部的旋转活动。颈后部皮肤可见瘀血斑，局部肌肉痉挛、压痛，可触之如条状或块状。斜方肌、大小菱形肌等处亦有压痛。微发热，舌紫暗，苔薄白，脉弦紧。

[诊断] 落枕（证属瘀血阻滞型）。

[辨证分析] 患者睡眠姿势不正，筋脉肌肉受压，复感风寒，气血运行不

畅，发为本病。

［治则］活血化瘀，行气止痛。

［处方］葛根 15g，桃仁 15g，红花 10g，川芎 10g，当归 20g，熟地 15g，赤芍 10g，白芍 15g，炙甘草 6g，延胡索 10g，没药 6g。2 剂，水煎，1 剂日 2 次口服。

11 月 16 日复诊。

患者自述首日服药后，疼痛症状明显减轻，2 剂服完后，皮肤瘀血斑消失，颈部不适症状也完全消失。患者气滞不甚，血瘀明显，由于诊治及时，疼痛速除，瘀血亦很快消散。

按语：落枕多是睡眠时枕头过高、过低、过硬或睡姿不良，头枕过度偏转，使颈部肌肉长时间受到牵拉，处于过度紧张状态而发生的静力性损伤。损伤多累及一侧软组织为主，如发生于胸锁乳突肌、斜方肌或肩胛提肌。中医学认为，人体的皮肉筋骨，气血津液，脏腑经络是互相联系的，落枕是颈部肌肉的扭伤、劳损，同时受风寒侵袭致使某些肌肉痉挛及相应神经受牵累所产生的。清代胡廷光《伤科汇纂·旋台骨》载有："有因挫闪及失枕而项强痛者。"本病多见于青壮年，男多于女。春冬两季发病较高。如筋骨萎弱无力，则易受外力作用而引起皮肉筋骨损伤。是因为平时缺乏肌肉锻炼，身体衰弱，气血不足，循行不畅，舒缩活动失调，复受风寒侵袭，致经络不舒，肌肉气血凝滞而痹阻不通，僵凝疼痛而发病。

本案例患者因睡眠姿势不正，筋脉肌肉受压，复感风寒，致气血运行不畅而发病。用药以行气活血药物为主，药到病除。

临床上应注意与颈椎小关节紊乱鉴别。颈椎小关节紊乱的特点是在外力作用下颈椎小关节发生侧向微小移动且不能自行复位而导致的颈椎功能障碍。表现为颈部疼痛，转动不便，头歪向健侧或略前倾，活动时疼痛加重，颈部酸痛无力，可伴双上肢麻木无力，感觉与肌力减退。X 线检查可见颈椎棘突偏离中线，颈椎生理曲度变直或反凸，双边征（＋）。触诊可及患椎棘突偏斜，高隆，其上韧带钝厚，压痛明显。采用旋转复位后，症状即可立即缓解。

三、肩关节周围炎

张某，女，50 岁。

2008 年 12 月 4 日初诊。

［主诉］左肩痛 3 个月余。

［现病史］患者 3 个月前因肩部受凉后，出现右肩痛症状，并逐渐加重，畏风怕凉，日轻夜重，故今来就诊。既往右肩曾有扭伤史。

［查体］右肩部广泛压痛，右肩关节活动轻度受限。舌淡红，无苔，脉象沉涩。

［辅助检查］右肩正位 X 线摄片示：右肩关节间隙正常，肱骨大结节显高密度影。

［诊断］肩关节周围炎（风寒湿痹）。

［辨证分析］肩部外伤，筋骨受损，复感风寒湿侵袭，寒湿留于局部，致局部组织挛缩粘连，肩部筋脉拘急而发病。

［治则］温通经络，活血化瘀。

［处方］生山楂 30g，桑椹子 30g，鸡血藤 20g，嫩桂枝 15g，伸筋草 15g，五加皮 15g，络石藤 15g，片姜黄 15g，紫丹参 15g，蓬莪术 10g，嫩桑枝 15g，生甘草 5g。7 剂，每日 1 剂水煎，一日 2 次口服。

12 月 12 日复诊。

经治疗后肩部疼痛减轻，自觉松快些，但活动仍受限，稍用力活动则疼痛明显。经辨证，本病仍见风寒湿痹之症，嘱原方继续连服 9 剂，局部用热熨药（每日 2 次，每次 1 小时），熨后加强肩关节功能练习。同时配合揉、捏、推、拿等手法按摩，每日 1 次，每次 15 分钟。

12 月 21 日三诊。

肩部略有痛感，肩部活动明显改善，停服中药汤剂，继续局部用热熨药，熨后加强肩关节功能练习。继续配合手法按摩。

治疗后症状基本消失，功能基本恢复。继续进行功能锻炼。追诊 3 个月后，肩部活动基本正常而痊愈。

四、急性腰扭伤

黄某，男，29 岁，工人。

2012 年 6 月 7 日初诊。

［主诉］腰痛 3 小时。

［现病史］3 小时前在工作时不慎闪腰，致腰部剧烈疼痛，活动不利。目前尚未经任何治疗，前来就诊。

［查体］患者被人搀扶进入诊室，痛苦面容。腰部活动受限，腰椎第 3～5 节腰肌紧张，直腿抬高试验（－）。舌红，苔薄白，脉弦紧。

［辅助检查］X线摄片检查：脊柱腰段变直，各椎体未见明显异常。

［诊断］急性腰扭伤（血瘀阻络）。

［辨证分析］本病系外伤致瘀血流入经脉，滞而不宣，不通则痛，故腰痛甚剧，不敢俯仰。

［治法］①点刺"暴伤点"："暴伤点"是指位于上唇系带中点，龈交穴附近，相当于米粒状的白色颗粒。取穴时，患者取坐位，医者用左手拇、示指提起上唇即可显露"暴伤点"。常规消毒后，右手持三棱针将"暴伤点"刺破，同时点刺"龈交穴"至有少量出血。②针刺人中穴：患者仰靠椅上，于人中沟的上、中1/3交界处取穴，局部常规消毒后，用毫针向上斜刺0.5寸，重刺激、捻转，留针20分钟，每5分钟捻转1次，在留针过程中，令患者站起深呼吸并活动腰部。

以上操作结束后，腰痛立即减轻，腰部活动范围增大，嘱患者回家后卧床休息，以利损伤组织的修复。

本次治疗后症状基本痊愈。无复诊。

按语：急性腰扭伤是最常见的可导致腰痛的疾病之一。其发病急，症状重，往往影响人们的正常生活和工作。所以对于急性腰扭伤的诊断、治疗、预防，是腰痛防治的重点，早期治疗效果较好，否则将会遗有长期腰痛，给治疗造成困难。

点刺"暴伤点"（配刺人中穴）治疗急性腰扭伤，是刘老几十年临床实践经验总结而成的，效果非常理想可靠，并且立竿见影。凡急性腰扭伤患者，几乎都在上唇系带上出现"暴伤点"，该点位于督脉循行路线的尾端。腰扭伤后，行于腰部正中的督脉经气受到损伤，督脉总督一身之阳经，为"阳脉之海"，阳经受损，均可反映于督脉。经络受损，经气不利，影响气血的运行，循督脉上行传至唇系带（龈交穴）遂现"经结"，即"暴伤点"。这种认识是否确切，有待进一步深入探讨。

点刺"暴伤点"有活血祛瘀，行气止痛之效，符合《素问·汤液醪醴论》"菀陈则除之"的治疗原则。针刺人中穴可以激发督脉之经气，并借以调节诸阳之气，使气血流畅，从而改善损伤局部的气血瘀滞状态，达到"通则不痛"的疗伤止痛目的。

五、慢性腰肌劳损

王某某，男，39岁，干部。

2012年9月7日初诊。

[主诉] 腰部疼痛2个月加重2周。

[现病史] 2个月前无明显诱因出现腰部隐痛，酸楚不适，时轻时重，反复发作，怕凉怕累。2周前因搬重物扭伤腰部，继而出现腰痛持续，较之前加重。腰膝酸软无力，背脊恶寒。服用诸多治疗腰痛的药物，均不见效果，故今来就诊。现症：腰部疼痛，腰膝酸软无力，背脊恶寒，纳可，寐差，二便调。

[查体] 形体较瘦，查体合作，脊柱腰段外观正常，俯仰活动不受限，腰部无明显压痛，直腿抬高试验（－）。舌淡红，苔薄白，脉沉迟无力。

[辅助检查] 腰部正侧位X线摄片示：腰椎各椎体未见明显改变。

[诊断] 慢性腰肌劳损（肾虚血瘀）。

[辨证分析] 本病系平素体虚，肾气不足，而又复感外伤，致气血运行不畅，腰肌拘挛，不得舒展，故现腰痛。

[治则] 首选刘氏理筋八法合温肾壮腰，化瘀祛痛中药治之。

[治法] ①理筋八法。②口服壮骨伸筋胶囊，每次6粒，每日3次。

9月14日复诊。

经治疗后患者自述腰痛减轻，遇累、遇冷腰部仍酸楚不适。经辨证，本病仍系肾虚血瘀之候，但筋络已得以疏理，瘀血渐散，故手法隔日施行1次。继续服用壮骨伸筋胶囊（服法同前）。

9月21日三诊。

腰酸痛基本消失。经辨证，肾阳渐升，气血已行，筋脉得以滋养，为了巩固疗效，继行手法治疗10次（隔日1次），继续服用壮骨伸筋胶囊（服法同前）。

随诊前后经20次手法治疗（2个疗程）并口服中药（壮骨伸筋胶囊），腰痛症状完全消失，活动自如。两个多月未见复发，可正常工作。

按语：腰部劳损的原因很多，如长期从事持续性弯腰劳动，长期腰部姿势不良等，均易引起腰背肌肉、筋膜、韧带劳损；或有慢性撕裂伤，以致瘀血凝滞，痹阻太阳经脉而腰痛；或腰部急性扭挫伤之后，未能获得及时而有效的治疗，迁延而成慢性腰痛；或平素体虚，肾气不足，感受风寒湿邪，致气血运行不畅，腰肌拘挛，不得舒展，而现慢性腰痛；腰骶部骨骼有先天性变异和解剖缺陷，也常为腰部慢性劳损的内在因素，如腰椎骶化、骶椎腰化、骶椎隐裂、游离棘突等，都可引起肌肉的起止点随之发生异常，或该部慢性扭捩而造成劳损。

由于本病由多种因素所引起，故其治疗要分清主次。其方法包括对症治疗与病因治疗两个方面，力争清除病因，获得最佳疗效。手法治疗可为首选方法，然后针对病因选择适当的药物，如本例患者乃肾阳虚衰复受外伤而加重症状，故此在手法理顺的基础上，加上补肾阳、壮筋骨、理腰脊的中药——壮骨伸筋胶囊而收功。

六、腰椎间盘突出症

（一）补肾益精，活血通络法治疗腰椎间盘突出症

孙某，男，46岁，工人。

2009年3月13日初诊。

［现病史］腰腿痛6个月。腰痛，继之左腿呈放射状痛，小腿后外侧麻痛延及足背外侧。有扭腰史。曾在某医院牵引、按摩治疗，效果不显。

［查体］脊柱腰段生理曲度消失、平腰，且有侧弯，活动受限，腰4～5棘间及棘旁（左）压痛（+），左臀部（环跳）压痛（+），放射痛（+），直腿抬高试验：左侧30°，右侧90°。左小腿外侧及足背外侧感觉迟钝。左膝腱反射减弱。脉象弦滑，舌苔薄白。

［辅助检查］CT示：L4～L5、L5～S1椎间盘突出。

［诊断］腰椎间盘突出症。

［辨证分析］腰为肾之府，肾虚则腰痛。此病例系腰伤后致脉络瘀滞，经络受阻（督脉、足太阳膀胱经）而现之肾虚血瘀症。

［治则］补肾益精，活血通经。

［处方］杜仲25g，金毛狗脊20g，熟地黄20g，仙灵脾20g，骨碎补20g，鸡血藤20g，鹿角霜20g，丹参15g，川牛膝15g，伸筋草15g，嫩桂枝15g，独活15g，延胡索15g，广陈皮15g。日1剂，嘱服1周。

3月20日复诊。

腰腿疼痛减轻，唯腿脚麻木仍然。治以前方加黄芪25g用以增强补气之力。盖气足则血旺，而运行有力。以之与桂枝、独活同用"治血痹，肌肤麻木"。嘱服2周，后继服壮骨伸筋胶囊调理3周痊愈。

按语：腰椎间盘突出症，又称"腰椎纤维环破裂症"，是一种较常见的顽固性腰腿痛病。就其临床表现看当属中医学"痹证""腰腿痛"范畴。多因

劳累过度，跌仆扭闪，外感风寒湿邪，致邪留经脉——督脉、足太阳膀胱经，两经气血运行失调所致。巢氏《诸病源候论》云："伤损于腰而致痛也，此由损血搏于背脊所为"。故此出现"背脊强直（活动受限），腰痛似折，下延腘（放射痛）"等症，腰为肾之府，肾虚则腰痛。本病例符合上述理论依据，故以自拟"腰痛杜仲汤"治之。

腰痛杜仲汤以补腰肾，益精髓，活血通经为组方原则。方中杜仲味甘，性温，归肝、肾经，是补肝肾治腰痛之要药。肝充则筋健，肾充则骨强。合金毛狗脊、仙灵脾、鹿角霜以增强补肾强筋之力。熟地、骨碎补、鸡血藤不仅能补骨续筋而且有和血养血之功，配丹参、牛膝、伸筋草以活血通经，桂枝、独活之温经散寒宣痹，加入延胡索以镇痛，陈皮之调中和胃。共奏补肝肾，化瘀滞，通经络，健脾胃，止疼痛之功效。

（二）散寒祛湿，补肾通络法治疗腰椎间盘突出症

王某某，男，55岁，工人。

2007年9月3日初诊。

[现病史]腰痛伴右下肢麻木1月余，近1周加重。现1月前因劳累过度，出现腰痛，活动时加重，伴有右下肢麻痛，曾经某医院治疗，但无明显疗效。近日症状逐渐加重，故来我院就诊。

[查体]神清语明，查体合作，被动体位，腰4～5、腰5～骶1棘间及椎旁处压痛，直腿抬高试验右30°，左35°，右小腿外侧皮肤感觉减弱，跟腱反射减弱。舌淡红，苔白腻，脉弦紧。

[辅助检查]X线摄片示：腰椎生理弯曲变直，S4、S5前缘骨质增生，S4～S5、S5～L1椎间盘突出。

[辨证分析]本病系寒湿之邪侵袭腰部，痹阻经络，湿气瘀滞故腰痛，脉舌均为寒湿停聚之象。

[诊断]腰椎间盘突出症（证属寒湿腰痛型）。

[治则]散寒祛湿，补肾通络。

[处方]熟地黄40g，桑寄生20g，山萸肉15g，独活15g，姜黄15g，杜仲20g，菟丝子20g，制牛膝10g，地龙15g，附子（先煎）10g，肉桂10g，当归10g，鹿角霜20g。10剂，1剂日2次，口服。

辅以自动牵引治疗，嘱患者排空大小便及非饱食后仰卧在床上，胸部和臀部分别用固定带固定，牵引力一般为患者体重的1/3～1/2，每次牵引30分

钟，每日 1 次，10 次为 1 个疗程。

9 月 12 日复诊。

患者自诉症状明显减轻。本病经治疗寒湿渐退，略加以补气助阳之药，而见扶正祛邪之效。前方加巴戟 10g，黄芪 25g，10 剂，1 剂日 2 次，口服。

停用牵引治疗。

9 月 22 日三诊。

患者病情稳定，时无力，脉沉细无力。现寒湿基本已退，但正气仍不足，治宜温经通络，补益肝肾。拟方如下。

熟地 30g，山药 20g，杜仲 15g，菟丝子 10g，肉桂 10g，当归 10g，枸杞 15g，补骨脂 10g，鸡血藤 20g，海桐皮 15g，附子 10g，甘草 10g。7 剂，1 剂日 2 次，口服。

患者服药后来诊诉症状消失，改用壮骨伸筋胶囊以巩固疗效。

按语：腰椎间盘突出症是劳损引起的脊柱内外平衡失调而造成的纤维环破裂，髓核突出压迫马尾神经和神经根，产生腰痛和坐骨神经痛。是临床常见病、多发病之一。根据其临床表现可归属于中医"腰痛""痹痛"等范畴。

刘老认为本病为肾气本虚，风寒湿三邪气杂至，寒湿留着腰部，故腰腿痛。正如《素问·痹痛论》说："风寒湿三气杂至，合而为痹也。其风气胜者为行痹，寒气胜者为痛痹，湿气胜者为着痹。"《诸病源候论》云："肾气不足，受风邪之所也，劳伤则肾虚，虚则受于风冷，风冷与正气交争，故腰脚痛"。从辨证来看，属本虚标实之证，治宜扶正祛邪，标本兼顾。本方取熟地其滋养肝肾之功为君；以具有良好的散寒、祛风活络作用的独活、地龙，具有滋补肝肾之效的鹿角霜、菟丝子、山萸肉、桑寄生、杜仲、制牛膝为臣；佐以活血通经之姜黄、当归、附子、肉桂补火助阳，通经络。诸药合用共奏散寒祛湿，补肾通络之效。辅以牵引治疗使椎间隙松解，椎间盘内产生负压，同时纤维环周围组织、脊柱周围韧带被牵引拉紧，使髓核回纳或消除突出物对神经根的压迫和刺激。继而服用壮骨伸筋胶囊，以巩固其疗效。

七、腰椎管狭窄症

（一）补肾通督壮腰法治疗腰椎管狭窄症

刘某，男，62 岁，退休工人。

2000 年 6 月 8 日初诊。

［现病史］腰腿痛 1 年余。无明显诱因，腰痛，继之两腿痛，左腿为著，走路时两小腿症状加重，挺胸直腰时，小腿疼痛尤甚，间歇性跛行，尿急、畏冷、自汗。经过某医院推拿、理疗，服骨刺消痛液等效果不显。

［查体］轻度驼背，腰部活动背伸受限，且牵涉小腿疼痛，下腰广泛压痛。腰骶部为著，直腿抬高试验（＋）；两小腿腓肠肌压痛（＋）。趾背伸无力。脉象沉细无力，舌淡微白苔。

［辅助检查］CT 示：腰骶椎间盘变性，椎管狭窄。

［诊断］腰椎管狭窄症。

［辨证分析］面色㿠白，精神不振，气短，手足不温，腰痛绵绵，间歇跛行。症属肾阳虚衰，久则血瘀络阻。一派肾虚血瘀证。

［治则］补肾通督壮腰。

［处方］熟地黄 30g，鹿角霜 20g，肉苁蓉 15g，仙灵脾 15g，熟附片 10g，山茱萸 20g，枸杞 15g，鸡血藤 20g，骨碎补 15g，川杜仲 20g，紫丹参 15g，淮山药 15g，广陈皮 15g。日 1 剂，嘱服 2 周。

6 月 15 日复诊。

症状减轻，唯自汗，全身乏力仍然。治按前方减山药、陈皮，加人参 15g、白术 20g，嘱服 10 天。

6 月 26 日三诊。

腰已不痛，腿痛明显减轻。汗少，力疲亦轻。嘱按前方继服月余，诸证悉退。

按语：腰椎管狭窄症是指因腰椎椎管、神经根管变窄而出现的腰腿痛及间歇性跛行等症状的一种慢性疾病。属中医学"痹证""腰腿痛"或"肾虚腰痛"的范畴。本病好发于 40～60 岁的男性，男女之比为 2：1。体力劳动者多罹此病，约占 70%。发病部位以腰 4～5 及腰 5～骶 1 最多见。

本病例系一退休工人，素体不壮，积劳成疾（慢性劳损），所以腰痛绵绵，腰痛不已。且自汗，身疲，溲勤，脉细弱，手足不温，一派肾阳虚衰，经脉滞而不畅之象。故其治以补肾通督为法。治以自拟"补肾通督壮腰汤"，方用熟地黄为君药，以其甘温滋肾以填精，此本阴阳互根，于阴中求阳之意；鹿角霜、仙灵脾、肉苁蓉、熟附子温补肾阳而祛寒，山茱萸、枸杞子之养肝血，助君药滋肾养肝，鸡血藤、紫丹参通经活络而住痛，杜仲、骨碎补补肝肾壮筋骨，淮山药、广陈皮之补中养脾，以辅佐君药，发挥其补肝肾，养脾胃，通经活络之力。在治疗过程中，益以参术之补元气，强脾胃，于是先天之肾气得补，后天之脾气将复，自汗身疲无不瘥矣，此立法用方之妙哉。

（二）补肝益肾汤治疗腰椎管狭窄

刘某某，男，56 岁，职员。

2005 年 9 月 23 日初诊。

［现病史］腰痛 3 个月，加重 5 天。3 个月前因劳累过度后，出现腰痛，休息后略缓解，近 5 日症状逐渐加重，有时出现少寐多梦、遗精、精神疲倦。今来我院就诊。

［查体］腰 4～5 棘突间压痛，前屈受限，直腿抬高试验 35°（＋），左小腿外侧感觉减退，足发凉。舌淡红，苔薄白，脉沉弦细无力。

［辅助检查］X 线摄片示：腰 4、5 椎体后缘骨质增生。腰部 CT 示：腰椎管狭窄，左侧隐窝狭窄。

［诊断］腰椎管狭窄（证属肝肾亏虚型）。

［辨证分析］因日久劳累过度，肾精亏虚，肝血不足，无以濡养筋脉而致腰痛，虚火内动，神不守舍则少寐多梦，火扰精室，精关不固则见遗精。

［治则］滋补肝肾，固精安神。

［处方］补肝益肾汤。熟地黄 40g，泽泻 20g，茯苓 20g，巴戟 20g，生杜仲 15g，贡桂 15g，仙灵脾 20g，制附子 15g，牛膝 15g，仙茅 15g，芡实 15g，龙骨 30g，阳起石 10g，鹿衔草 15g，骨碎补 15g，狗脊 20g，甘草 10g。7 剂，1 剂日 2 次，口服。

9 月 30 日复诊。

患者自诉经服药后，多梦、遗精、腰痛症状明显缓解，脉沉细无力，舌淡红苔白。经治疗后肝肾亏虚症状好转，治当以滋补肝肾为主，佐以补气助阳药。前方加黄芪 30g，鹿角胶 20g。12 剂，1 剂日 2 次，口服。

10 月 10 日三诊。

服药后病情好转，腰痛明显减轻，时头晕，周身乏力，脉沉细无力，苔白。现仍有肝肾不足之象，故治宜补益肝肾，通经活络。拟方如下。

黄芪 40g，熟地 30g，巴戟 20g，杜仲 20g，附子 15g，仙灵脾 20g，狗脊 20g，山药 20g，鹿衔草 20g，全蝎 5g，蜈蚣 2 条，党参 20g，海桐皮 20g，山萸肉 20g，肉桂 5g，甘草 10g。10 剂，1 剂日 2 次，口服。

随诊腰部仍略有疼痛，余症状消失。服用六味地黄丸加壮骨伸筋胶囊，未见复发。12 剂，1 剂日 2 次，口服。追诊半年，症状基本消失。

按语：腰椎管狭窄症是由于人体元阳不足或气血虚损筋骨失养，风寒湿邪乘虚侵袭，痹阻经络或内侵附于肌肉、筋骨、血脉之中壅滞而成。西医学研究表明，腰椎管狭窄症除关节突增生，椎板肥厚、韧带钙化所致骨性狭窄外，大多伴有软组织增生、肥厚、充血、水肿及粘连等无菌性反应；另外椎管狭窄导致马尾神经受压，毛细血管通血不畅，静脉回流障碍，组织水肿，处于慢性炎症状态的马尾神经和蛛网膜上神经末梢出现感觉过敏，轻微的刺激即可放大为严重的痛胀与不适。

本病为本虚标实之证，肝肾亏虚为本，邪客于筋络为标，正如《杂病源流犀烛·腰脐病源流》则指出："腰痛精气虚而邪客痛也。"治疗上当辨虚实，并分清其主次，遂以补虚之品扶正，以理气、活血之品祛除实邪。由此虚实兼顾，达到治愈或缓解本症的目的。

八、梨状肌综合征

伍某某，男岁，40 岁，工人。

2010 年 5 月 12 日初诊。

[主诉] 右臀部疼痛，酸胀 2 个月，近 1 周症状加重。

[现病史] 2 个月前因劳累过度，即觉右臀部疼痛，酸胀，休息后略缓解，一周前劳累后疼痛加重，右髋部活动不利，故今来我院就诊。现症：右臀部疼痛，酸胀，右髋部活动不利，纳可，寐佳，二便调。

[查体] 痛苦面容，被动体位，腰部无明显畸形及压痛，患侧梨状肌投影部压痛明显，向大腿后侧及小腿后外侧放射性疼痛，髋内旋、内收活动受限，直腿抬高试验 60° 前疼痛明显，超过 60° 痛减轻，梨状肌紧张试验阳性。舌淡红，苔薄白，脉弦紧。

[诊断] 梨状肌综合征（证属瘀阻疼痛型）。

[辨证分析] 因劳累闪挫，臀肌损伤而致经络受损，气滞血瘀，阻于经络，脉络不通，不通则痛，而致本病。

[治则] 活血祛瘀，消肿止痛。

[治法] 以手法治疗为主，辅以活血消肿汤。

（1）手法：患者俯卧位，自然放松下肢，术者立于患侧。用揉法、搓法施于梨状肌体表部位约 5 分钟，并用拇指指腹弹拨理顺梨状肌条索状和束状隆起，分解粘连。

患者取侧卧位，术者用肘尖、拇指腹、屈曲的中指指间关节点按梨状肌和环跳、殷门、承扶、委中、承山、昆仑、足三里等穴位约10分钟。再以左手掌根按压住梨状肌，右手肘窝挎住患肢膝上前方，两手同时用力，向上扳动大腿3次。

抗牵伸法：患者取侧卧位，助手一人固定患者两侧腋部，另一助手与术者各握持踝关节上部，作对抗性逐渐用力牵伸，此法需重复3次。

屈膝屈髋按压法：术者将患者髋、膝作强度屈曲，并用力向后外方作顿挫性按压。

屈髋牵张法：将患肢作直腿抬高达90°左右，助手在抬高的足底前部作背屈动作3次。

患者取俯卧位，术者在梨状肌处用叩击法及掌根按压10秒钟，镇静收功。

手法完毕。间日进行1次。

（2）方药：活血消肿汤。当归20g，白芷10g，桑枝10g，白芍15g，续断15g，川芎15g，丹皮10g，五加皮5g，杜仲20g，生地黄15g，桃仁10g，红花10g，牛膝15g。10剂，1剂日2次，水煎服。

嘱患者卧床休息。

5月22日复诊。

经服药后，患者自诉右臀部无明显疼痛，肿胀消退。血瘀减去，肿胀已消，但脉络受损，故停用汤药，继手法治疗1周。嘱患者适当进行臀部肌肉功能锻炼。

随诊经治疗后症状基本消失而愈。追诊1年未复发，可正常工作。

按语：梨状肌为臀部一深层肌肉，起于骶椎前方，穿过坐骨大孔，止于股骨大转子，由于该肌所处的特殊部位，故当劳动或运动时姿势不当，极易导致慢性损伤及扭伤。梨状肌综合征属中医学"痹证"范畴，多数是由于劳累闪挫，臀肌扭伤而致经络受损，气滞血瘀，或风寒湿邪侵袭患处，流注经络而致气血痹阻，不通则痛。西医学认为，由于某种病因引起梨状肌痉挛、水肿或变性，均能压迫或刺激坐骨神经，使坐骨神经局部及循环障碍，发生动脉供血不足和静脉回流受阻等病理改变，引起坐骨神经循行路线的疼痛。

本病例系损伤后引起的筋络损伤，血瘀气滞。根据"气伤痛，形伤肿，客于脉中则气不通的机制，痛则不通"的原理，故治疗以活血化瘀，消肿止痛为主。运用推拿手法治疗，使经络气血得以宣通，则骨正筋柔其痛自止。正如《医宗金鉴》所说："按其经络以通郁闭之气，摩其壅聚以散瘀结之肿"其患可愈。方药采用当归活血养血之品为主，以达祛瘀养筋之效，桃仁、红花、川芎加强活血祛瘀之功，丹皮、生地黄滋阴养血活血，白芍养血柔肝，舒筋止痛，杜仲、续断补肝肾续筋骨，白芷消肿止痛，桑枝祛风通络，消肿，五加皮祛风湿，强筋骨，牛膝活血强筋，引药下行。正如《医宗金鉴·正骨心法要旨》记载："若素受风寒湿气，再遇跌打损伤，瘀血凝结，肿硬筋翻，足不能行"，说明了损伤后再遇外邪侵袭，则会加重损伤的症状。

九、股四头肌损伤

谭某某，男，36 岁，工人。

1999 年 6 月 12 日初诊。

［现病史］右侧大腿疼痛 2 天。2 天前因跑步时牵拉伤及右下肢，即觉右侧大腿前部疼痛，续而肿胀，活动不利，经休息后未缓解，并且症状逐渐加重，遂到我医院门诊就治。现症：右侧大腿前部疼痛，肿胀，活动不利，纳可，寐差，二便调。

［查体］痛苦面容，被动体位，查体合作，右侧大腿局部红肿，触之无热性波动感，压痛明显，屈膝、屈髋活动受限，抗阻力伸膝试验阳性。

［辅助检查］X 线摄片示：未见骨质异常及骨折线。

［诊断］股四头肌损伤（证属瘀阻疼痛型）。

［辨证分析］本病系外伤引起，筋脉损伤，血溢脉外，瘀血阻络，气机不畅，脉络不通，不通则痛，故而发病。

［治则］活血祛瘀，通络消肿。

［处方］通络活血汤。当归 20g，生地黄 15g，白芍 15g，续断 15g，川芎 15g，白芷 10g，五加皮 5g，杜仲 20g，丹皮 10g，红花 10g，牛膝 15g。7 剂，1 剂日 2 次，水煎服。

嘱患卧床休息，抬高右下肢。

6 月 19 日复诊。

经服药后，患者自诉右侧大腿前部略有疼痛，肿胀消退，稍有压痛，可进行小范围的屈膝、屈髋活动。血瘀减去，肿胀已消，但脉络未完全畅通，仍有阻滞，故效方不变，继服 7 剂，1 剂日 2 次。1 周后行神灯理疗，每次 15 分钟，日 1 次。

随诊症状基本消失，屈膝、屈髋活动不受限。嘱患者适当作股四头肌肉锻炼。追诊 1 年未复发，可正常工作。

按语：股四头肌损伤是指股四头肌遭受直接暴力打击而致挫伤，以及因扭捩所至的肌纤维的撕裂伤，严重的撕裂伤有时可致肌肉完全断裂。如《素问·痿论》记载："宗筋主束骨而利关节也"。《素问·长刺节论》记载："病在筋，筋挛节痛，不可以行，名曰筋痹"。筋病多引起疼痛、瘀肿，影响肢体功能。

本病例系损伤后引起的筋络损伤，血瘀阻滞。故治疗以舒筋活络、活血养血为主。方中采用当归活血养血为主，以达祛瘀养筋之效，红花、川芎加强活血祛瘀之功，丹皮、生地黄滋阴养血活血，白芍养血柔肝，舒筋止痛，杜仲、续断补肝肾续筋骨，白芷消肿止痛，五加皮祛风湿，强筋骨，正如《医宗金鉴·正骨心法要旨》记载："若素受风寒湿气，再遇跌打损伤，瘀血凝结，肿硬筋翻，足不能行"。说明了损伤后再遇外邪侵袭，则会加重损伤的症状，牛膝活血强筋，引药下行。诸药共奏祛邪而不伤正，标本兼治之功。后期辅以理疗，以促进局部软组织损伤的修复。

十、痿证

韩某某，女，26，教师。

1997 年 3 月 10 日初诊。

[现病史] 左手腕软弱无力 4 个月。4 个月前左手挫伤后，即自觉左肢酸痛无力，逐渐加重，约十余天前痛感消失，腕及手指下垂，不能伸直，经多方诊治无效，故今日来我院求治。现症：左手腕无力，肌肉萎缩，食少，乏力，面色少华，形体消瘦，二便尚可。既往产后贫血症病史 3 年。

[查体] 形体消瘦，面色白，少华，双瞳孔等大，唇色淡，颈部对称，胸廓对称无畸形，虚里触之应手，脊柱生理弯曲正常，四肢功能活动受限，双膝腱反射存在。舌质淡，苔薄白，脉象细弱无力。

[实验室检查] 血常规示：血红蛋白 110g/L，红细胞 3.2×10^{12}/L，白细胞 7.6×10^9/L。

[辨证分析] 患者平素形体消瘦，产后耗血，气血亏虚，不能荣养筋脉，故出现四肢肢体软弱无力，逐渐加重，遇劳后耗气，气虚日久累及于脾，脾虚则食少乏力，脾不健运，肌失营养则肌痿乏力，面白无华，舌脉均为气血不足之象。

[诊断] 痿证（证属气血两虚型）。

[治则] 补气养血。

[处方] 黄芪 30g，党参 20g，川芎 15g，当归 15g，首乌 30g，生地 40g，熟地 20g，黄精 15g，白术 15g，白芍 15g，枸杞 20g，玄参 15g。7 剂，水煎，

日 2 次，口服。

3 月 21 日复诊。

服药后，自觉周身有舒适感，肢乏减轻，但仍纳呆，全症同前。前方加砂仁 20g，焦三仙 45g。

按语：痿证指肢体筋脉弛缓，软弱无力，日久因不能随意运动而致肌肉萎缩的一种病证。《素问玄机原病式·五运主病》曰："痿，谓手足痿弱，无力以运行也。"多发性肌炎和运动神经元病均属中医之"痿证"范畴，"痿"之一证，首见诸《内经》。《素问·痿论》较系统地讨论了痿之病因、病机、证候特点、分类及治疗大法，提出痿证的主要原因是内热伤津，宗筋失润，遂痿弱弛纵，发为痿证。并根据肺主皮毛，心主血脉，肝主筋，脾主肉，肾主骨等中医基础理论重要观点，提出了"痿躄""脉痿""筋痿""肉痿""骨痿"等分类。其中，痿指的是下肢软弱无力。肉、筋、脉等是根据五行五脏说做出的分类。西医学之病因和发病机制尚不清楚，现多数学者认为与自身免疫有关，故治疗上除急性期以激素和免疫抑制剂控制外，尚无特殊疗法。

痿证的治疗，《素问·痿论》则提出"治痿独取阳明"，原因在于"阳明者，五脏六腑之海，主润宗筋，宗筋主束骨而利机关也"。此论一出，对后世影响甚大。

本病因素来形体消瘦，产后耗血，气血亏虚而致。刘老采用补气养血法治疗为主，以益气生血，补血健脾的理论，应用黄芪、白术、党参补气健脾为君，以四物为臣，并佐以补血养肝、填肾精之白芍、枸杞、首乌、黄精等药物，即达补气养血之效。

十一、脊柱结核

董某某，女，48 岁，工人。

1998 年 8 月 16 日初诊。

[现病史] 腰痛 3 年多，时轻时重，曾按照风湿病治疗，未见明显效果，近 2 个月症状加重，腰酸痛无力，夜间尤甚，腰及两腿怕冷，小便频数。

[查体] 体质瘦弱，面色苍白，腰部活动受限，拾物试验（＋）胸腰段轻度角凸，棘上棘旁（右）压痛（＋），直腿抬高试验（－）。脉沉细无力，舌质淡，苔薄白。

[实验室及辅助检查] 血、尿常规正常，血沉 80mm/h。X 线摄片示：腰 1、2 椎间隙变窄，椎体边缘不整。椎旁可见脓肿阴影。胸透：两肺门增大，肺纹理增粗。

［诊断］腰椎结核。

［辨证分析］命门火衰，痰凝脊梁，腐骨蚀筋。

［治则］补肾壮阳，温通经脉，化痰健骨。

［处方］熟地黄 30g，鹿角霜 20g，熟附片 15g，紫肉桂 10g，炮姜 10g，补骨脂 15g，仙灵脾 15g，白芥子 15g，蜈蚣 2 条，守宫 3 条，山茱萸 15g，当归 15g，川芎 15g。水煎服，日 1 剂，连服 15 剂。

9 月 1 日复诊。

服药 2 周，畏寒乏力，尿频症状消失，食欲增加。下肢行走较前有力、腰痛减轻，腰部肿块渐小。前方加炮山甲 15g，山慈菇 15g，服 1 个月。

9 月 30 日三诊。

患者精神状态良好，面有华色，脉象沉缓，舌苔薄白。腰部活动轻度受限，局部压痛轻度，腰部（右）肿块基本消散，触痛(－)。X 线摄片复查：第 1、2 腰椎骨质有修复，轮廓清晰，骨密度增浓，椎旁肿块阴影基本消失。血沉 25mm/h。原方（9 月 1 日方）减炮甲珠继服 1 个月。

后服骨结核散 1 个月，以巩固疗效。

按语：脊柱结核亦称"龟背痰"，属"骨痨"范畴。缘由气血不足，营卫失和，劳倦过度，肾气虚衰，骨骼空虚，是本病之本；风寒乘虚侵袭，痰浊凝聚，或因跌仆闪挫，损筋伤骨，致使气血凝滞，积聚漫肿，则是本病之标。在整个病程中，其始为寒，久则寒化为热，热壅成脓，但溃疡甚慢，一旦溃破，脓水淋漓，不易收敛。若治疗不当，缠绵日久，穿筋蚀骨，极易致残。

本病的演变较为复杂，为阴寒入骨之证。盖肾主骨，为先天之本，命门火衰，则精气不旺，若冬无夏，气血凝滞于筋骨而成此患。肾水亏乏，则骨髓空虚，不能司作强技巧之职，故《素问·脉要精微论》云："……转摇不能肾将惫矣""不能久立，行将振掉，骨将惫矣"。所以其病在肾，其治在骨，其证属寒。按上述病例乃属阴寒之证，其病邪在阴分，非用阳和通腠之法，不能解其寒凝，阳和一转，则阴分凝结之毒便能化解，故以补肾壮阳之法为主。方中以桂、附为主药，肉桂下行益火之源，附子乃命门之要药，温补肾阳，壮命门之火，命火旺则寒凝之气得温而散，配炮姜以助温经之力。张景岳云："善治阳者，必于阴中求之，以阳得阴助，则生化无穷"，故熟地黄、山茱萸补肾阴而收敛，扶阳以养阴也。用鹿角霜、仙灵脾、补骨脂壮肾添精益髓；归、芎调和营卫，使气血流畅；白芥子、守宫、蜈蚣、炮山甲、山慈菇，抗痨散结，化痰祛瘀，温通经脉，促使脓肿吸收。是以寒凝一解，阴阳气血双补，化精有源，精足髓充，瘀祛骨健，诸症无不瘥矣。

十二、强直性脊柱炎

（一）温肾通督法治疗强直性脊柱炎

雷某，男，22岁，学生。

2001年3月12日初诊。

［现病史］腰背痛6个月余。患者晨僵明显，下腰为著。症状时轻时重，腰部板硬，背冷恶寒，肢节酸楚重着，全身不适，乏力，食欲减退。经服治风湿药（骨刺消痛液、追风透骨丹）不效。

［查体］脊柱呈强直状，活动受限，腰背部广泛压痛，腰骶部为著。"4"字试验（+）。脉沉迟，舌质淡、苔薄白。

［实验室及辅助检查］血尿常规正常，血沉80mm/h，HLA-B27阳性。X线摄片示：脊柱胸腰段曲度减小，椎间小关节模糊，骶髂关节（双）模糊，骨密度增浓。

［诊断］强直性脊柱炎。

［辨证分析］肾虚卫弱，督郁寒凝。

［治则］温肾振卫，通督解凝。

［处方］温肾通督汤（自拟）。仙灵脾20g，鹿角霜20g，山萸肉20g，鸡血藤20g，骨碎补15g，金毛狗脊15g，川杜仲15g，桑寄生15g，川羌活15g，熟附片15g，紫肉桂15g，炙甘草7.5g，蜈蚣2条。水煎服，日1剂，连服10剂。

3月23日复诊。

下腰痛缓解，背冷恶寒减轻，唯饮食欠佳。脉沉缓，舌淡苔薄白。首方加莱菔子15g、炒白术15g、广砂仁7.5g，以理气扶脾健胃。嘱服10剂。

4月3日三诊。

患者自述全身症状明显好转，腰背部有轻松感，活动进步，食纳略增。3月23日方加鹿衔草15g，再进10剂。

4月15日四诊。

患者精神状态良好，腰背基本不痛，晨僵时有，但较前轻松。嘱按4月3日方服30剂。加强腰背肌锻炼。30剂后继服壮骨伸筋胶囊合舒筋片2个月以巩固疗效。

按语：强直性脊柱炎是一种较难治的脊柱病，宜早诊断、早治疗，以防脊柱强直、变形之虞。该病属"骨痹""尪痹"范畴。多由素体不健，肾气不足，累及督脉。督脉与足太阳膀胱经在风门交会，辅助太阳经起卫外作用。督脉通、卫外振，腠理致密，邪不能犯，若肾气不足，风寒湿邪乘虚而入，郁督而痹阻，故发腰背痛。正如《黄帝内经》所述："督脉为病，脊强反折。"斯乃强直性脊柱炎的早期阶段，以肾虚内因为本，寒盛外因为标，属本虚标实之证。寒邪入肾犯督，故治宜补肾强督，祛寒、逐湿、通络之法，以解背寒身冷，脊强拘挛之苦。方取"温肾通督汤"，药用仙灵脾、鹿角霜以温补肾阳，益以桂附之温热助阳，配鸡血藤、骨碎补、金毛狗脊、山茱萸、桑寄生、川杜仲之入肾强筋壮脊，活络通督，蜈蚣息风止痉，通经止痛，羌活入膀胱、肾经，主散太阳经中之风寒湿邪，炙甘草补虚和药、制药之燥性。以上诸药相伍，具有温肾助阳，通督化瘀，息风止痉，舒缓脊背强直之功效。

（二）祛风湿、补肝肾法治疗强直性脊柱炎

王某，男，20岁，学生。

2007年10月24日初诊。

[现病史] 腰背部酸痛2个月，近2周症状加重。2个月前无明显诱因，自觉腰部酸痛，僵硬，行走、活动后减轻，阴天或劳累后加重。近2周前因腰背部疼痛加重，活动不利，故来就诊。

[查体] 腰背活动轻度受限，脊柱广泛压痛，直腿抬高试验（−），"4"字试验（+）。脉细，舌质淡，苔薄白。

[实验室及辅助检查] HLA-B27（+），抗"O"280U，类风湿因子（−）。X线摄片显示：骶髂关节关节间隙狭窄，两侧关节周围骨密度增加。

[西医诊断] 强直性脊柱炎。

[中医诊断] 骨痹（证属肝肾亏虚型）。

[辨证分析] 此病系机体素虚，风寒湿侵袭，痹阻经络，耗伤肝肾精血发为骨痹。

[治则] 祛风湿，补肝肾，通经活络。

[处方] 仙灵脾20g，桑寄生20g，熟地30g，狗脊20g，骨碎补30g，杜仲20g，丹参30g，鸡血藤30g，蜈蚣2条，地龙20g，萆薢15g，白芍30g，甘草10g，穿山甲10g。10剂，水煎，1剂日2次，口服。

11月4日复诊。

患者自诉腰背部疼痛减轻，活动正常，脊柱轻微压痛。本病仍见肝肾亏

虚之症，加之外邪入侵，故仍治宜祛风湿，补肝肾，通经活络，继用前方 1 个月。嘱患者适当活动肢体。腰背部疼痛基本消失，活动正常，无压痛。随诊半年后未见复发，可正常生活。

按语：强直性脊柱炎好发于 15～30 岁青年人，男女比例约为 10：1，有明显的家族史。本病与血清类风湿因子、HLA-B27 密切相关。本病病因至今未明（可能与遗传、感染等因素有关），西医学也无有效的治疗方法。中医学对本病虽无系统的论述，但从其临床表现及骨结构改变上看，当属痹证范畴。《黄帝内经》云："风寒湿三气杂至而为痹"，辨证可知本病的真正原因，是风寒湿邪的侵袭。

本案例风寒湿侵袭，兼肝肾亏虚之症，药用仙灵脾以温补肾阳，益以桂附之温热助阳，配鸡血藤、金毛狗脊、桑寄生、川杜仲之入肾强筋壮脊，活络通督，白芍养血柔肝，蜈蚣、地龙、穿山甲息风止痉，通经止痛，骨碎补主散太阳经中之风寒湿邪，丹参活血化瘀，炙甘草补虚和药、制药之燥性。以上诸药相伍，具有温肾养肝，通督化瘀、息风止痉，舒缓脊背强直之功效。通过中医辨证治疗，消除了病理症状，使患者同正常人一样，达到了治疗目的。

十三、股骨头缺血性坏死

潘某某，男，45 岁，工人。

2007 年 8 月 9 日初诊。

［主诉］左髋部疼痛，活动受限 2 个月。

［现病史］2 个月前无明显诱因出现左髋部疼痛，活动受限，经休息后略缓解，但每当劳累后加重，未予治疗。今日症状逐渐加重，疼痛明显，间歇性跛行，故来求诊。现症：左髋部疼痛，活动受限，间歇性跛行，纳可，寐差，二便调。既往有长期应用激素类药物史。无家族遗传史。

［查体］左髋关节疼痛，外展、内旋活动受限，左腹股沟中点压痛（＋），左 "4" 字试验（＋）。舌淡红，苔薄白，脉沉弦无力。

［辅助检查］骨盆 X 线摄片示：可见左侧股骨头外形与关节间隙异常，骨质硬化，股骨头内囊泡性改变，皮质下呈 "新月征" 和条状透亮带。

［诊断］左股骨头缺血性坏死（肝肾亏虚型）。

［辨证分析］肾主藏精、生髓。肾主骨，肝主筋。肝肾不足，髓海空虚。肾不能主骨，骨髓不能充养，而致骨愆懈惰。肝血不能荣筋，而致松弛乏力，骨痿筋松，关节活动不利。

[治则] 补肾养肝，强筋壮骨，通络止痛。

[处方] 健骨复肢胶囊，每次 6 粒，每日 3 次，口服。

辅以神灯理疗，每次 15 分钟，每日 1 次。

嘱患者注意饮食，勿饮酒，忌食辛辣、油腻食物。卧床休息。2 周后复查。

8 月 23 日复诊。

患者自述左髋部疼痛减轻，外展、内旋受限稍有改善。舌淡红，苔薄白，脉沉弦无力。经辨证，肝肾精血渐强，筋骨略得以充养，故效不更方，继续神灯理疗，嘱患者适当进行患肢功能锻炼。

9 月 6 日三诊。

经过 1 个月的治疗，患者左髋部疼痛明显减轻，活动良好，无间歇性跛行，骨盆 X 线摄片示左侧股骨头外形与关节间隙异常无变化，骨质硬化、股骨头内囊泡变小，密度降低。继续神灯理疗以巩固疗效。

随诊症状基本消失，骨盆 X 线摄片与原片对比示左侧股骨头外形与关节间隙异常无变化，密度降低，骨质硬化、股骨头内囊泡明显缩小。

按语：股骨头缺血性坏死是股骨头血供中断或受损引起的骨细胞和骨髓成分死亡及随后的修复，继而导致股骨头结构改变、股骨头塌陷、关节功能障碍的疾病，是骨科领域常见的难治性疾病。本病可分为创伤性和非创伤性两大类，前者主要是由股骨颈骨折、髋关节脱位等髋部外伤引起，后者可由长期或滥用激素类药物，以及酗酒导致。因其病因长、预后差、致残率高，成为骨伤科治疗上的疑难重症。

此患者有长期服用激素类药物史，故其发病机制为用药后引起脂肪代谢紊乱（高脂血症和脂肪肝），股骨头髓腔内脂肪细胞增生、堆积，股骨头的小血管内脂肪栓塞，导致骨细胞坏死。用药剂量越大，时间越长，骨细胞坏死越多。治疗本病采用具有补肾养肝，强筋壮骨，通络止痛之健骨复肢胶囊治疗，体现了刘老"治肾即治骨"的经验理论。治疗时同时辅以神灯理疗，加强活血化瘀疗效。

十四、慢性骨髓炎

验案 1

贾某，男，6 岁。

1972 年 1 月 28 日初诊。

[主诉] 患儿父亲代诉：右小腿肿痛 3 个月。

［现病史］3个月前发高烧，同时右侧小腿肿胀、疼痛，不敢活动。曾在某医院住院治疗期间于右小腿中下部切开排脓甚多，用过大量抗生素，约3周左右退烧，但切口不愈合。出院后又在某医院门诊治疗，效果不显。

［查体］体温37.5℃，患儿呈慢性病容，体质消瘦，表情痛苦。右侧小腿中下1/3处有纵向切口约1.5cm，流出少量清稀脓汁。小腿全长压痛均较明显。舌质红，苔薄白，根腻，脉细数。

［实验室及辅助检查］血常规：白细胞12.4×10^9/L，中性粒细胞70%，淋巴细胞18%，单核细胞2%。血沉45mm/h。X线摄片显示：右侧胫骨全长呈明显广泛之斑剥及虫蚀样破坏，尤以中下段为著，其中段内侧可见一长3cm死骨，骨干周围骨质均有骨膜反应，软组织中等程度肿胀。

［诊断］右胫骨慢性骨髓炎。

［辨证分析］症见小腿肿胀，疮口排脓不畅，骨质破坏广泛。乃蕴毒未泻，蚀肌腐骨，病机在进。

［治则］首当清除蕴热之毒，使溃脓流畅，蕴毒外泄，继之培补脾肾，邪祛正扶方可收功。

［处方］解毒清蕴汤加减。薏苡仁（包煎）20g，金银花20g，当归15g，蒲公英20g，玄参15g，白花蛇舌草15g，赤芍10g，土鳖虫7.5g，白芷7.5g，穿山甲（炒）7.5g，陈皮7.5g，皂角刺7.5g，甘草5g。水煎服，3剂。

疮面撒上"提毒散"，外贴拔毒膏，每天换药1次，右小腿给予保护性外固定。

2月3日复诊。

右小腿肿胀渐消，疮口排脓较畅。效不更方，嘱连服12剂，并随汤药冲服骨髓炎丸1.5g，每日2次。疮面撒提毒散，外贴拔毒膏，隔日换药1次。

2月23日三诊。

右小腿肿胀基本消退，中部疮面已愈合，下端的疮口较前缩小，分泌物少量。X线摄片显示：局部病灶有明显好转趋势。右胫骨中上段的破坏阴影已大部分消失，下段的破坏病灶亦较前缩小，骨小梁较前变得清晰，已无死骨。遂于前方减白芷，加黄芪、白术、怀山药以补虚敛疮，连进10剂，继服骨髓炎丸，每次服2g，每日2次。

4月13日四诊。

患肢肿胀全消，小腿下部的疮面尚有少量分泌物和0.5cm×0.3cm愈合，局部皮肤暗褐色，轻度压痛。X线摄片显示：右胫骨下段近干骺端可见少许斑点状破坏外，其他各骨组织已无破坏象，骨小梁部分恢复连续性，骨皮质较前增厚增浓。从即日起拆除小腿外固定，嘱患者逐渐进行下肢关节功能锻炼。继服骨髓炎丸。

5月20日五诊。

患肢恢复良好，疮面完全愈合。

6月8日六诊。

X线摄片复查显示：右胫骨破坏区骨质修复良好。停药观察。

1年后随访，患者肢体恢复正常功能。

验案2

卢某，男，16岁，学生。

1972年3月27日初诊。

[主诉] 右小腿肿痛已2个月余。

[现病史] 2个月前右小腿突然肿胀、疼痛、发热，逐渐加重，不敢活动。经某医院给予消炎治疗，症状略减轻，但肿痛仍时作不已。

[查体] 右小腿肿胀，皮温高、微红，小腿前、内侧广泛压痛，体温37.8℃。脉滑数，舌苔黄腻。

[实验室及辅助检查] 白细胞 13×10^9/L。X线摄片示：右胫骨中上段可见虫蚀样破坏，骨密度减低，内后侧骨膜反应甚著，软组织肿胀。

[诊断] 右胫骨慢性骨髓炎。

[辨证分析] 本病虽属慢性骨髓炎，但体温、血象偏高，脉象滑数，舌苔黄腻。症属邪热仍炽，蕴毒未退，瘀肿难消。

[治则] 宜清热解毒，化瘀消肿止痛为治。

[处方] 解毒清蕴汤加减合骨髓炎丸。薏苡仁（包）50g，金银花30g，蒲公英30g，玄参20g，穿心莲20g，土鳖虫15g，王不留行（包）15g，穿山甲（炮）10g，白花蛇舌草10g，赤芍10g，蜈蚣2条，丹皮10g，没药（制）10g，陈皮10g。水煎服，日服1剂，分2次。

每次冲服骨髓炎丸5g。

右小腿予石膏托保护性外固定。

此药服4剂，小腿肿胀渐消，疼痛减轻，服至12剂肿胀基本消退。

4月18日复诊。

右小腿肿胀全消，体温、血象正常，脉沉缓无力，舌苔薄白。前方加茯苓15g，白术20g，砂仁5g，水煎服，连服20剂。

每次冲服骨髓炎丸 5g。小腿仍用石膏托固定保护。

5 月 10 日三诊。

复查 X 线摄片显示右胫骨骨髓炎病变明显好转，髓腔破坏已局限于胫骨上 1/3 之中部，骨小梁渐趋清晰，骨密度较前增浓，骨膜反应亦较坚实。即日起拆除石膏托，嘱患者进行适当的功能锻炼，继服骨髓炎丸 2 个月以巩固疗效。

10 月 17 日四诊。

复查 X 线摄片显示：右胫骨骨髓炎病变完全治愈，骨破坏区已消失，骨密度显示增浓，骨小梁清晰，骨皮质增厚，予以停药，嘱加强下肢功能锻炼。

1 年后随访，患者已参加正常学习与劳动。经 X 线摄片复查显示：右胫骨骨质修复完好。

按语：慢性骨髓炎是临床上较常见的一种骨病，中医学称此病为"附骨疽""朽骨疽""多骨疽"，是一种毒气深沉，附着于骨的深部脓疡（化脓菌所致的骨骼感染）。窦汉卿云："夫附骨疽者，即贴骨痈也，皆附骨贴肉而生，字虽殊而病则一。此症之发，因感冒身热，贼风入于骨节，与热相搏，复遇冷湿所折，或居劳太过，两足下水，或坐卧湿地，身体虚弱而受寒邪，致风热伏结壅遏，附骨成疽，着大骨节间。其急者，身不得动，按之应骨痛，经日便觉皮肉生急，洪洪如肥状；其缓者，一点酸痛，渐觉长大，很难正常举步，以致骨肉不相续。若失治，令身成脓不溃，至死身变青暗，但痛按之至骨，久则结肿，……成脓。"说明附骨疽的发病原因及因急性转为慢性的过程。同时指出身体虚弱，正气不固，外邪入侵，壅遏经络，瘀热内结为本病总的病机。《素问·刺法论》云"邪之所凑，其气必虚"，虚是本病的内因，邪毒乃外因也。作者就多年的临床实践体会，虚乃脾肾之虚，肾藏精主骨生髓，髓养骨，髓充则骨健，病邪不易入侵，肾虚卫外不固，邪毒循经入里，深入筋骨，伏热化腐则蚀筋腐骨；脾主肌肉，脾虚则健运失职，不能生化气血，充养筋骨，易受外邪侵淫而致筋腐骨坏。故治疗本病，首当清除蕴热之毒，继则培补脾肾，化腐生肌，正气复则邪自消，以收"虚则补之""损者益之"之功。

验案 1 中贾某，高热虽退，但体温仍在 37℃上下，血象偏高，病机在进，故其治疗以清除蕴热之毒，化腐生新为首务，如重用金银花、蒲公英、白花蛇舌草、玄参之清热解毒，凉血滋阴；配当归以补血生新；薏苡仁之化湿消肿；白芷之消肿排脓，土鳖虫、赤芍药、穿山甲、皂角刺之活血通经，消瘀滞之毒，使溃脓流畅，蕴毒外泄；陈皮理气调中化痰；甘草之和百药，解毒，解痉，缓急止痛，诸药配伍以奏清热解毒，化腐生新之功。在应用期间略作增减，如减掉香窜之白芷，增加黄芪、白术、怀山药以补虚，以助敛疮生肌修复坏骨和整个机体的恢复。

验案 2 中卢某，患慢性骨髓炎 2 月余，小腿肿胀较甚，邪热炽盛，蕴毒未解，故其治以解毒化瘀消肿为宜，故在解毒清蕴汤中加重薏苡仁药量，再加王不留行、穿心莲，消肿退热甚速。

在治疗中，配用骨髓炎丸，该药以其有理恶疮，清蕴毒，化瘀滞，消肿痛，敛疮生肌之功，应用于亚急性骨髓炎、慢性骨髓炎疗效较好。

刘老根据上述论述针对患者病变以局部表现为主伴有全身慢性消耗为特征的情况，在培补正气的基础上，应用以自制的"骨髓炎丸"为主药，随证选用。"解毒消炎汤"与"提毒散"等药，随证选用，收到比较好的效果。

凡慢性骨髓炎，均可以选用骨髓炎丸。

骨髓炎丸：蛇蜕（炒黄）500g，露蜂房（炒黑）500g，血余炭 500g，炙象皮 250g，土鳖虫 250g，蜈蚣 100 条，守宫 100 条，穿心莲 100g，共为极细面，水冷为小丸，百草霜为衣。每次服 2.5～5g，每日 2 次，儿童酌减。

对慢性骨髓炎伴有兼证者可同时应用解毒消炎汤。

解毒消炎汤：金银花 50g，玄参 50g，当归 50g，白花蛇舌草 25g，赤芍 25g，甘草 25g，守宫 1～3 条（成人量），水煎服。

热不退，一般为毒火炽盛，病机亢进，故宜加穿心莲、栀子以利三焦，清热解毒，肿胀不消者，一般为湿热内蕴，经络阻遏，故加薏苡仁、土鳖虫以利湿热，通经祛瘀；排脓不畅，乃经络郁隔，滞而不宣，故加穿山甲（炮）、皂角刺以通络化滞，促其溃穿；窦道较深，疮口经久不敛，乃属气血两虚，不能脱腐生新，宜加党参、黄芪等，以收到"虚则补之""损则益之"之功。

对有窦道者，可选用自制的提毒散化腐生肌。

提毒散：乳香 25g，没药 25g，血竭 15g，轻粉 7.5g，蜈蚣 15 条，蟾酥 2.5g，冰片 1.5g，人工麝香 0.5g，共研极细面，用时撒疮面上，上盖红油纱条或贴膏药。如窦道较深可用此药粉 5g，加枯矾面 2.5g，再将黄蜡 15g 溶化后与该药调匀，趁热搓成药条（即蜡矾提毒条），凉透后插瘘管内，上贴膏药，2 日换药 1 次。

有窦道和破溃者可同时应用红油纱条止痛、生肌、收口。

红油纱条：当归 50g，紫草 50g，忍冬藤 50g，生地 50g，炙象皮 25g，乳

国医大师刘柏龄

香25g，没药25g，血竭（另研）25g，冰片（另研）5g，白蜡25g，黄蜡15g，香油500ml。先将诸药入油内浸泡3天，再用慢火煎熬至药枯黑为度，滤过再熬沸下血竭面，熬沸下黄、白蜡，溶化后离火，稍温下冰片面搅匀。然后将高压灭菌纱布条浸泡油内待冷可用。

十五、膝关节滑膜炎

（一）活血化瘀，除湿消肿法治疗膝关节滑膜炎

赵某，女，46岁，职员。

2010年3月19日初诊。

［主诉］左膝关节肿痛半月余。

［现病史］有轻度外伤史，自买滑膜炎冲剂和壮骨关节丸，不见效果。

［查体］左膝关节肿胀，两膝眼饱满，局部轻度压痛，皮温略高，浮髌试验（+），关节活动受限。脉滑数，舌红苔黄腻。

［辅助检查］X线摄片示：左膝关节间隙略增宽，胫骨髁间隆起变尖。

［诊断］左膝骨关节炎，滑膜炎。

［辨证分析］此系局部捩伤出血积瘀与水湿（渗出滑液）稽留阻滞经络而致肿痛不已，功能受限。

［治则］活血化瘀，除湿消肿。

［处方］薏苡仁（包煎）30g，王不留行（包煎）20g，苍术20g，丹参15g，泽兰15g，穿山甲（炮）15g，赤芍药15g，紫草15g，泽泻15g，黄柏15g，川牛膝15g，陈皮15g。日1剂，嘱服1周。

3月25日复诊。

患膝肿胀渐消，活动进步，痛已减轻，脉濡数，舌红，薄白苔。嘱按前方继服2周。患膝肿胀基本消退，已不甚痛，但走路多时仍有轻度疼痛。前方加延胡索15g，仙灵脾15g，骨碎补20g，继服2周。

后服壮骨伸筋胶囊2周，调理而愈。

按语：膝关节滑膜炎有急性与慢性之分。多数病例有外伤史。急性期一般在1～2小时内发生肿胀，疼痛，活动困难，走路跛行，甚或不能行走，局部皮温略高，浮髌试验阳性；慢性者多见于老年人，有劳损或关节疼痛（骨关节炎）的病史。遇劳累或受凉后加重症状，膝肿，两膝眼处饱满，皮温不高，浮髌试验亦呈阳性。

本病例系一膝部揿伤后为病，症属亚急性滑膜炎，局部出血与渗液积滞，不得流行，故为肿为痛。其治以自拟"薏苡化瘀汤"为主。药用薏苡仁、苍术之益气健脾除湿为君药，配川牛膝、泽兰、丹参、王不留行、穿山甲之活血通经，消肿止痛为臣药；合黄柏、泽泻、赤芍、紫草以清热凉血，除湿化瘀，陈皮以理气调中和胃均为佐使药。以上诸药相互配伍，共奏活血化瘀，消肿止痛之功。

在治疗期间为使其骨性关节炎得到同时治疗，故加入骨碎补、仙灵脾以补肝肾坚筋骨，延胡索之化瘀止痛。后期嘱服壮骨伸筋胶囊更加强舒筋壮骨，化湿通络祛痛的功效。

薏苡化瘀汤原方加三棱、莪术、皂刺、山慈菇、穿山甲等活血破瘀，散结消肿药，对膝腘窝囊肿有良效。薏苡化瘀汤原方加水蛭 7.5g（入汤药水煎），三七粉 7.5g（分 3 次冲服）对小腿静脉炎，亦有较好效果。

（二）活血祛瘀，消肿止痛法治疗膝关节创伤性滑膜炎

陈某某，女，38 岁，工人。

2010 年 9 月 5 日初诊。

[现病史] 左膝部肿痛 1 个月，加重 1 周。1 个月前因揿伤，即出现左膝部肿胀、疼痛，活动不利，近一周因劳累后症状逐渐加重，故来本院就诊。现症：左膝部肿胀、疼痛，活动不利，纳可，寐佳，二便调。

[查体] 患者意识清楚，痛苦面容，膝关节周围肿胀，并在膝眼处有明显压痛，膝伸屈限制，浮髌试验（+），关节内抽出液体呈黄色。舌淡红，苔白根略腻，脉弦滑。

[辅助检查] X 线摄片示：膝关节间隙略增宽。

[诊断] 左膝关节创伤性滑膜炎（证属血瘀气滞型）。

[辨证分析] 由于外伤使气血运行不畅，经络受阻，气为血之帅，气行则血行，故使膝关节肿胀、疼痛，屈伸不利。

[治则] 活血祛瘀，消肿止痛。

[处方] 活血消肿止痛汤。当归尾 15g，骨碎补 15g，土鳖虫 10g，赤芍药 15g，红花 20g，桃仁 10g，泽兰 10g，薏苡仁 30g，苏赤木 10g，川牛膝 15g，制乳香 5g，制没药 5g，广陈皮 15g，王不留行（包煎）20g，穿山甲（炮）15g，延胡索 10g。日 1 剂，7 剂水煎服。

外用熏洗 II 号泡足，日 2～3 次，每次 1 小时以上。

嘱患者避风寒，注意休息。

9月12日复诊。

患者自诉左膝关节肿胀渐退，压痛减轻，屈伸活动轻度受限，浮髌试验（＋），效方不更，续服1周，继用熏洗Ⅱ号泡足2周。嘱患者忌食辛辣、油腻食物，适当进行膝关节功能锻炼。

随诊左膝关节肿胀基本消失，无明显压痛，屈伸活动良好，继用熏洗Ⅱ号泡足1周，以巩固疗效，嘱患者加强膝关节功能锻炼，避风寒，注意保暖。1周后症状基本消失，膝关节屈伸自如。

按语：膝关节滑膜炎病因复杂，种类较多，临床中以创伤性、增生性、风湿性、类风湿性为多见。膝关节的关节囊滑膜层是构成关节内的主要结构之一，膝关节的关节腔除了股骨下端内外侧髁、胫骨平台及髌骨的关节软骨面之外，其余的大部分为关节囊滑膜所遮盖。滑膜富有血管，血运丰富。滑膜细胞分泌滑液，保持关节软骨面的滑润，并能吸收营养，排除代谢产物，增加关节活动的范围。一旦滑膜病变，如不及时、有效地处理，则发生滑膜功能障碍，影响关节活动而成为慢性滑膜炎，因长期劳损软骨面脱落，关节面遭到破坏，逐渐形成增生性关节炎。

创伤性膝关节滑膜炎的产生，主要是瘀血、水湿滞留筋肌，遏阻气血周流所致。本病因瘀而造成气血运行不畅，则见筋膜瘀滞、水肿、增厚。由于外伤引起，以邪实为主，故在治疗上应辨证施治，祛邪兼以扶正。在内服中药的同时，要积极加强股四头肌的舒缩活动，以促进残留的肿胀消退，这对维持膝关节的稳定性，巩固疗效，具有积极意义。

本病例系膝部挫伤后为病，局部出血与渗液积滞，不得流行，故为肿为痛。其治以活血化瘀，消肿止痛为主，配以除湿化瘀，理气调中和胃药，共奏活血化瘀，消肿止痛之功。选用具有活血化瘀，舒经活络，祛风除湿，逐水消肿的中药外洗患肢，有利于改善局部的血液循环，减少渗出，降低炎性反应，消肿止痛，加速病理产物的吸收排泄。中药外洗的热效应和药物反应使痹阻凝滞得以温通，从而加快了滑膜损伤的愈合和关节功能的恢复，对增强膝周肌力，防止肌肉萎缩，起到了积极的作用。

十六、跟痛症

验案1

常某，男，52岁，教师。

2009 年 8 月 18 日初诊。

[现病史] 右足跟痛 4 个月。4 个月前，无明显诱因，右足跟痛，时轻时重，曾服过治风湿药不效，近日症状加重行走不便。

[查体] 右足跟底部触痛明显。脉象沉弦细，舌苔薄白。

[辅助检查] X 线摄片示：右足跟骨质疏松，足跟底部可见 0.5cm×1.0cm 骨刺。

[诊断] 跟痛症（证属骨刺型）。

[辨证分析] 该患身体羸瘦，面无华色，乃肝肾虚损之象。故而髓虚不能养骨，血少不能荣筋，加之日常久立工作，积累劳损并骨刺为患，而致足跟痛症。

[治则] 补益肝肾，养血舒筋，通络止痛。

[处方] 熟地黄 50g，鸡血藤 30g，骨碎补 30g，仙灵脾 15g，山萸肉 15g，当归 15g，川草薢 15g，生黄芪 30g，紫丹参 20g，白芍 20g，延胡索 15g，制香附 15g，炙甘草 7.5g。日 1 剂，连服 2 周。

外用熏洗 II 号泡足，足跟紧贴药袋，凉则加热，持续 1 小时以上，每日 2～3 次。

9 月 23 日复诊。

服药和熏洗药 2 周，症状逐步减轻，嘱按前方继服 2 周，加用骨质增生丸（每次 2 丸，每日 2 次）。继用熏洗 II 号泡足。

10 月 8 日三诊。

患者自述，用药至 9 月末，足跟已不痛，行走自如。

验案 2

王某，男，65 岁，退休工人。2009 年 11 月 10 日初诊。

[主诉] 双足跟痛 3 月余。

[现病史] 3 个月前无明显诱因而出现双足跟隐隐作痛，右足跟疼痛较甚。症状逐渐加重，近日行走、站立疼痛愈烈，不能坚持正常工作。素患慢性肾炎。

[查体] 慢性病容，双足跟外形正常，足跟底部按痛显著，右侧为著。脉沉细弱，舌淡，苔薄白。

[实验室及辅助检查] 血常规正常。尿常规：尿蛋白（++）。X 线摄片示：双足跟骨质疏松，未见到骨刺。

[诊断] 跟痛症（证属虚损型）。

[辨证分析] 该患者年老体弱，素患慢性肾炎，肾阴耗伤，久而不愈，水

不涵木，肝肾俱虚，筋骨失养，又因全身重力下迫于足跟，过于承重而致足跟痛。

[治则] 滋养肾阴，养血荣筋，补虚定痛。

[处方] 熟地黄30g，制龟甲20g，山萸肉15g，鸡血藤30g，生杭芍20g，当归15g，紫丹参15g，生牡蛎30g，生黄精20g，肉苁蓉15g，骨碎补20g，莱菔子10g，生甘草10g。日1剂，连服2周。

外用熏洗Ⅱ号泡足，日2～3次，每次1小时以上。

11月25日复诊。

足跟痛症状减轻，站立或走路稍多时，右足跟仍痛，但较轻。效不更方，按前方继服1周，改服骨质增生丸，每次2丸，每日3次。继用熏洗Ⅱ号泡足，又经2周治疗，双足跟已不痛，能行走自如。

按语：跟痛症多为中、老年人肝肾不足，或久病体虚，气血衰少，筋骨失养；或久行久立，造成足底部皮肤、皮下脂肪、跖筋膜负担过重，引起劳损或退变所致。亦有因跟骨骨刺发生于跟骨底面结节前缘，使跖筋膜和足趾短肌在跟骨结节附着处受累，牵拉骨刺，发生慢性炎症反应而致疼痛。本病起病缓慢，多为一侧发病，可有数月或数年的病史，足跟部疼痛，晨起后站立或行走时疼痛较重，行走片刻后减轻，但行走过久又加重症状。其特点是足部不红不肿，跟骨的跖面和侧面有压痛，若跟骨刺较大时，可触及骨性隆起。X线摄片多显示骨质增生，但与临床表现不成正比。

有人认为体态肥胖，体重增加与本病的发生有关。作者认为体态肥胖、体重增加，足部负担过重也可能是本病的一个诱因，或能加重本病的症状，但不一定是主要因素。仅就以上两个病例来看，验案1体质不健，形态羸瘦；验案2久病体虚，脉细无力。均显一派虚象。由此可见，本病的真正原因，乃肝肾俱虚，筋骨失养所致，虚是本病的本，痛乃本病的标，故此，治本才能达标。所以验案1补益肝肾，养血舒筋，通络止痛而收功；验案2滋养肾阴，养血荣筋，补虚定痛而治愈。可见辨证、审因、施治的重要。

十七、退行性骨关节病

刘某某，女，65岁。

2010年10月14日初诊。

[主诉] 右膝部间歇性疼痛3年，加重2周。

[现病史] 3年前不慎扭伤右膝，即觉右膝部疼痛，曾自服云南白药后缓

解，每遇凉、上下楼梯或蹲起时疼痛明显，今日症状逐渐加重，畏寒肢冷，故前来就诊。

［查体］膝关节周围压痛，肤温正常，被动活动时可听到膝关节摩擦音，浮髌试验（－），麦氏征（＋），侧方挤压试验（＋）。舌淡红，苔薄白，脉沉缓。

［辅助检查］X线摄片示：胫骨髁间嵴稍变尖，平台边缘有骨质增生。

［诊断］膝关节骨性关节炎，退行性骨关节病（肝肾亏虚，寒湿痹阻）。

［辨证分析］本病系年老体弱，肝肾亏虚，筋骨不得濡养，复感寒湿之邪，筋骨不利，发为本病。

［治则］补肝益肾，强筋健骨。

［处方］熟地30g，肉苁蓉20g，鹿衔草20g，骨碎补20g，淫羊藿20g，鸡血藤20g，莱菔子10g，独活15g，防风15g，蚕沙15g。10剂，每日1剂水煎，一日2次口服。

10月24日复诊。

患者自述膝部疼痛减轻，但遇寒时疼痛加重。舌淡红，苔薄白，脉缓。经辨证，患者仍为肝肾亏虚，寒湿痹阻之症。故治仍以补肝肾、强筋骨为主。继用前方10剂，嘱服2周。辅以神灯理疗，每日2次，每次15分钟。

11月3日三诊。

患者自述膝部略有疼痛。继用前方5剂，嘱服2周。辅以神灯理疗。指导患者进行膝部无负重功能锻炼。

经治疗，患者症状基本消失，可以正常工作生活。追诊半年，未见明显复发。

按语：骨性关节炎是一种慢性关节疾病，又称增生性关节炎、肥大性关节炎、老年性关节炎、骨关节病、软骨软化性关节病等。它的主要病变是关节软骨的退行性变和继发性骨质增生。它可继发于创伤性关节炎、畸形性关节炎。本病多在中年以后发生。好发于负重大、活动多的关节，如脊柱、膝髋等处。

西医学认为，原发性骨性关节炎的发生，是随着人的年龄增长，关节软骨变得脆弱，软骨因承受不均压力而出现破坏，加上关节过多的活动，易发生骨性关节炎，下肢关节和腰椎多见。继发性骨性关节炎可因创伤、畸形和疾病造成软骨的损害，日久导致本病。关节软骨由于年龄增长、创伤、畸形等，软骨磨损，软骨下骨显露，呈象牙样骨，在关节缘形成厚的软骨圈，通过软骨内化骨，形成骨赘；关节囊产生纤维变性和增厚，限制关节的活动，关节周围的肌肉因疼痛而产生保护性痉挛，使关节活动进一步受到限制，增加了退行性变进程，关节发生纤维性强直。

中医学认为肝藏血，血养筋，故肝之合筋也。肾主储藏精气，骨髓生于精气，故肾之合骨也。诸筋者，皆属于节，筋能约束骨节。由于中年以后肝肾亏损，肝虚则血不养筋，筋不能维持骨节之张弛，关节失滑利，肾虚而髓减，致使筋骨均失所养。或过度劳累，日积月累，筋骨受损，营卫失调，气血受阻，经脉凝滞，筋骨失养，致生本病。本验案方以熟地、肉苁蓉、鹿衔草、淫羊藿补肝肾、壮筋骨，骨碎补、鸡血藤舒筋通络，莱菔子健脾胃以助补肝肾之功，又因复感寒湿之邪，故加独活、防风、蚕沙。

十八、类风湿关节炎

清热利湿、疏风活络法治疗类风湿关节炎

李某，男，23 岁，农民。

1998 年 6 月 4 日初诊。

［现病史］两膝及两踝关节红肿灼痛 30 多天。患病原因不清，该患近日两手亦肿痛，时常发热，口干，不思饮食，小便深黄，尿道灼热，大便秘结，曾经用过抗生素和治风湿药不见效。

［查体］体温 37.5℃，脉搏 96 次 / 分，脉象滑数，舌质红，苔黄腻。两下肢不能直立，步履艰难。双膝关节肿胀，踝部微红，扪之热，压痛明显。两手指间关节略呈梭形肿胀，握拳受限。心肺未见明显异常。

［实验室及辅助检查］白细胞 11.8×10^9/L，中性粒细胞 69%，血沉 35mm/h，抗 "O" 600U，类风湿因子（＋）。X 线摄片示：左手指间关节变窄，且显梭形肿胀阴影（食、中、环指为著），骨质普遍疏松。

［诊断］类风湿关节炎（证属湿热痹型）。

［辨证分析］证属"热痹"范畴，且偏湿挟风。

［治则］清热利湿，疏风活络。

［处方］薏苡仁（包煎）30g，苍术 20g，土茯苓 20g，秦艽 15g，川牛膝 15g，忍冬藤 25g，黄柏 15g，豨莶草 15g，泽泻 15g，汉防己 15g，泽兰 15g，紫丹参 15g，蚕沙 15g，大黄（后下）15g。日 1 剂，嘱服 1 周。

6 月 11 日复诊。

患者自述两膝肿胀略消，疼痛略轻，两腿仍不能直立，走路困难，不思

饮食。脉滑数，舌质红，苔薄黄稍腻。两手指间关节梭形肿胀仍然，但屈伸活动略进步。双膝关节肿胀渐消，不红，双踝关节仍肿胀不减，但已不红，灼热稍减。症属瘀湿较深，故肿热难消。前方加细生地、苦参、虎杖、麦芽，嘱服1周。

6月18日三诊。

四肢关节疼痛减轻，肿已渐消，可以扶拐行走，但支撑力差，食纳略增，小便已无灼热感，大便正常。脉象濡数，舌质微红，薄黄苔。两手指间关节肿胀渐消，可以自动握拳但无力。两膝关节肿胀基本消退。而双踝仍轻度肿胀，皮温不高，不红，仍有轻压痛。效不更方，遵前法前方嘱服10天再诊。

6月29日四诊。

左手已不痛，两腿可以直立，不扶拐可短距离行走。但全身无力，气短，有时心烦，口干而渴欲饮，食纳稍增进。体温36.6℃，脉搏78次/分。脉虚弦，舌质淡红，薄黄苔已退。血象正常。两下肢行动已有支撑力。略显跛行，双膝肿消，唯右踝关节仍有轻度肿。风湿悉退，肿热渐消，恐久用渗利散风之剂而耗阴伤气。遂拟新方，以理将愈之疾，以示巩固。拟方如下。

黄芪25g，细生地20g，鸡血藤20g，淮山药20g，薏苡仁（包煎）30g，白术20g，土茯苓20g，忍冬藤30g，骨碎补20g，五加皮20g，豨莶草15g，石斛15g，陈皮15g。日1剂，嘱服2周。

7月14日五诊。

患者自述手已不痛，但觉发胀，晨起时较明显，膝关节仍有酸胀感，除右踝关节仍有轻度肿痛外，其他自觉症状均好转。四肢关节，除右手食、中指及右踝仍有微肿外，皆趋正常。遂嘱按前方继服2周，以巩固疗效。

按语：类风湿关节炎是一种慢性炎症，为胶原质综合征之一，与风湿热可能是同一病原的疾病。在国外女性患者比较多，在我国则并不尽然，不过临床上以青壮年为多见。

本病例系一湿热痹患者，其治以清热利湿为法，并遵喻嘉言、徐灵胎，甘寒亦可通经除痹，且甘寒犹未足适量，必加苦寒。热痹疗法，则详于本经，本经有多条论及苦寒主开痹。应根据疾病的主要症结，以甘寒养血，润液撤热，佐以苦寒之品，不仅不为之伤，而遂收显效。可见师之法实在可贵耶！

治疗本病，自拟清热利湿法，用清热疏风汤。药以薏苡仁、苍术之益气健脾除湿邪为主药；合土茯苓、防己、泽泻以助其淡渗化湿之力；配忍冬藤、黄柏以清热解毒消肿；豨莶草、晚蚕沙、秦艽以通络舒筋祛风；益以紫丹参、泽兰、川牛膝、川大黄之破瘀血化凝滞，除湿热。诸药相伍于湿热痹证而奏良效。

刘老认为，本病系"风湿淫热流注经络所致"。然有偏热、偏湿、挟风的不同。故临床审因、辨证、治理应详，若其人发热不恶寒，汗出热不解，关节红肿热痛拒按，口干渴喜冷饮，舌苔黄糙，脉象弦数或滑数，乃热偏盛，治宜清热解毒为主，重用生石膏、金银花、连翘、知母、竹叶等；若发热微恶寒，关节肿痛，四肢沉重，胸闷纳呆，口不渴，或口干而不欲饮，脉弦滑或滑数，舌苔淡黄而腻，属湿偏盛，宜重用薏苡仁、苍术、土茯苓（或茯苓）、汉防己、黄柏等药；若关节疼痛，游走不定者，为挟风之证，治当以疏风通络，选用秦艽、豨莶草、海桐皮、威灵仙等药；若后期气阴亏损，全身乏力，关节变形，甚至僵硬不用，则不宜过用渗利、风燥之药，以防尅伐之弊。

十九、痛风性关节炎

张某，男，42岁，干部。

2003年5月10日初诊。

[主诉]左足肿痛7天。

[现病史]7天前吃过海鲜，喝大量啤酒后，即觉左足疼痛，未曾治疗，昨晚左足剧烈疼痛而惊醒，稍活动或轻触患处，即疼痛难忍，今日清晨疼痛稍有缓解，遂来本院治疗。

[查体]一般情况尚可，体温正常，舌红，苔黄腻，脉滑数。左足第1跖趾关节周围红肿，肤温较高，压痛明显，行走不便。

[实验室及辅助检查]血尿酸593mmol/L，血沉40mm/h，白细胞计数正常。X线摄片示：左足正斜位片未见明显异常。

[诊断]急性痛风性关节炎（证属湿热痹阻型）。

[辨证分析]因平素过食膏粱厚味以致湿热内蕴，侵袭经络，邪郁化热湿热凝炼成痰，流窜肢节为患。

[治则]清热利湿，通络消肿止痛。

[处方]忍冬藤50g，薏苡仁30g，土茯苓30g，败酱草30g，车前子(包煎)30g，蚕沙15g，虎杖15g，延胡索15g，刘寄奴15g，苍术15g，赤芍15g，知母10g，玄参15g。日1剂，水煎服，嘱服1周。

嘱患者在生活上应避免劳累，戒酒，忌食海鲜及动物内脏、黄豆及其制品，有助于本病的治疗和防止复发。

复诊时左足肿痛基本消失，复查血尿酸、血沉、血常规恢复到正常范围。嘱按前方继续服药 10 剂，以巩固疗效。

10 天后复查，症状完全消失而愈，嘱其避风寒及注意饮食，防止再次复发。

按语：痛风，又称历节风，白虎历节，因多发于关节故称痛风性关节炎。痛风性关节炎是较常见且易误诊的一种嘌呤代谢紊乱性疾病，属中医学痹证范畴，且历代医家有所论述。《时方妙用》云：痛风"肢节肿痛，《内经》谓之贼风，后人谓之痛风……痛风脉浮紧，头痛恶寒发热，为新受之邪……痛风久不愈，以痛久必入络也。"近代顾伯华《中医外科手册》指出："痛风为平素过食膏粱厚味，以致湿热内蕴，兼因外感风邪，侵袭经络，气血不能通畅而成，反复发作，遂成瘀血凝滞，经络阻塞，关节畸形"。近年来，由于经济的发展、饮食结构的改变以及人类寿命的延长，痛风的发病率逐年上升，已成为中老年男性的常见病。目前西医学对该病尚无根治方法，仅以秋水仙碱、非甾体类抗炎药止痛，别嘌醇、苯溴马隆等降低血尿酸治疗，大多缺乏病因治疗，同时这些药都具有明显的不良反应，如胃肠道不适、皮疹、影响肝肾功能及造血系统等等，因此，探讨运用中医药治疗痛风已成为当今一个重要的研究课题。

本病例属湿热痹阻型，方中以土茯苓、车前子、汉防己利湿解毒消肿；薏苡仁、苍术、败酱草、忍冬藤清热解毒；黄柏清下焦湿热，能增强肾血流量而促进血尿酸排泄；苍术健脾除湿，可消除局部炎症反应，缓解关节肿痛；蚕沙祛风和中化湿；刘寄奴、赤芍、知母、玄参、虎杖清热凉血化瘀；延胡索活血止痛。诸药合用，共奏湿除热解，利关节而肿消痛除，使痹阻瘀滞通达之效。

本病与饮酒、厚味、潮湿、受凉有关，或因过食厚味则多湿多痰，加之饮酒（尤其啤酒）则易水湿浊痰停留，脾胃运化失职，代谢瘀积凝滞沉积而成。因此嘱患者忌烟、酒和肥肉等很重要。还要多喝白开水、避风寒，保持小便通畅，才能更好的防止疾病的发生与发展。

二十、骨质疏松症

李某，女，55 岁，退休职员。

1999 年 8 月 15 日初诊。

[现病史] 腰背痛 2 年余。无明显诱因，自觉晨僵现象明显，四肢沉重，

乏力，腰背酸痛，时轻时重，近一个月症状加重。50岁绝经。服过大量"盖中盖"等，无明显效果。脉沉弦，舌质淡，苔薄白。

［查体］轻度驼背，活动轻度受限，脊柱广泛压痛，直腿抬高试验（－）。

［辅助检查］X线摄片示：脊柱（胸腰段）后凸变形，各椎体呈鱼尾状改变，骨质疏松。

［诊断］骨质疏松症（骨痿）。

［辨证分析］肾虚髓减，脾弱精衰，故骨失充养而致骨松变（骨痿）。

［治则］补肾，益脾，壮骨。

［处方］仙灵脾25g，肉苁蓉20g，鹿角霜15g，熟地黄15g，鹿衔草15g，骨碎补15g，全当归15g，生黄芪20g，生牡蛎50g，川杜仲15g，鸡血藤15g，广陈皮15g，制黄精15g，炒白术15g。日1剂，嘱服2周。

8月29日复诊。

服药2周，症状逐渐减轻。唯睡眠欠佳。拟前方加夜交藤25g，生龙齿25g，嘱再服2周。

9月13日三诊。

晨僵、腰酸背痛明显减轻，步履较前轻松、有力，睡眠好转。嘱仍按前方继续治疗月余，后服健骨宝胶囊而收功。

按语：骨质疏松多见于老年人或绝经后的妇女，是腰背痛较常见的原因之一。国外文献报道，凡年龄大于50～60岁的男性和大于40～50岁的女性都有不同程度的骨质疏松。国内郭世绂（1983）报道100例，年龄多在50～70岁之间，男女之比约为1：2。因此，本病又有"增龄性骨质疏松""老年性骨质疏松"等称谓。中医学对本病虽无系统的论述，但从其临床表现及骨结构改变上看，当属"骨痿""腰背痛"等范围。《素问·痿论》云："肾气热，则腰脊不举，骨枯髓减，发为骨痿。"腰脊不举，就是腰部不能挺直过伸，此与骨质疏松症主要特征"圆背"畸形，腰背不能挺直是一致的。由此可见本病的发病机制是以肾虚内在因素为根本，风寒湿邪以及小外伤的侵袭、积累为外因。然本病虽属先天之肾气虚，本在先天，日久势必影响后天之脾胃，运化失职，营养补给不充，气血虚衰等见症。故其治在补肾益精的同时，必须兼理脾胃以求全功，是治法之大要也。

本病例是一绝经后妇女，其病因乃属肾脾俱虚之候。故治以自拟方"补肾壮骨羊藿汤"。药用仙灵脾（淫羊藿）入肝肾经，补命门，兴肾阳，益精气，以"坚筋骨"也，主腰膝酸软无力，肢麻，痹痛，为君药；合臣药肉苁蓉、鹿角霜之入肾充髓，补精，养血益阳，与君药相配伍，其强筋健骨之力益著；配熟地黄之滋肾阴健骨，骨碎补、鹿衔草以入肾补骨镇痛，当归之补血，黄芪、牡蛎、杜仲益气敛精，盖有形之血赖无形之气而生，故久病或年老体衰，气血不足，精少，力疲，骨痿筋弱者，于此将会获得很大裨益；加入鸡血藤之活血补血，通经活络住痛，以取"通则不痛"之功。黄精、白术、陈皮以益气补精，健脾和胃，且可拮抗本方滋补药腻膈之弊，皆为佐使药。以上诸药相伍，有补命门，壮肾阳，滋阴血，填精髓，通经络，健脾胃，坚筋骨之功效。

本方药临床应用 30 多年，疗效可靠，无任何不良反应。但在辨证、审因、论治的基础上，加减变通甚为重要。

二十一、手法复位与夹板外固定相结合治疗桡骨远端伸直型骨折

袁某某，男，65 岁，退休工人。

2011 年 11 月 2 日初诊。

[主诉] 左腕部疼痛 3 小时。

[现病史] 3 小时前在冰面行走时不慎滑倒，左腕着地，当即出现左腕部疼痛、肿胀，活动不利，故来本院门诊就治。

[查体] 患者痛苦病容，时发小声呻吟，懒言。营养中等，身体较强壮。左腕部肿胀，活动受限，有明显的异常活动，周围压痛，骨擦音（＋）。脉象弦紧，舌苔淡红。

[辅助检查] X 线摄片示：桡骨远端距关节面 3.5cm 左右处可见一横断骨折线，远折段向背侧及桡侧成角移位。

[诊断] 左桡骨远端伸直型骨折（柯莱斯骨折）。

[辨证分析] 本病由间接暴力所造成，骨折后断端移位明显，软组织损伤。骨折移位的方向，除受外力和肢体重力的影响外，主要是受肌肉牵拉所致。

[治法] 对于患者行手法复位后，以夹板外固定治疗。

采用拔、伸、牵引、挤、按、折顶等手法使之复位，同时使腕掌屈、尺偏，以纠正移位。先在骨折远端背侧和近端掌侧分别放一平垫，然后放上夹板，夹板上端达前臂中、上 1/3，桡、背侧夹板下端应超过腕关节，限制手腕的桡偏和背伸活动，扎上三条布带，最后将前臂悬挂胸前，保持固定 2 周后复查。口服散瘀活血汤，每日 3 次，一周后改服接骨丹，每日 3 次。

11 月 16 日复诊。

经 2 周治疗，左腕部肿胀基本消退，X 线透视下见骨折对位对线良好，维持夹板固定。嘱其加强患侧的肌肉功能锻炼。继续口服接骨丹，每日 3 次。2 周后复查。

随诊左腕部无明显疼痛，肿胀消退，X 线透视下见骨折对位对线良好，有大量骨痂形成，除去夹板外固定，然后嘱患者积极练习腕的伸屈活动。1 个月后骨折临床愈合，3 个月后嘱其可完全进行腕关节功能活动。

按语：柯莱斯骨折，又称桡骨远端伸直型骨折，临床上较常见，桡骨远端骨质疏松膨大，主要由松质骨组成，上端与桡骨干间质骨相连，此处为力学结构薄弱点，故易造成骨折。笔者近年来运用手法复位与小夹板局部外固定治疗本病收到良好的效果。《普济方·折伤门》首先记载了伸直型桡骨下端骨折移位特点，采用超腕关节夹板固定。《伤科汇纂》把桡骨下端骨折分为向背侧移位和向掌侧移位两种类型，即伸直型和屈曲型，并采用合理的整复和固定。目前国内外学者一致公认闭合手法整复为最佳治疗，采用手法整复，小夹板固定，合理的功能锻炼，必要的用药，可取得显著疗效。

本病往往涉及腕关节的损伤，临床上常因骨折端的短缩、下尺桡关节脱位而造成腕关节疼痛，创伤关节炎的发生。笔者认为骨折复位时应有足够的拔伸牵引力甚为重要，桡骨骨折端的嵌插得到松解，才能使骨折端达到解剖复位。整复后，伤肢维持固定在掌屈、尺偏位置上十分重要，能有效地控制尺桡下关节脱位。还应在整复后尽早进行腕关节功能锻炼，防止掌指关节粘连。

二十二、手法复位与牵引复位相结合治疗股骨干骨折

林某某，男，18 岁，学生。

1995 年 4 月 17 日初诊。

［主诉］左大腿肿痛，活动受限 3 个小时。

［现病史］3 小时前因过马路时被车撞伤后，出现左大腿肿胀、疼痛，活动受限，不能站立行走，经急诊收入我院治疗。

［查体］患者痛苦病容，面色苍白，时发小声呻吟，懒言；营养中等，身体较强壮。左大腿肿胀，上 1/3 异常活动，骨擦音（＋）。脉象沉弦，舌苔薄白根腻。

［辅助检查］X 线摄片显示：左股骨上 1/3 斜形骨折重迭移位。

［诊断］左股骨干上 1/3 骨折。

［辨证分析］本病由强大暴力所造成，骨折后断端移位明显，软组织损伤常较重。骨折移位的方向，除受外力和肢体重力的影响外，主要是受肌肉牵拉所致。

［治法］对患者左大腿行股骨髁上骨牵引，重量为10kg，24小时后，经X线透视下见骨折重迭移位已牵出，仅有侧方移位。遂即采用端、提、挤、按手法整复，X线透视下见复位满意，并于骨折近断端之前、外侧各置一棉纱平垫，远段断端后、内侧亦置一棉纱平垫，以股骨干夹板固定，于夹板外面近段断端的前、外方放一小型沙袋，左下肢置于托马氏架上，外展约30°，屈髋角度约60°，牵引重量用4kg维持。术后嘱其进行股四头肌收缩及踝关节背伸跖屈活动。口服散瘀活血汤，每日3次，一周后改服接骨丹，每日3次。

4月30日复诊。

经2周治疗，左大腿肿胀基本消退，X线透视下见骨折对位对线良好，牵引重量改为3kg维持。嘱其除继续加强骨四头肌收缩锻炼外，可端坐床上，用健足蹬床，双手撑床练习抬臀，使身体离开床面，头向后仰，胸、腹、患肢成一水平线，每日操练不少于3次。继续口服接骨丹，每日3次。

3周后伤肢无肿，无按痛。X线摄片示：骨折部已有大量骨痂形成。

治疗24日去掉牵引，患者出院嘱床上进行功能锻炼。嘱服壮筋续骨丹，每日3次。

4周后随诊骨折局部无压痛、无纵向扣击痛和异常活动，肢体无短缩、无成角，髋、膝关节可屈曲90°，嘱患者离床扶拐行走，加强功能练习。

32天后骨折临床愈合。嘱继服壮筋续骨丹1个月，以巩固疗效。

按语：股骨上1/3骨折，临床上较常见，由于其损伤机制和骨折部肌肉的牵拉而造成典型移位，给手法复位和固定带来一定困难。刘老近年来运用手法复位与牵引复位相结合、小夹板及棉纱垫等局部外固定治疗本病，收到良好的效果。

刘老体会，过去临床单纯采用手法复位给患者带来一定痛苦，软组织损伤面积大，骨折端出血多，均不利于骨折的愈合。自从采用了早期大重量快速牵引复位和手法复位相结合的方法，纠正了单纯手法复位的不足。除五周岁以内患儿用手法复位、夹板固定配合皮牵引外，对于六岁以上的患儿及成年人均采用骨牵引，牵引重量根据患者的年龄、体质、肌力情况和骨折重迭移位程度而定。一般成人为10～15kg，儿童4～8kg。牵引后，在12～48小时内X线透视或摄片复查，若重迭已牵出而仅有侧移畸形者，及时用端、提、挤、按手法；如旋转或背向移位者，则用回旋手法使之矫正。复位后仍有轻度侧方移位或成角者，于外面加用棉纱垫二点或三点加压，再以小夹板做局部外固定；若固定力弱，近段断端复位不够满意时，可于骨折近段断端前、外方加沙袋迫其持续复位，待各方移位均获得矫正后，牵引重量可逐渐减轻，一般用维持量 3～5kg 即可。

患者体位与牵引方向很重要，为缓解髂腰肌、臀肌等对近段断端的牵拉，患者最好采用半卧位，屈髋 50°～70°，外展 30°，这样的体位易于矫正近段断端之向前、向外移位。在治疗过程中除髋关节高度屈曲、外展外，牵引方向要始终保持与肢体屈曲角度一致，即牵引绳角度要高，则有利于骨折远段断端去对合骨折近段断端，即所谓"子骨找母骨也"。再根据 X 线摄片所见，若骨折仍有移位或成角者，随时调正牵引方向及着力点，直至取得正确的复位。

小夹板、固定垫及沙袋的应用，要根据骨折移位的情况，采用形状不同的棉纱固定垫固定。若骨折近段断端向前向外移位，远段断端向内后移位，即将棉纱垫放置在近段断端的前、外侧，远段断端之后、内侧，然后捆好股骨干四块小夹板，做不超关节的外固定。再于夹板外面即骨折近段断端之前、外侧放一小沙袋（沙袋分大、小二种，大者长 20cm，宽 10cm，重约 1000g，小者长 15cm，宽 7.5cm，重约 500g），对于矫正骨折近段断端向前、向外成角有较好的效果。而且棉纱垫柔软、吸潮，较纸压垫优越，可避免压迫性溃疡的发生。为保持其固定后的位置，再于伤肢外侧加一 30° 外展板，以加强外固定作用，并有利于骨折的愈合。

准确无损伤地复位和合理地外固定为骨折愈合创造了有利条件。但骨折能否迅速愈合，关键在于功能锻炼，只有及时合理地进行功能锻炼，才能增强骨代谢，提高组织修复能力，促进骨折的迅速愈合和功能恢复。因此，在骨折复位固定后，即应早期积极进行合理地功能锻炼。牵引后就开始做股四头肌收缩及踝关节背伸跖屈活动，第二周即应端坐床上用健足登床，并用双手撑床练习抬臀，使身体离开床面，头向后仰，胸、腹、患肢成一水平线，反复进行锻炼，直至去掉牵引。

在治疗期间内服中药，对纠正因损伤引起的脏腑、经络、气血功能失调，促进骨折的愈合有良好作用。骨折局部出血形成血肿（瘀血），是损伤后的必然症状，但如果血肿过大（瘀血过多）则会阻碍全身气血的运行而影响骨折愈合。所以，根据中医学"血不活则瘀不去，瘀不去则新不生，新不生则骨不能续"和"瘀去、新生、骨合"的原理，在治疗过程中始终贯彻活血化瘀的治疗原则。早期以散瘀活血汤（当归尾、骨碎补、土鳖虫、赤芍药、红花、桃仁、泽兰、薏苡仁、苏赤木、川牛膝、制乳香、制没药、广陈皮，水煎服）或活血丸内服，肿胀渐消（骨折中期）可服接骨丹，待骨痂形成或形成缓慢则服壮筋续骨丹等固本培元，补益肝肾的药物。

二十三、自制蛙式固定器治疗先天性髋关节脱位

陈某某，男，16个月。

1989年3月18日初诊。

［主诉］家属代诉：小儿行走不稳，双下肢不等长，发现3个月。

［现病史］3个月前发现小儿走路不稳，有时跌跤，无外伤史。

［查体］患儿营养中等，活泼，行走不稳，两下肢不等长，艾利斯征（+），蛙式试验（+）。

［辅助检查］X线摄片示：左髋臼发育不良。髋臼指数：左40°，右22°，Calve线和Shenton线曲折，股骨头向上移位。

［诊断］先天性左髋关节脱位。

［辨证分析］本病出生时即已存在，病变累及髋臼、肌骨头、关节囊、韧带和附近的肌肉，导致关节松弛，脱位。

［治法］在全麻下手法复位、蛙式固定器固定治疗。

（1）手法：患儿取仰卧位，将髋关节屈曲至90°，再由一助手把持骨盆，使之固定。术者左手握持小腿上部，并向前拔伸，右手拇指顶住股骨大粗隆，当左手将患肢继续向前拔伸时，右手拇指将大粗隆向前向下推挤，左手趁势将患肢缓缓外旋、外展，使股骨头滑入髋臼，"咯噔"的滑入声，即复位。

（2）固定：复位后用蛙式固定器固定在两大腿外展到90°位置。X线摄片检查：复位良好。

4月20日复诊。

复位固定已1个月，情况良好，解开外固定，检查局部并施行轻度按摩手法，再固定。X线摄片复查示：脱位之股骨头已正确的纳入髋臼内。

6月20日三诊。

固定后3个月，X线摄片示：脱位之股骨头复位良好。

12月20日四诊。

经治疗9个月，X线摄片示：左髋臼上缘明显骨质增生，股骨头（骨骺核）发育良好。髋臼指数：左19°，右19°。解除固定器具，嘱逐步做功能练习。

经 1 年后随访，患儿已完全恢复正常功能。

按语：先天性髋关节脱位，是一种较常见的先天性下肢关节畸形，其发病率约占我国新生儿的 1‰，但与国外一般报道 4‰ 为低。

本病的真正原因，目前尚不甚完全明了，一般认为髋臼发育不良，臼窝变浅，特别是髋臼上缘发育不全，以致股骨头不能很稳定的容纳在髋臼内，是本病最基本的病变因素。若能早期发现，及时合理地进行治疗，可以获得理想的解剖学复位，否则任其发展，不仅畸形严重，而且会影响劳动能力。

刘老对本病采取手法复位，用自己设计制作的蛙式固定器，治疗先天性髋关节脱位，它代替了多年来沿用的笨重石膏固定，不仅经济简便，而且取得了较满意的效果。本案共观察治疗患儿 36 例，一般在 1～3 周岁之间。女性 27 例，占 75%，男性 9 例，占 25%，女与男的比例为 3∶1，较国外一般报道的 6∶1 为低。

先天性髋关节脱位的治疗方法，认识颇不一致，过去我们对 5 周岁左右的患儿采用皮肤牵引，手法复位，并且用蛙式或贝式石膏固定，从临床的实践中观察到，超过 3 周岁的患儿经上述治疗，失败者不为鲜见，不是复位欠佳，就是股骨头缺血性坏死。所以刘老对 3 周岁以上的患儿，一般不作手法复位和石膏固定，而 3 周岁以下的患儿，经手法复位和蛙式固定器治疗，效果均获 100% 的满意。

牵引、手法复位和妥善的固定，是目前治疗本病（指 3 周岁以下的）较理想的方法。但在治疗过程中，有几个问题值得注意：①要认真选择病例，尤其在年龄的界限上要严格一些，作者认为，超过 3 周岁者，则不宜勉强用手法复位，因为患儿年龄越大，复位越困难，即或经过一段时间的牵引，终因肌肉过于紧张，往往因股骨头受压，而致缺血坏死。②牵引的方法亦很重要，因为凡是需要牵引的患儿，年龄都较大，或移位较大，所以一开始则应沿身体长轴牵，而不是外展位牵（1 周后可逐渐外展牵），否则不仅不能牵伸髋关节屈肌，反而可使骨头紧压髂骨或关节盂唇，导致预后不良。③实施手法复位时，必须在全麻下进行，使肌肉放松。手法要温和、轻巧，作到"即知其病情，复善用夫手法"，切忌使用暴力，否则会造成骨折或股骨头缺血性坏死。④固定要准确，固定后要详细检查是否吻合肢体和固定位置，是否合乎要求。⑤及时摄 X 线片检查，甚为重要。

用自制的蛙式固定器治疗先天性髋关节脱位之所以获得成功，而有良效，在于它固定确实、可靠，其优点较多：本器具容易制作，经济、简单、使用方便、质轻，代替了笨重的石膏，不仅减轻了患儿肌体负担，同时也减轻了患儿家长的经济负担。更由于其固定方法灵活，术者可以随时矫正复位中的不足，在固定期间，患儿还可以洗澡更衣，在每次更换固定器具时，术者便于在患儿髋部进行按摩，以促进血液循环，促进髋关节的发育及髋臼窝的形成。

用蛙式固定器治疗的病例，虽然不算多，但可以确认本法比用石膏固定优越得多，并且造价低、方便、适用、效果好，故认为有推广应用的价值，以便在使用中不断地总结经验，加以改进，进一步提高疗效。

二十四、垫枕复位练功法治疗胸腰椎压缩性骨折

验案 1

孙某某，男，32 岁，农民。

2005 年 10 月 21 日初诊。

[主诉] 胸腰部疼痛 2 小时。

[现病史] 2 小时前因车祸致胸腰部疼痛，不能行走，受伤当日来院。

[查体] 截瘫指数 4 级（运动 1，括约肌 1，感觉 2）。舌暗红苔薄，脉弦紧。

[辅助检查] X 线摄片示：胸 12、腰 1 脊柱压缩性骨折，右关节突关节脱位，左第 3、4 肋腋前线处骨折。

[诊断] 胸 12、腰 1 脊柱压缩性骨折。

[辨证分析] 患者素体健壮，由于意外伤害，血溢脉外，经络瘀阻，经络不通，不通则痛故胸腰部疼痛。脉弦滑为伤后剧痛，血实气壅象。

[治则] 活血化瘀，理气止痛。

[处方] 复元活血汤加减。当归尾 20g，川芎 15g，丹参 15g，赤芍 15g，杜仲 20g，桃仁 15g，北柴胡 15g，红花 15g，山甲珠 15g，厚朴 15g，陈皮 15g，车前子（包）20g，大黄（后下）15g。12 剂，水煎服，1 剂日 2 次。

嘱患者第二天于胸腰椎高凸处垫枕，并配合治疗，刻苦练功。14 天胸腰部疼痛明显减轻，X 线摄片检查，关节突关节复位，椎体膨胀复位达 90%，停复元活血汤，投补阳还五汤加桑寄生 15g、续断 15g，冲服接骨丹，截瘫平面第 30 天基本消失。60 天基本治愈。

12 月 20 日复查。

患者感觉运动恢复，大小便能自控，生活完全能自理。

验案 2

郑某某，男，48 岁，工人。

2006 年 8 月 27 日初诊。

[主诉]腰痛 1 小时。

[现病史]患者于 1 小时前因在劳动工地高架上坠落地面，致腰痛不敢活动。当日入院。

[查体]血压 120/80mmHg。患者胸腰段触痛明显，但无神经损伤症状。患者精神状态良好，面色略显苍白。唇干，舌苔薄白根腻，脉弦滑。二便未解，少腹略膨隆，无包块。

[辅助检查]X 线摄片示：腰 1、2 脊椎屈曲型压缩性骨折，椎体压缩Ⅱ度，无附件骨折。

[诊断]腰 1、2 脊椎屈曲型压缩性骨折（椎体压缩Ⅱ度）。

[辨证分析]患者素体健壮，偶遇意外伤，精神状态尚好，但仍显痛苦病容。脉弦滑为伤后剧痛，血实气壅象。

[治则]其治当活血化瘀，疏通脏腑，理气祛痛为宜。

[处方]复元活血汤加减。当归尾 20g，川芎 15g，丹参 15g，赤芍 15g，杜仲 20g，桃仁 15g，北柴胡 15g，红花 15g，山甲珠 15g，厚朴 15g，陈皮 15g，车前子（包）20g，大黄（后下）15g。水煎 300ml，分 2 次，早晚温服。

次日患者解大便 1 次，头硬色黑，小溲深黄。腰痛减轻，小腹部膨隆亦减。饮食正常。治按前方大黄减 5g，煎 300ml，早晚服之。

即日于伤椎后凸处垫一薄枕促其缓慢复位。

第三日开始腰背肌功能锻炼，继服前药。

第五日于前方中减去大黄，加郁李仁 15g、神曲 15g 以润肠通便，疏通腑气，理脾和胃，固护中州，促进机体恢复。于是日始，每次冲服接骨丹 5g。增强接骨续筋之力。

第 10 天行 X 线摄片复查椎体已基本复位。嘱加强功能锻炼，继服接骨丹，每次 5g，每日 3 次。住院 56 天痊愈出院。

12 月 20 日复查。

脊椎无后凸畸形，活动自如，无腰背痛，已恢复正常工作。

按语：垫枕复位练功法治疗脊椎压缩性骨折，是根据中医学"脊柱屈曲型压缩性骨折过伸复位法"，亦即危亦林（1341 年）在《世医得效方》中首次记载的脊椎骨折的复位法："背脊骨折法：凡脊骨不可用手整顿，须用软绳从脚吊起，坠下身，其骨自归窠，未直则未归窠，须要坠下，待其骨直归窠。"然后用"大桑皮、松树皮"做夹板固定，危氏还强调"莫令屈，药治之"，是世界医学史上的最早创举。后世明清时期不仅沿用，更有发展。《医宗金鉴》对腰椎骨折脱位提出"但宜仰睡，不可俯卧或侧眠，腰下以枕垫之勿令左右移动。"实践证明"垫枕复位法"是完全可靠，适应证广，是首选疗法。对稳定型与不稳定型胸腰段骨折以及合并附件骨折包括合并椎板骨折者，均可应用。本例胸12、腰1压缩性骨折，右关节突关节脱位，肋骨骨折合并不全截瘫，应用垫枕复位练功法，疗效满意。我国中西医结合骨伤科专家尚天裕应用本法治疗了大量胸腰段压缩性骨折及其并发症，取得了成功经验，对后学启发很大；同时近人董福慧、肖冠军、高瑞亭、顾云五等专家均作了实验性研究，对垫枕的高度及练功要求和作用，都进行了有力的阐明。

二十五、清上瘀血，理气化痰法治疗肋骨骨折合并血气胸

李某某，男，52岁，农民。

1964年10月11日初诊。

[主诉] 胸胁痛1天余。

[现病史] 患者于昨日下午3时许，在秋收劳动中，不慎从车上坠落地面，被载重胶轮车从左肩及胁部擦压过去，当时患者痛苦难忍，时而神昏气促，伤势非常严重、危急，即至当地医院诊察抢救，注射镇痛剂后，建议转上级医院施行手术抢救。因患者本人及其家属不同意手术治疗，遂于晨来我院就医。患者自述小便困难，大便未解；口苦不欲饮食，咳嗽，咳时引伤处作痛，胸闷气短，心烦不适；左胁肋及背部均胀痛。

[查体] 呼吸28次/分，血压110/80mmHg。患者发育正常，营养中等，面黄无华色，两目无神，嗜睡，呼吸不畅，气促烦闷，时以右手抚摸左上胸，语声低微，懒言，表情痛苦，常有小声呻吟，口唇干裂，色淡。舌质红、苔黄而糙。脉弦细而数。头颈部无伤，两上肢肤色苍黄、左侧皮温稍高，右侧正常，右臂活动自如，左臂因伤痛不敢抬举，两下肢活动正常，脊柱无损伤，少腹部稍膨隆、拒按。损伤部渗血，压痛面积较广泛，左胸第2～5肋骨折端有明显凸起畸形，且有明显骨擦音，第6～11肋压痛明显，但无畸形，按之有骨擦感，左上胸部血肿，并有捻发音。

[实验室及辅助检查] 血常规：红细胞2.75×10^{12}/L，白细胞7.5×10^9/L，血红蛋白75g/L。X线摄片示：①左侧肩胛骨粉碎性骨折。②左侧1～11肋骨完全骨折。③左侧血胸。④左侧胸壁软组织内积气。

[诊断] 同X线摄片所见。

［治疗］本病系一严重的肩背胸胁部创伤，肩胛骨粉碎，11 条肋骨完全骨折合并血气胸。遵古法"瘀在上部者，当清上瘀血"之意，以防败血蕴肺、凌心，而致危笃难医。宜清上瘀血、理气化痰为治。

［处方］当归尾 25g，全瓜蒌 20g，白茯苓 20g，广陈皮 20g，五灵脂 15g，生蒲黄 15g，刘寄奴 15g，赤芍药 15g，牡丹皮 15g，北柴胡 15g，苦黄芩 15g，南红花 15g，桃仁 15g，细生地 15g，甘草梢 5g，水煎 300ml，血褐 3g，三七 5g 共研细面冲服。以上分 2 次早晚温服。

10 月 12 日诊查。

患者自述患处疼痛减轻，咳嗽、胸闷气短仍然，睡眠不实、多梦，少腹膨胀稍减，小便时阴茎作痛，排尿不畅，尿色黄赤量少，大便未解，食纳不香，口渴不喜饮。查体神志清醒，语言合作，表情苦闷，时出小声呻吟，面色仍萎黄、无华色，口唇干裂，舌质红、苔黄仍糙。脉象弦细而数，呼吸 24 次 / 分。骨折处无不良变化，擦伤部无感染现象，左胸及腋下肿胀仍然，捻发音（＋），触按少腹部疼痛稍减。拟方如下。

当归尾 25g，全瓜蒌 25g，牡丹皮 15g，京赤芍 15g，川厚朴 15g，川贝母 15g，广陈皮 15g，五灵脂 15g，生蒲黄 15g，苏赤木 15g，明没药 10g，北柴胡 10g，大黄（后下）15g，车前子（包）15g，淡竹叶 10g，甘草梢 7.5g，水煎 300ml，血竭 3g，三七 5g 共研细面冲服。以上分 2 次早晚温服。

10 月 13 日诊查。

患者自述伤处已不痛，咳嗽、胸闷稍减，气短仍然，睡眠不实。少腹胀满大减，小便时阴茎已不痛，尿仍赤、量略增，大便未解，饮食稍增，口干不喜饮。患者神清语明，表情仍苦闷，面色萎黄，口唇干裂色淡，舌质淡红、苔黄腻，脉仍弦细而数，呼吸 21 次 / 分。外伤情况良好，骨折处无不良变化，擦伤皮肤良好，左胸及腋下肿胀渐消，捻发音（＋）。

本病虽然渐趋好转，无恶化现象，但血气胸症状仍未完全消退，并数日大便未解，溲赤而涩，亦非佳兆。故其治仍应继用活血化瘀，理气化痰，疏通腑气为宜。前方加火麻仁 20g，麦门冬 15g 再进 1 剂。

10 月 14 日诊查。

患者于昨天下午解大便 1 次，色黑而硬，小溲仍赤，量已增多，少腹略感轻松，胸闷气短减轻，咳嗽大减。睡眠仍不实，饮食增加，口干微渴，时有全身不适，发热，呈轰热状。夜眠盗汗，头晕，耳鸣，伤处已不痛。患者精神稍振，表情略显笑容，面黄稍透红润，唇干色淡，舌质淡红、苔薄而黄，脉细数无力。呼吸 20 次 / 分。血常规：红细胞 3.74×10^{12}/L，白细胞 8.4×10^9/L，血红蛋白 80g/L。局部所见良好，左胸及腋下肿胀已消大半，捻发音（＋）。

本病经 3 天治疗，基本有所好转，病情基本稳定。虽患者素体较壮，但因伤势过重，气血津精损耗较大。故后步治疗理应补而行之，不致攻邪伤正，或补正而留邪。拟方如下。

人参 15g，黄芪 25g，当归 30g，川芎 15g，赤芍 15g，白芍 15g，生地 15g，丹皮 15g，石菖蒲 15g，远志 15g，茯神 15g，赤木 15g，枳壳 15g，瓜蒌 20g，桃仁 15g，竹叶 15g，大黄（后下）15g，水煎 300ml，接骨丹 10g 冲服，以上分 2 次早晚服之。该方服至 11 月 5 日（在此间略有加减）。

11 月 6 日诊查。

经过 3 周多的治疗调养，精神状态良好，食欲增加，二便调和，呼吸均匀，睡眠安适，全身无不适感。患者局部大面积擦伤已痊愈，骨折处无压痛和骨擦感，左胸及腋下肿胀消失，捻发音（－）。左上肢已能抬举和外展，自动或被动活动无疼痛和障碍。血常规：血红蛋白 115g/L，红细胞 4.1×10^{12}/L，白细胞 8.6×10^9/L（11 月 2 日检验）。经过细致检查，认为患者病情恢复良好，本着"动静结合"的治疗原则，协助患者于本日开始坐起练功活动及深呼吸（约 15 ～ 30 分钟），每日有规律地进行 2 次。患者除稍感气短外，无其他不良反应。续上方治疗（略作加减），至 11 月 11 日离床活动。除稍感心跳、气短和胁部板硬不适外，余无不良反应。

11 月 23 日。

X 线摄片检查示：骨折愈合良好，血气胸现象已消失。此后仍遵前法调治。

于 12 月 1 日始，患者主动作些轻微劳动，如打水、擦地板等。亦无不适感觉。

于 12 月 8 日（共住院治疗 57 天）痊愈出院。

按语：11 条肋骨完全骨折，同时发生肩胛骨粉碎性骨折合并严重血气胸的危重患者，我们过去不仅没有治过，而且在文献上也很少发现此类报道。为了救死扶伤，积极抢救这位操持过 20 多年农活的农民老大爷，遵照中医学"瘀在上部者，当清上瘀血"之意，以防败血蕴肺、凌心，而危笃难医。遂立"清上瘀血，理气化痰法"拟以当归之补血、活血、和血、养血，血分之要药为君；辅以瓜蒌、茯苓、陈皮之宽胸利膈，理气化痰。五灵脂、生蒲黄（失笑散）善活血行瘀，除瘀血内阻、散结止痛为臣药；配桃仁、红花、赤芍、牡丹皮、刘寄奴等寓于活血化瘀药中之力益著，尤以刘寄奴善解胸腹胀闷、破血逐瘀，柴、芩、生地、血竭、三七之凉血止血，且理胸胁之郁滞不舒，为佐使药。由此，诸药相伍则清上瘀血、理气化痰、和血止血之功收矣。在治疗过程中，二便不通、腑气郁滞、腋下瘀肿难消、捻发音明显存在、少腹拒按，故而加重理气化痰、疏通腑气，遂投厚朴、贝母、车前子、大黄等药而取效。历3日后，诸症渐趋好转，继治当补而行之，壮气血、益津精，在缓补的前提下，不致补而留邪，攻而伤正之虞。故以参、芪为君药；归、芎、芍、地为臣药。益以茯神、远志、菖蒲之安心神开心窍，醒脑镇静；配瓜蒌、枳壳以宽胸利膈，苏木、桃仁活血化瘀，竹叶淡渗利尿，大黄通腑利便，均为佐使药。同时予接骨丹以利断骨之愈合。

二十六、升清降浊，通络醒脑法治疗脑震荡后遗症

张某某，男，43岁，工人。

1996年1月12日初诊。

[主诉]头痛、眩晕、恶心、烦闷，睡眠不实，左眼视物模糊一月余。

[现病史]该患缘于一个月前从高架上跌坠致头部伤损，当时头面部及左肩均有皮肤擦伤，局部少量渗血，昏迷不省人事，经某医院抢救复苏，擦伤创面已完全治愈。但留有上述症状，经多方治疗不效。遂来院经余诊治。

[查体]患者精神不振，言语合作，脉象浮滑，舌质淡红，苔薄白，血压130/90mmHg，体重58kg，眼底检查未见出血，两侧瞳孔不等大，左眼对光反应迟钝，视物不清，头面部左侧有擦伤脱痂痕。四肢活动不受限，颈软、腹部无包块，肝脾未触及，未引出病理反射。

[诊断]脑震荡后遗症。

[辨证分析]此系髓海震伤，瘀血阻滞经络，流行不畅，复感外邪潜踞于内，精明受扰，致脏腑之气血不得上注清窍，而现上述见症。

[治则]首当清解外邪，佐以升清降浊，逐瘀之法。

[处方]紫丹参20g，钩藤20g，天麻15g，川芎15g，谷精草15g，蔓荆子15g，菊花20g，白芷15g，防风10g，旋覆花(包煎)15g，细辛3g，薄荷(后下)10g。日1剂，嘱服1周。

1月20日复诊。

头痛，眩晕均减轻，恶心少作，左眼视物仍不清，心烦失眠、多梦。前方减防风、细辛。加活血逐瘀之桃仁、红花，清肝明目之石决明。日1剂，嘱服1周。另用全蝎3g，朱砂1.5g，琥珀5g，共研细末分3次随汤药冲服。

1月27日三诊。

头微痛少作，已不眩晕。左眼视物好转，夜能入睡，梦少，近日脘闷，食少。脉见虚弦，舌质淡无苔。按病情趋于好转，2周来重用疏风之剂，恐阴液被耗，遂改育阴敛镇佐活络之法，以镇静安神通络清脑为治。拟方如下。

生牡蛎30g，生龙骨25g，石决明25g，磁石20g，白芍20g，龟甲20g，旋覆花（包煎）15g，明没药（制）10g，桃仁10g，红花10g，菊花20g，焦三仙各15g。日1剂，仍冲服前方散药。1周。

2月3日四诊。

左眼近视较清楚，睡眠较好，梦少，近日头沉，但不晕、不痛，食纳略增，全身乏力。脉缓无力，症属邪祛正虚，清阳不宣治当升补佐以养阴清脑为法。拟方如下。

黄芪25g，黄精20g，党参15g，白术15g，茯神15g，炒枣仁15g，石菖蒲15g，菊花20g，佛手15g，焦山栀15g，天麻15g，柴胡10g，升麻7.5g，日1剂，仍冲服前方散药。

经服本方3周，诸症悉退。

按语：脑的生理及其作用，中医学早有认识，《素问·脉要精微论》曰："头者精明之府"，《素问·灵兰秘典》曰："心者君主之官，神明出焉"。张隐庵注云："诸阳之神气会于头，诸髓之精气聚于脑，故头为精明神明之府"，所谓"精明""神明"是一言其体，一言其用，脑是认识世界和思维的物质基础，而脑之所以能够发挥这种作用，必靠心主及其他脏腑的精气奉养才能形成，同时由于心脑的密切联系，对各脏腑的协调起主导作用。因此，头部外伤，或其脏腑经络受到六淫七情的伤害，发生太过不及等失调时，就可以直接的影响其"精明"作用，而出现一系列紊乱症状。如头痛、眩晕、失眠等等。该病的眩晕是由外伤所致，因其既往无病，故此种晕痛由外伤而来是可以理解的。外伤眩晕不仅脑本身受伤，且能影响心脑的正常联系，并对其他脏腑亦可波及而出现一系列失调现象。神不守舍的惊悸失眠，肝不藏魂的夜梦纷纭，脾胃失和而出现消化不良等症。同时可以因瘀血阻络致发剧烈头痛，目视不清。亦可因伤后外邪乘隙而入，客于躯体，致头痛眩晕难以恢复。日人丹波元坚谓："此非邪凑则虚之谓，言气所虚之处，邪必凑之。"另一方面，既无外邪壅滞，外伤后，脑既要维持其生理功能又要修复和调节创伤，因之亦给身体在供给上提出较高的要求，必须补助元气，疏通经络，才能解决其脑的病变，否则眩晕，头痛等症状缠绵不已，久不能愈，给患者在精神上造成很大负担。

　　临床所见，本病的病情是比较复杂的，笔者几十年来治疗脑震荡后遗症达数百例之多，完全本着"辨证施治"的原则，凡外伤挟有外邪的，即先祛其外邪；有瘀滞的，即行宣通经络；无其他外邪见症的，即施升补兼佐通络。这样既照顾了整体，又顾及局部，而收到较满意的效果。

薪火相传

一、中医各家学说对于骨伤科的影响及贡献

在骨伤科形成、发展过程中，以生理功能与解剖相关学说、气血学说，肾主骨学说及经络学说对其影响最为深远。源于《黄帝内经》，经过历代医学的不断薪传、总结、发挥，运用于骨伤科的临床实践，使骨伤科不断丰富发展。

（一）生理功能与解剖学说

中国古代对人体结构的认识，可溯至仰韶文化时期的原始人二次墓葬。活体解剖活动在商代已被发现。如《史记》记载："纣钻朝涉之胫，视其髓；剖孕妇之腹，视其胎。"由此推知，当时部落战争中不乏人体解剖，唯其目的不在医学而异。至西汉末期，人体解剖活动的医学目的渐趋明显。《汉书·王莽传》王莽在处决死囚后，"使太医尚方与巧屠共刳剥之，度量五脏，以竹筳导其脉，知所终始，方可以治病"。《灵枢·水经》也提到："若夫八尺之士，皮肉在此，外可度量切循而得之，其死可解剖而视之。"可见，人体解剖（包括病理解剖）活动到西汉时期已经很普遍，而且经解剖所见与人体生理、病理相联系，从而成为中医学中人体解剖知识的主要来源。

《黄帝内经》所论述的形态解剖与其生理功能密切联系，影响到中医骨伤科学，进而成为中医人体解剖学的一大理论特色，即生理功能与解剖相关学说。且不仅表现在对脏腑的论述方面，在论及运动系统的骨骼、关节、神经、肌腱时也无不如此。《内经》不仅对全身主要的骨骼作了命名，还在《灵枢·海论》指出骨骼中有骨髓，脊椎里有脊髓，脊髓与脑相连。《素问·骨空论》更详细描述各长干骨的骨髓起点。这些知识显然是来自无数次的人体解剖实践。《内经》对骨骼的支架、杠杆以及贮藏骨髓的作用也有详细记载。即《灵枢·经

脉》："骨为干"，《灵枢·绝气》："骨属屈伸"，《素问·脉要精微论》："骨者髓之府"，《灵枢·卫气失常》："骨空之所以受益而益脑髓者也"等，乃是将骨骼解剖形态与生理功能紧密地联系起来的显现。再如神经、肌腱的认识，《内经》将两者统称为"筋"。认为其功能是"筋为刚"（《灵枢·经脉》）"主束骨而利机关也"（《素问·痿论》），及"诸筋者，皆属于节"（《灵枢·经脉》）。反过来，凡肢节功能障碍均责之于筋。如《素问·长刺节论》云："病在筋，痉挛缩痛，不可以行，名曰筋痹。"《灵枢·经筋》云："经脉之病，寒则反折紧急，热则筋弛纵不收，阴痿不用。"均强调解剖与生理功能的联系。

《内经》对解剖与生理功能相互联系的论述必然影响到后世医家。如葛洪首创的小夹板局部固定法，便兼顾了解剖与生理功能两方面；蔺道人、危亦林诸家的脱位整复法也体现了这一原则，明清以后各家也都不例外，从而形成了中医骨伤科学理论和实践中的特色和优良传统。

（二）气血学说

对于气血的概念在《内经》中有着详尽的阐述。如肝能促进气、血的正常运行，主藏血，主筋（即筋膜，包括肌腱、韧带等组织结构），脾为气血生化之源，主统血，主肌肉、四肢，其所生、主，即其对于筋、肌肉的营养和功能。明确论述了气血与骨骼、筋、筋肉等运动系统器官的关系，指出骨骼、筋、肌肉的生长和功能依靠气血的滋养灌溉；骨骼、肌肉、筋的病变，往往是气血紊乱而致。

在病机方面，创伤后《内经》论述了两方面，一方面亡血耗气，另一方面伤气血，气伤则痛，形伤则肿，恶血留内，发为痹痛。外感六淫侵袭筋骨、肌肉，其病理机制是风邪则凝血麻痹，寒邪则疼痛收引，湿邪则伤肉肿胀不仁，火热劫血则腐肉为脓等。其病理反应之核心都是气血凝滞，即瘀引起。

唐代蔺道人进一步明确运用促进气血的药物治疗骨折，《仙授理伤续断秘方·医治整理补接次第口诀》记载："便生气血，以接骨耳"，认为骨骼的再生，骨痂的愈合有赖于气血的滋养。所以历代医家治疗骨折都应用调治气血的方药。金元时代，张从正在《灵枢》"脉道乃通，血气乃行"的启示下，提出"贵流不贵滞"（《儒门事亲》），重视气血流通，运用行气活血，温经通络药治疗腰腿痛；运用祛风散寒，逐湿药治疗关节痹痛等，是对《内经》气血学说的发挥。明清时代，不少医家运用气血学说对骨、关节、软组织伤病的病因病机、证候和治疗都做了进一步的阐述：如张景岳指出："凡人肩冷臂痛者，每遇风寒，肩上多冷，……此以阳气不足，气血衰少而然。"阐明，痹痛是经络阳气不足，气血衰少而感受风寒、寒、湿邪而致；《医宗金鉴》指出了肩臂痛有经络气滞、气虚、血虚、血瘀的证候；薛己于其著作《正体类要》中提出气滞血凝说，认为"肌肉间作痛"者乃"营卫之气滞也"，当行气为先；同时，薛氏根据损伤引起气血的病理变化，列载了肿、痛的具体证候和治疗方药；唐宗海提出："血不去，心血且无生机""新血不生，则旧血亦不能自去"，陈士铎提出"瘀不去则骨不能接""瘀去新骨生"的观点，阐明了骨折愈合的病理核心，强调祛瘀生新治疗骨折的重要意义。

总之，气血学说是骨伤科生理、病理的核心理论，无论是创伤或疾病，都是用气血的理论来指导临床实践的。

（三）肾主骨学说

《内经》认为肾主骨，主生髓。《灵枢·本神》曰："肾藏精"，《素问》载："肾主骨""肾生骨髓""其体在骨""肾之合骨也"。说明骨为人体之家。因肾藏精，精生髓，髓养骨，所以骨的生长、发育、修复，均依赖于肾中精气的滋养和推动。如果肾精不足，髓不能满就会出现骨骼的病变。《素问》曰："精藏于……是以知病在骨也""肾者，水也，而生于骨，肾不生，则髓不能满，故寒甚至骨也"。《灵枢·本神》也载有"精伤则骨酸痿厥"。另一方面由于骨与骨髓的关系，是相互滋养的关系。骨骼的病变可以伤及骨髓，累及肾。所以《素问》曰："骨伤则内动肾，肾动则冬病胀，腰痛。刺骨无伤髓，髓伤则销铄胻酸（《素问·刺要论》）""肾气热，则腰脊不举，骨枯而髓减，称为骨痿（《素问·痿论》）"。此外，《内经》还认为"腰为肾之府"，腰的病变也与肾精关系密切。《灵枢·本神》说："肾盛怒而不止则伤志，……腰脊不可俯仰屈伸"。《素问·生气通天论》曰："因而强力，肾气乃伤，高骨乃坏。（王冰注：高骨为腰高之骨也）"。

唐代，孙思邈应用多种补肾药治疗骨伤，认为补肾药能长骨髓，首先发扬了《内经》的理论。蔺道人治疗骨伤的系列中药也广泛应用补肾药，后世医家多尊此法。元代，杨清叟依据《内经》肾主骨的理论，于《外科集验方》中论述了骨痈疽的根源是肾虚，提出了"肾实则骨有生气"的论点。力主补肾阳治疗骨病。杨氏这一观点，不但精辟地指明了肾对骨的生长修复和抗病能力上的滋养关系；而且对后世运用补肾药治疗骨、关节疾病颇有指导意义。

（四）经络学说

经络学说是中医理论的重要组成部分。是在长期的临床实践中产生，通过应用气功、推拿按摩和针灸等治法，逐步发展出穴位及经络传导现象，以及体表部位（穴位）病变与内脏病变的关系，然后在整体观的指导下，按照实践中发现的一些经络现象，以及各类疾病的联系进行归纳总结而形成的。《内经》提出了经络学说的生理、病理、诊断及治疗理论。其中在《灵枢·本脏》中记载："静脉者，所以行气血而营阴阳，濡筋骨，利关节者也。"阐明了经络的作用在于运行气血，营运阴阳，濡养筋骨，滑利关节。《灵枢·经脉》曰："经脉者，所以决生死，除百病，调虚实，不可不通"。提出了经络学说对于临床实践具有重要的意义。

在治疗创伤、骨病中历代医家皆有所发挥，如隋代巢元方《诸病源候论》记载："劳伤之人，肾气虚损，而肾之腰脚，其经贯肾络脊，风邪卒入肾经，故卒然而患腰痛"。说明肾之府为腰，肾经、膀胱经和脊柱紧密相连，故两经病变可引起腰背、臀部及下肢疼痛症状，循经从腰部夹脊穴、环跳、承扶、委中、承山等取压痛点，指出脏腑伤病而累及经络所出现的相关证候表现。清代沈金鳌曰："筋也者，所以束节络骨，绊肉绷皮，为一身之关纽，利全身之运动者也。一旦扭、捩、撕、挫、磋、蹩，则伤筋之候成焉。初受之际，当按揉筋络，理其所紊，内调气血之循行，以安其络，则可完复。损伤之患""必由外侵内，而经络脏腑并与俱""亦必于脏腑经络间求之"。说明治疗骨伤疾病时对于经络、脏腑学说的灵活运用，可调理体表组织、器官和内脏活动功能。在临床实践中，对于骨伤疾病的诊断与治疗，尤其筋伤、痹证、颈肩痛、腰腿痛等，以经络学说作为指导理论，具有重要意义。

二、论张元素脏腑辨证之说

源于《素问》中《玉机真脏论》《平人气象论》《脏气法时论》《脉解》及《灵枢》中《经脉》《本脏》《本神》《邪气脏腑病形》等，均为脏腑辨证之要。而后华佗著《中藏经》综合成为论五脏六腑十一篇（虚实寒热生死逆顺脉证之法），孙思邈著《千金要方》总结了脏腑虚实病证数十篇。张元素本来就很重视《内经》，在接受前人经验，结合自己数十年的临床经验，自成其从脏腑寒热虚实以言病机辨证的学说，较之前诸家有所提高。其内容，主要包括以下几个方面，现以肝脏为例，分析如次。首先提出肝脏的正常生理，他说："肝脏本部在于筋，与胆为表里，足厥阴也，旺于春，乃万物之始生也，其气软而弱，其脉弦长而平，病则两胁引痛。"将肝的性质、功能、部位、特征等，概括地反映出来了。其次列述肝脉六种不同的病理变化。他说："脉急甚，主恶言；微急，气在胁下。缓甚，则呕逆；微缓，水痹。大甚，内痈，吐血；微大，筋痹。小甚，多饮；微小，痹。微滑，遗尿。涩甚，流饮。"调脉之缓急、大小、滑涩，以占脏腑病证，本出于《灵枢·邪气脏腑病形》篇，张氏当亦以此为依据，但与《灵枢》并不完全相同，其中便有自己的经验了。尤其叙肝的虚、实、寒、热及是动、所生诸病。如谓："肝中寒，则两臂不举，舌燥，多太息、胸中痛，不能转侧，其脉左关上迟而涩者是也。肝中热，则喘渴多嗔，目痛，腹胀不嗜食，所作不定，梦中惊悸，眼赤，视物不明，其脉左关阳实之脉是也。肝虚冷，则斜下坚痛，目盲臂痛，发寒热如疟状，不欲食，妇人月水不来，气急，其脉左关上沉而弱者是也。是东泽病腰痛，甚则不可俯仰，甚则嗌干，面尘色。主肝所生病者，胸中呕逆，飧泄，狐疝，遗尿，癃闭病。"所述诸种病变，有本之于《灵枢》者，有取之于《金匮》者，有元素自己的经验，尤其脉症并举的地方，更是如此。还指出肝病的种种演变和预后，如说："脉沉而急，浮之亦然，主邪之满，小便难，头痛眼眩。肝病旦慧，晚甚，夜静。肝病头痛目眩，胁满囊缩，小便不通，十日死。又身热恶寒，四肢不举，其脉当弦而急；反短涩者，乃金克木也，死不治。"这是取之于《中藏经》的。最后以补虚、泻实、温寒、清热几个方面，提出常用的药物和方剂，如："肝苦急，急食甘以缓之，甘草。肝欲散之，急食辛以散之，川芎。"补以细辛之辛，泻以白芍药之酸。肝虚以陈皮、生姜之类补之。"虚则补其母"，水能生木，木乃肝之母也，若以补肾，熟地黄、黄柏是也。如无它证，唯不足，钱氏地黄丸补之，实则芍药泻之，如无它证，钱氏泻青丸主之。"实则泻其子"，心乃肝之子，以甘草泻之。

张元素这一治则，取法于《素问·脏气法时论》，并结合其医疗实践，才能具体地规定出较标准的药和方，其他各脏腑，亦大略如此。不繁不简，自成体系，既有理论，也有经验，对脏腑的辨证方法，不仅在当时有指导意义，对于现在临床，亦是极有价值的参考文献。

三、肾的主要生理功能及特性

华佗在《中藏经》中记载："肾者，精神之舍，性命之根。肾气绝，则不尽其天命而死也。"肾脏有"先天之精"，乃脏腑阴阳之本，生命之源。肾有两枚，形如豇豆，相并而曲，附于脊之两旁，相去各一寸五分，如《内经》云：肾附于脊之十四椎下。位于腰部脊柱两侧，左右各一，即"腰者，肾之府"（《素问·脉要精微论》）。

（一）藏精，主生长发育生殖与脏腑气化

1. 肾藏精

为肾的主要生理功能，即肾具有贮存、封藏精气的生理功能。故《素问·六节藏象论》说："肾者，主蛰，封藏之本，精之处也。"精得藏于肾，发挥其生理效应而不无故流失，依赖于肾气的闭藏作用和激发作用的协调。

精，又称精气，为人体基本物质，生命之源，人体生长发育及脏腑形体官窍功能活动的物质基础。《素问·金匮真言论》说："夫精者，身之本也。"精有先天、后天之分：先天之精来源于父母的生殖之精，是禀受于父母的生命遗传物质，与生俱来，是构成胚胎发育的原始物质，藏于肾中。《灵枢·本神》所说的"生之来，谓之精"。出生之后，来源于摄入的饮食物，通过水谷运化功能而生成的水谷之精，以及脏腑生理活动中化生的精气，通过代谢平衡后的剩余部分，藏之于肾，《素问·上古天真论》说："肾者主水，受五脏六腑之精而藏之。"因此肾精的构成，是以先天之精为基础，加之部分后天之精的充养而化成。先天之精是肾精的主体成分，后天之精仅起充养作用，因而肾精所化的肾气，也主要属先天之气，即元气。

先、后天之精来源虽然有异，但均同归于肾，二者相互资助，相互为用。"先天之精"有赖于"后天之精"的不断培育和充养，才能充分发挥其生理效应；"后天之精"有赖于"先天之精"的活力资助，即有赖于肾气及肾阴肾阳对脾气及脾阴脾阳的推动和资助，才能不断地化生，以输布全身，营养脏腑及其形体官窍。二者相辅相成，在肾中密切结合而组成肾中精气。肾中精气的主要生理效应是促进机体的生长、发育和逐步具备生殖能力。

精是构成人体和维持人体生命活动，促进人体生长发育和生殖的最基本物质。肾藏精，精化气，肾精所化之气为肾气，肾精足则肾气充，肾精亏则肾气衰。《素问·上古天真论》记述了肾气由未盛到逐渐充盛，由充盛到逐渐衰少继而耗竭的演变过程："女子七岁，肾气盛，齿更发长。二七而天癸至，任脉通，太冲脉盛，月事以时下，故有子。三七，肾气平均，故真牙生而长极。四七，筋骨坚，发长极，身体盛壮。五七，阳明脉衰，面始焦，发始堕。六七，三阳脉衰于上，面皆焦，发始白。七七，任脉虚，太冲脉衰少，天癸

竭，地道不通，故形坏而无子也。丈夫八岁，肾气实，发长齿更。二八，肾气盛，天癸至，精气溢泻，阴阳和，故能有子。三八，肾气平均，筋骨劲强，故真牙生而长极。四八，筋骨隆盛，肌肉满壮。五八，肾气衰，发堕齿槁。六八，阳气衰竭于上，面焦，发鬓颁白。七八，肝气衰，筋不能动，天癸竭，精少，肾脏衰，形体皆极。八八，则齿发去。"明确指出了机体的生、长、壮、老、已的生命过程，并阐明在生命过程中的生殖能力，都取决于肾精及肾气的盛衰。人体生殖器官的发育，生殖功能的成熟与维持，以及生殖能力等，都与肾精及肾气盛衰密切相关。随着肾中精气的不断充盈，产生天癸。天癸，是促进人体生殖器官的发育成熟和维持生殖功能的一种精微物质。天癸来至，女子月经来潮，男子出现排精现象，说明性器官已经成熟，具备了生殖能力。其后，肾精及肾气不断充盈，从而维持人体生殖功能旺盛。中年以后，肾精及肾气逐渐衰少，天癸亦随之衰减，以至于消失。没有了天癸的激发作用，生殖功能逐渐衰退，生殖器官日趋萎缩，最后丧失生殖功能而进入老年期。因此，肾精及肾气关系到人的生殖功能，是人类生育繁衍的根本。

肾主骨、生髓的生理功能，实际上是肾中精气具有促进机体生长发育功能的一个重要组成部分。骨的生长发育，有赖于骨髓的充盈及其所提供的营养。《素问》记载："肾生骨髓"（《阴阳应象大论》），"肾其充在骨"（《六节藏象论》），肾中精气充盈，才能充养骨髓。《素问·四时刺逆从论》记载："肾主身之骨髓"。髓有骨髓、脑髓、脊髓之分，三者均属于肾中精气所化生。故肾中精气的盛衰，不仅影响着骨的生长和发育，还影响着脊髓和脑髓的充盈、发育。如肾精及肾气不足时，在小儿表现为生长发育不良，五迟（站迟、语迟、行迟、发迟、齿迟），五软（头软、项软、手足软、肌肉软、口软）；在成人则为早衰。

"齿为骨之余"。齿与骨同出一源，牙齿也由肾中精气所充养，故《杂病源流犀烛·口齿唇舌病源流》记载："齿者，肾之标，骨之本也"。牙齿的生长与脱落，与肾中精气的盛衰密切相关。肾中精气充沛，则牙齿坚固而不易脱落；肾中精气不足，则牙齿易于松动，甚至早期脱落。此外，由于手足阳明经均进入齿中，因此，牙齿的某些病变，也与手足阳明经，肠与胃的生理功能失调有关。

脏腑气化，是指由脏腑之气的升降出入运动推动和调控各脏腑形体官窍的功能，进而推动和调控机体精气血津液各自的新陈代谢及其与能量的相互转化的过程。肾中精气分化的肾阴、肾阳在推动和调控脏腑气化过程中起着极其重要的作用。肾阴对机体各个脏腑组织器官起着滋养、濡润作用，肾阳对机体各个脏腑组织器官起着推动、温煦作用。二者为机体各脏腑阴阳的根本，相互制约、相互依存、相互为用，对立统一，维护各脏腑阴阳的相对平衡。

肾阳能推动和激发脏腑经络的各种功能，温煦全身脏腑形体官窍，进而促进精血津液的化生和运行输布，加速机体的新陈代谢，并激发精血津液化生为气或能量，即促进"有形化无形"的气化过程。肾阳充盛，脏腑形体官窍得以温煦，其功能活动得以促进和推动，各种生理活动得以正常发挥，同时机体代谢旺盛，产热增加，精神振奋。若肾阳虚衰，温煦、推动等功能减退，则脏腑功能减退，机体的新陈代谢减缓，产热不足，精神不振，发为虚寒性病证。

肾阴能抑制和调控脏腑的各种功能，凉润全身脏腑形体官窍，进而抑制机体的新陈代谢，调控机体的气化过程，减缓精血津液的化生及运行输布，产热相对减少，并使气凝聚成形而为精血津液，所谓"无形化有形"。肾阴充足，脏腑形体官窍得以濡润，其功能活动得以调控而不亢奋，同时机体代谢减缓，产热减少，精神宁静内守。若肾阴不足，抑制、宁静、凉润等功能减退，则致脏腑功能虚性亢奋，新陈代谢相对加快，产热相对增多，精神虚性躁动，发为虚热性病证。

肾阴、肾阳称为机体生命活动的根本，又为"五脏阴阳之本"。在人体生命过程中，肾之精、气、阴、阳与他脏之精、气、阴、阳之间，存在着相互资助和相互为用的动态关系。在病理变化过程中，肾之精、气、阴、阳与他脏之精、气、阴、阳之间又可相互影响，尤其是各脏之精、气、阴、阳不足的病变，最终必然会累及到肾之精、气、阴、阳，故有"久病及肾"之说。

2. 肾主水

肾主水液，肾中精气的气化功能，对于体内津液的输布和排泄，维持体内津液代谢的平衡，起着极为重要的调节作用，故《素问·逆调论》说："肾者水藏，主津液。"对于水液代谢的主司和调节作用，主要体现在以下两方面。

一方面，在正常生理情况下，津液代谢，通过胃、小肠、大肠中的水液，经脾气的运化转输作用，再经肺气的宣发肃降作用，肾的蒸腾气化，以三焦为通道，输布周身，以发挥滋润和濡养作用。将宣发至皮毛肌腠的水液化为汗液排泄；脏腑形体官窍代谢后所产生的浊液，输送到肾或膀胱，经肾气的蒸化作用，吸收可再利用者，而将剩余的化为尿液排泄。可见，机体水液的输布与排泄，是在肺、脾、肾、胃、大肠、小肠、三焦、膀胱等脏腑的共同参与下完成的。另一方面，肾中精气对各脏腑之气及其阴阳的资助和促进作用，其蒸腾气化，主宰着整个津液代谢，特别是尿液生成与排泄，在维持机体水液代谢平衡过程中，起着极其关键的作用。膀胱是人体贮尿和排尿的器官，但尿液的生成和排泄都必须依赖于肾气的作用。只有肾气的蒸化功能发挥正常，肾阴肾阳的推动和调控作用协调，膀胱开合有度，尿液才能正常地生成和排泄。故《素问·水热穴论》说："肾者，胃之关也，关门不利，故聚水而从其类也，上下溢于皮肤，故为胕肿。胕肿者，聚水而生病也。"由上可见，肾对于机体水液代谢起着主司和调节作用，故说肾主水。

3. 肾主纳气

肾主纳气，是指肾有摄纳肺所吸入的自然界清气，保持吸气的深度，防止呼吸表浅的作用。人体的呼吸功能，虽为肺所主，但必须依赖于肾的纳气作用，清代林珮琴《类证治裁·喘证论治》说："肺为气之主，肾为气之根。肺主出气，肾主纳气。阴阳相交，呼吸乃和。"肾的纳气功能，实际上是肾的闭藏作用在呼吸运动中的具体体现。肺吸入的清气，由肺气的肃降作用下达于肾，必须再经肾气的摄纳潜藏，使其维持一定的深度，以利于气体的交换。故《难经·四难》说："呼出心与肺，吸入肾与肝。"因此，无论是肾气虚衰，摄纳无权，气浮于上，还是肺气久虚，久病及肾，均可导致肾气的纳气功能失常。

（二）生理特性

肾的主要生理特性是主蛰守位。李梴《医学入门·脏腑》说："肾有两枚……纳气，收血，化精，为封藏之本。"主蛰，喻指肾有潜藏、封藏、闭藏之生理特性，是对其藏精功能的高度概括。肾的藏精、主纳气、主生殖、主二便等功能，都是肾主蛰藏生理特性的具体体现。何梦瑶《医碥·杂症·气》提出人体五脏职责不同，其中"肾以闭藏为职"。

守位，是指肾中相火（肾阳）涵于肾中，潜藏不露，以发挥其温煦、推动等作用。相火与君火相对而言。君火，即心之阳气，心之生理之火，又称心火；相对于心火，其他脏腑之火皆称为相火，生理状态下是各脏腑的阳气，又称"少火"，病理状态下是各脏腑的亢盛之火，又称"壮火"。相火以其所在脏腑的不同而有不同的称谓，肝之相火称为"雷火"，肾之相火称为"龙火"。君火与相火的关系是："君火以明，相火以位"（《素问·天元纪大论》）。即君火在心，主发神明，以明著为要；相火在肝肾，禀命行令，以潜藏守位为要，即所谓"龙潜海底，雷寄泽中"（肝之相火寓于肝阴中，肾之相火藏于肾阴中）。心神清明，机体的生命活动有序稳定，相火自然潜藏守位以发挥其温煦、推动功能；肾阴充足，涵养相火，相火则潜藏于肾中而不上僭。

（三）肾脏与他脏之间关系

1. 肾与心

肾在五行属水，位居于下而属于阴；心在五行属火，位居于上而属阳。从阴阳、水火的升降理论来说，位于下者，以上升为顺；位于上着，以下降为和。《素问·六微旨大论》记载："升已而降，降者为天；降已而升，升者为地。天气下降，气流于地；地气上升，气腾于天"，即是从宇宙的范围来说明阴阳，水火的升降。在生理上则心火必须下降于肾，肾水必须上济于心，如此，心肾之间的生理功能才能协调，称之"心肾相交"即"水火相济"。反之，出现心火不能下降于肾而独亢，肾水不能上济于心而凝聚，则因心肾之间生理功能失调引起一系列的病理表现，即"心肾不交""水火失济"。

2. 肾与肺

主要表现在水液的代谢和呼吸运动两个方面。肾为主水之脏，肺为"水上之源"，肺的宣发肃降和通调水道，有赖于肾的蒸腾气化。反之，肾的主水功能，亦有赖于肺的宣发肃降和通调水道。因此，肺失宣肃，通调水道失职，必累及于肾而致尿少，甚至水肿；肾的气化失司，关门不利，则水泛为肿，甚则上为喘呼，咳逆倚息而不得平卧。即如《素问·水热穴论》记载："基本在肾，其末在肺，皆积水也。"

3. 肾与肝

肝肾之间有着"肝肾同源"的密切关系。"肝肾同源"源于《内经》。《素问·五运行大论》云："北方生寒，寒生水，水生咸，咸生肾，肾生骨髓，髓生肝。"揭示了肝肾两脏之间相互联系、相互影响的密切关系。精能生血，血能化精，精血同生，故肝阴和肾阴相互滋养，肝肾相生。如《素问·阴阳应象大论》曰："肾生骨髓，髓生肝。"吴昆注曰："髓生肝，即肾生肝，水生木也。""肾"通过生"髓"，以髓养"肝"，充分体现"母子"联系的。母子相生，精血同源肾藏精，肝藏血，肾为肝之母。《张氏医通》曰："气不耗，归精于肾而为精，精不泄，归精于肝而为清血。"此言肝血为肾精所化生，厥阴必待少阴之精足方能血充气畅，疏泄条达。正所谓母子相生，精血同源。肝主疏泄与肾主封藏之间存在相互制约，相反相成的关系，明代李中梓《医宗必读》："东方之木，无虚不可补，补肾即所以补肝；北方之水，无实不可泻，泻肝即所以泻肾。"并提出了"乙癸同源，肾肝同治"的理论点。《灵枢·本神》曰："肝藏血，血舍魂，肝气虚则恐""恐惧不解则伤精，精伤则骨酸痿厥""肾藏精，精舍志，肾气虚则厥"，故有"恐伤肾"之说。唐·孙思邈在《千金要方》指出下焦病的治疗应"热则泻于肝，寒则补于肾"。此说原指肝肾寒热，以后逐步发展到指肝肾相火与真阴。

4. 肾与脾

肾为先天之本，脾为后天之本。脾之健运，化生精微，须借助于肾阳的温煦，即"脾阳根于肾阳"。肾中精气亦有赖于水谷精微的培育和充养，才能不断充盈和成熟。因此，肾与脾在生理上是先天与后天的关系，相互资助、相互促进。

四、略论伤筋

筋是筋络、筋膜、肌腱、韧带、肌肉、关节囊、关节软骨等组织的总称。附于骨节者为筋，筋之较粗大者为大筋，较细小者为小筋，包于肌腱外者称为筋膜。诸筋会聚所成的大筋又称宗筋。"宗筋弛缓，发为筋痿"（《素问·痿论》）。膝为诸筋会集之处，故称"膝为筋之府"（《灵枢·经筋》）。《素问·五脏生成论》曰："诸筋者，皆属于节"。《圣济总录·伤折门》曰："诸筋从骨……连续缠固，手所以能摄，足所以能步，凡厥运动，罔不顺从"。筋附于骨而聚于关节，起连结骨节肌肉，稳固关节、保护和辅助肌肉活动的作用。故《风劳臌膈四大证治》曰："筋者，周布四肢百节，联络而束缚之"。筋附着于骨节间，起到了骨连结的作用，维持着肢体关节的屈伸转侧，运动自如。肢体关节的运动，除肌肉的舒缩外，筋在肌肉、骨节之间的协同作用也是很重要的。《素问·痿论》曰："宗筋主束骨而利机关也"，《圣济总录·诸风门》"机关纵缓，筋脉不收，故四肢不用也"。

（一）筋与肝脏的关系

《素问·宣明五气》"肝主筋"，《素问·痿论》"肝主身之筋膜"。筋赖于肝血的濡养，以束骨，系关节，维持正常的屈伸运动。《风劳臌膈四大证治》曰："筋属肝木，得血以养之，则和柔而不拘急"。肝血充盈，才能养筋，使筋强，关节屈伸有力而灵活，筋失其养，则筋力不健，运动不利，故筋与肝的关系尤为密切。

（二）筋与脾胃的关系

《素问·经脉别论》曰："食气入胃，散精于肝，淫气于筋。"脾胃为水谷之海，气血生化之源，脾胃健旺，化源充足，气血充盈，则肝有所滋，筋有所养。所以，筋与脾胃也有密切关系。

巢元方在《诸病源候论·金疮病诸候》中记载："夫金疮愈以后，肌肉充满，不得屈伸者，此由伤绝经筋，荣卫不得循行也。其疮虽愈，筋骨不得屈伸也"。其依据《内经》关于"筋"的概念（包括解剖形态学的概念），描写伤筋的症状，即筋断后，创口虽愈合，肌肉也生长（肌肉充满），但仍不能运动者，并认为是筋断所致"荣卫不得循行也"，显然，此时所指的筋和《内经》的说法一致。即"筋"包括周围神经和肌腱组织。巢元方已认识到"筋"也有传输营卫的功能（即神经传导），由于筋断而至不能传输"营卫"，所以"不能屈伸"。"夫金疮始伤于时，半伤其筋，荣卫不通，其疮虽愈合，后仍令痹不仁也。"对于伤筋的描述，类似现今的周围神经损伤，且为中国骨科史上对周围神经离断应用缝合术治疗的首次记载。

《灵枢·经脉》云"筋为刚"，言其坚韧刚强，能连属关节，络缀形体，主司关节运动。凡跌仆损伤，筋每首当其冲，受伤机会最多。在临床上，凡扭伤、挫伤后，可致筋肉损伤，局部肿痛、青紫，关节屈伸不利。《灵枢》云："诸筋者，皆属于关节"，可见筋与骨密切相关。骨折时，由于筋附着于骨的表面，筋往往首先受伤。关节脱位时，关节四周筋膜亦多有破损。所以在治疗骨折、脱位时都应考虑筋伤的因素。慢性的劳损，亦可导致筋的损伤，如"久行筋伤"，说明久行过度疲劳，可致筋的损伤。临床上筋伤机会甚多，其证候表现、病理变化复杂多端，如筋急、筋缓、筋缩、筋挛、筋痿、筋结、筋惕等等，宜细审察之。

五、论损伤与气血津液的关系

（一）损伤与气血的关系

损伤包括机体受到外力伤害后，导致气血运行紊乱而产生一系列的病理改变。

1. 伤气

因用力过度、跌仆闪挫或击撞胸部等因素，导致人体气机运行失常，脏腑、器官、组织发生病变，即可出现"气"的功能失常及相应的病理现象。轻者可表现为气滞、气虚，严重者可出现气闭、气脱等表现。

（1）气滞：气运行于全身，正常时应该流通顺畅，当人体某一部位、某一脏腑发生损伤或病变，都可使气的流通发生障碍，出现"损伤气滞"的病理现象。气本无形，郁则气聚，聚则似有形而实无质，故其特点为外无肿形，痛无定处，自觉疼痛范围较广，体表无明确压痛点。气机不通之处，即伤病之所在，常出现胀闷疼痛。气滞多见于胸胁迸伤或挫伤，出现胸胁胀痛，呼吸、咳嗽时均可牵涉作痛等。

（2）气闭：指气机壅塞不通，常为损伤严重而骤然导致气血错乱，气为血壅，气闭不宣。其主要证候为出现一时性的晕厥、不省人事、窒息、烦躁妄动、四肢抽搐或昏睡困顿等，常见于严重损伤的患者。

（3）气虚：气虚指元气虚损，是全身或某一脏腑、器官、组织出现功能不足和衰退的病理现象。某些慢性损伤患者、严重损伤后期、体质虚弱和老年患者等均可出现。主要证候是伤痛绵绵不休、疲倦乏力、语声低微、气短、自汗、脉细软无力等，其基本症状是疲倦乏力和脉细软无力。

（4）气脱：严重损伤可造成正气衰竭，气不内守而外脱，是气虚最严重的表现。如损伤引起大出血，造成气随血脱，出现"损伤气脱"，多表现为突然昏迷或醒后又昏迷，呼吸浅促，面色苍白，四肢厥冷，二便失禁，脉微弱等证候。常发生于开放性损伤失血过多、头部外伤等严重损伤。

2. 伤血

由于跌仆挤压、挫撞以及各种机械冲击等伤及血脉，以致出血或瘀血停积。损伤后血的功能失常可出现各种病理现象，主要有血瘀、血热、血虚和血脱。

（1）血瘀：血瘀是血液停积在局部，或者血液的循行迟缓和不流畅状态。在伤科疾患中，血瘀多由于局部损伤出血所致。血有形，形伤肿，瘀血阻滞，经脉不通，不通则痛，故疼痛是血瘀最突出的症状。血瘀出现局部肿胀，疼痛如针刺刀割，痛点固定不移，伤处肿胀青紫，面色晦暗、唇舌青紫，脉细或涩等。在伤科疾患中，气滞血瘀常常同时并见，临床上多见气血两伤，肿痛并见，或伤气偏重，或伤血偏重，出现先痛后肿或先肿后痛等表现。

（2）血热：损伤后积瘀化热或肝火炽盛、血分有热均可引起血热。临床可见发热、口渴、心烦、舌红绛、脉数等证候，严重者可出现高热昏迷。积瘀化热，邪毒感染，尚可致局部血肉腐败，酝酿液化成脓。若血热妄行，则可见出血不止等。

（3）血虚：血虚往往由于失血过多，新血一时未及补充；或瘀血不去，新血不生；或筋骨严重损伤，累及肝肾，肝血肾精不充所致。主要表现为面色不华或萎黄、头晕、目眩、心悸、手足发麻、心烦失眠、爪甲色淡、唇舌淡白、脉细无力。在伤科疾患中还可表现为局部损伤处久延不愈，甚至血虚筋挛、皮肤干燥、头发枯焦，或关节缺少血液滋养而僵硬、活动不利。血虚患者，往往同时可出现气虚证候。气血俱虚则表现为损伤局部愈合缓慢，功能长期不能恢复等。

（4）血脱：在创伤严重失血时，往往会出现四肢厥冷，大汗淋漓，烦躁不安甚至晕厥等虚脱症状。气的宁谧温煦需血的濡养，失血过多时，气浮越于外而耗散、脱亡，出现气随血脱，血脱气散的虚脱证候。

（二）损伤与津液的关系

气血津液主要来源于水谷之精气，它们共同组成人体生命活动的基本物质，并在人体的整个生理活动过程中相互为用，密切联系。

损伤而致血瘀时，由于积瘀生热，热邪灼伤津液，可使津液出现一时性消耗过多，出现口渴、咽燥、大便干结、小便短少、舌苔黄而干燥等症。由于重伤久病，常能严重耗伤阴液，除了出现较重的伤津证候外，还可见全身情况差、舌色红绛而干燥、舌体瘦瘪、舌苔光剥、口干而不欲饮等症。

津液与气有密切的关系，损伤而致津液亏损时，气亦随之受损。津液大量丢失，甚至可导致"气随液脱"。而气虚不能固摄，又可致津液损伤。

损伤后如果相关脏腑的气机失调，必然会影响"三焦气化"，妨碍津液的正常运行而导致病变。人体水液代谢调节，虽然是肺、脾、肾、三焦等脏器共同的职能，但起主要作用的是肾。这是因为三焦气化生于肾气，脾阳根源于肾阳，膀胱的排尿功能依赖于肾的气化作用之故。肾气虚衰时可见小便清长，或水液潴聚的表现，如局部或下肢浮肿。关节滑液停积时，可积聚为肿胀。

六、论损伤与脏腑、经络的关系

脏腑病机是探讨疾病发生发展过程中脏腑功能活动失调的病理变化机

制。外伤后往往造成脏腑生理功能紊乱和脏腑阴阳、气血的失调。《灵枢·邪气脏腑病形》曰："有所堕坠，恶血留内，若有所大怒，气上而不下，积于胁下，则伤肝。有所击仆，若醉入房，汗出当风，则伤脾。有所用力举重，若入房过度，汗出浴水，则伤肾。"元代张洁古《活法机要》曰："夫从高坠下，恶血留内，不分十二经络，医人俱作风中肝经，留于胁下，以中风疗之。血者，皆肝之所主，恶血必归于肝，不问何经之所伤，必留于胁下，盖肝主血故也"。沈金鳌提出："呈受跌受闪挫者，为一身之皮肉筋骨，而气既滞，血既瘀，其损之患，必由外侵内，而经络脏腑并与俱伤。"进一步说明了损伤与脏腑之间的关系。

（一）肝、肾

《素问·宣明五气》中提出五脏随其不同功能而各有所主。"肝主筋""肾主骨"的理论亦广泛地运用在伤科辨证治疗上，损伤与肝、肾的关系十分密切。

1. 肝主筋

"肝之合筋也，其荣爪也。"说明肝主筋，主关节运动。《素问·上古天真论》云："丈夫……七八肝气衰，筋不能动，天癸竭，精少，肾脏衰，形体皆极"。提出人进入衰老状态后，表现为筋的运动不灵活。"肝主筋"也就是认为全身筋肉的运动与肝有密切关系。运动属筋，而筋又属肝。肝血充盈才能养筋，筋得其所养，才能运动有力而灵活。肝血不足，血不养筋，则出现手足拘挛、肢体麻木、屈伸不利等症。

2. 肝藏血

指肝脏具有贮藏血液和调节血量的功能。凡跌仆损伤之证，且有恶血留内时，则不分何经，皆以肝为主，因肝主藏血，故败血凝滞体内，从其所属，必归于肝。如跌仆闪挫进伤的疼痛多发生在胁肋少腹处，正是因为肝在胁下，肝经起于大趾，循少腹，布两胁的缘故。

3. 肾主骨，主生髓

《素问·阴阳应象大论》云"肾生骨髓""在体为骨"，《素问·五脏生成》曰"肾之合骨也"。都阐明了肾主骨生髓。因为肾藏精，精生髓，髓养骨，所以骨的生长、发育、修复，均须依赖肾精所提供的营养和推动。临床上肾精不足导致小儿骨软无力、囟门迟闭以及某些骨骼的发育畸形；肾精不足，骨髓空虚，可致腿足痿弱而行动不便，或骨质脆弱，易于骨折。《诸病源候论》曰："肾主腰脚"，《医宗必读》也认为腰痛的病因："肾虚其本也"。肾虚者易患腰部扭闪和劳损等症，出现腰背酸痛，腰脊活动受限等症状。又如骨折损伤必内动于肾，因肾生精髓，骨折后如肾生养精髓不足，则无以养骨，难以愈合。故在治疗时往往用补肾续骨之法，常配合入肾经的药物。筋骨相连，发生骨折时常伤及筋，筋伤则内动于肝，肝血不充，血不足则无以荣筋，筋失滋养而影响修复。肝血肾精不足，还可以影响骨折的愈合，所以治疗时要补肾、养肝、壮筋兼顾。

（二）脾、胃

1. 胃主受纳、脾主运化

《素问·灵兰秘典论》说："脾胃者，仓廪之官，五味出焉"。说明脾胃之受纳、运化功能把水谷化为精微，并将精微物质转输至全身，其对于气血的生成和维持正常活动所必需的营养起着重要的作用，故称为气血生化之源。此外，脾还具有统摄血液防止逸出脉外的功能，对损伤后的修复起着重要的作用。

2. 脾主肌肉四肢

《素问·痿论》曰："脾主身之肌肉。"《素问·阴阳应象大论》曰："脾生肉，……在体为肉，在脏为脾。"《灵枢·本神》曰："脾气虚则四肢不用。"由于全身的肌肉都要依靠脾胃所运化的水谷精微营养，一般人如果营养好则肌肉壮实，四肢活动有力，即使受伤也容易痊愈；反之，若肌肉瘦削，四肢疲惫，软弱无力，则伤后不易恢复。胃气强，则五脏俱盛，脾胃运化功能正常，则消化吸收功能旺盛，水谷精微得以生气化血，气血充足，输布全身，损伤也容易恢复。如果脾胃运化失常，则化源不足，无以滋养脏腑筋骨。胃气弱则五脏俱衰，必然影响气血的生化和筋骨损伤的修复。所以损伤后要注意调理脾胃的功能。

（三）心、肺

心主血，肺主气

气血周流不息，输布全身，还有赖于心肺功能的健全，心肺调和则气血得以正常循环输布，发挥煦濡作用，筋骨损伤才能得到修复。《素问·五脏生成》说："诸气者皆属于肺"。肺主一身之气，如果肺的功能受损，不但会影响呼吸功能，还会影响宗气的生成，从而导致全身性的气虚，出现体倦无力、气短、自汗等症状。《素问·痿论》曰："心主身之血脉。"心气有推动血液循环的功能。血液的正常运行，不仅需要心气的推动，而且有赖于血液的充盈，气为血之帅，而又依附于血。因此损伤后出血过多，血液不足而心血虚损时，心气也会随之不足，出现心悸、胸闷、眩晕等症。

（四）经络

经脉内联脏腑，外络肢节，布满全身，是营卫气血循行的通路。《灵枢·本脏》云："经脉者，所以行血气而营阴阳，濡筋骨，利关节者也。"指出经络有运行气血，营运阴阳，濡养筋骨，滑利关节的作用。所以经络一旦受伤就会使营卫气血的通路受到阻滞。经络病候主要有两方面，一是脏腑的损伤病变可以累及经络，经络损伤病变又可内传脏腑而出现症状；二是经络运行阻滞，会影响它循行所过组织器官的功能，出现相应部位的症状。正如《杂病源流犀烛·跌仆闪挫源流》中说："损伤之患，必由外侵内，而经络脏腑并与俱伤"。因此在医治伤科疾患时，应根据经络、脏腑学说来灵活辨证，调整其内脏的活动功能和相应的体表组织、器官的功能。

七、骨的略论

骨为奇恒之腑之一。早在《内经》中即对骨有有详细论述，如《灵枢·骨度》曰："先度其骨节之大小、广狭、长短，而脉度定矣。"对人体骨骼的长短、大小、广狭等均有较为正确的描述。宋代宋慈的《洗冤录》将人体的骨骼按部位而命名，并有数量记录，其与现代人体解剖学基本相符。

骨贮藏骨髓，如《素问·脉要精微论》："骨者，髓之府。"髓藏骨中，骨髓充养骨骼。故骨的生长、发育均有赖于骨髓的充盈及营养。又如《素问·阴阳应象大论》："肾生骨髓。"《素问·痿论》："肾主身之骨髓。"《灵枢·经脉》："骨为干。"肾主骨生髓的生理功能，实际上是肾精及肾气促进机体生长发育功能的具体体现。肾藏精，精生髓，髓居于骨中称骨髓，骨的生长发育，有赖于骨髓的充盈及其所提供的营养。即《素问·六节藏象论》曰："肾……其充在骨。"

《灵枢·经脉》："骨为干。"骨为人身支架，具坚刚之性，支持形体，保护脏腑。人体以骨骼为主干，骨支撑身形，使人体维持一定的形态，并防卫外力对内脏的损伤，从而发挥保护作用。骨所以能支持形体，实赖于骨髓之营养，骨得髓养，才能维持其坚韧刚强之性。骨为人体运动系统重要组成部分，在运动过程中，骨及其组成的关节，具有支撑及实施活动的重要作用。

伤科疾患中所见的"骨之损伤"，包括骨折和脱位，其因素多由直接暴力或间接暴力引起。凡伤后出现肿胀、疼痛、活动功能障碍，并可因骨折位置的改变而有畸形、骨擦音、异常活动，或因关节脱位，骨的位置不正常，可使附着之筋紧张而出现弹性固定。但骨的损伤不是单纯性的、孤立性的，损骨能致筋伤，筋伤亦能损骨，筋骨的损伤必然累及气血伤于内，因脉络受损，气滞血瘀，为肿为痛。《灵枢·本脏》记载："是故血和则经脉流行，营复阴阳，筋骨劲强，关节清利矣"。所以治疗伤骨时，必须考虑气滞血瘀、气虚血瘀等病理变化。

骨之损伤与肾关系密切。因为肾藏精，精生髓而髓又能养骨，所以骨骼的生理功能与肾精有密切关系。髓藏于骨骼之中，称为骨髓。肾精充足，则骨髓充盈，骨骼得到骨髓的滋养，才能强劲坚固。总之，肾精具有促进骨骼生长、发育、修复的作用。《备急千金要方》中提到"肾应骨，骨与肾合"。肾中精气充足可促使肢体骨骼强壮有力，而损骨也可以危及肾中精气。因此，伤后如能注意补肾，充分发挥精生骨髓的作用，就能促进骨的修复。五劳所伤"久立伤骨"，即说明了过度疲劳致使骨伤，如跖骨疲劳骨折等。

八、《正骨心法要旨》灵活运用

手法是医生用手、臂或其他部位，直接作用于患者体表的特定部位，以达到整骨正位、治病疗伤、保健强身目的的一种治疗方法。手法在骨伤科临床上应用十分广泛，如骨折、脱位的复位，以及筋伤、内伤等病证的行气活血、舒筋通络、通利关节等均需应用手法。《医宗金鉴·正骨心法要旨》汲取了前人经验，将各类理伤手法归纳为"摸、接、端、提、推、拿、按、摩"八法，后世习惯上称它为"正骨八法"。

《医宗金鉴·正骨心法要旨》曰："夫手法者，谓以两手安置所伤之筋骨，使仍复于旧也。但伤有重轻，而手法各有所宜。其痊可之迟速，及遗留残障与否，皆关乎手法之所施得宜，或失其宜，或未尽其法也。盖一身之骨体，既非一致，而十二经筋之罗列序属，又各不同，故必素知其体相，识其部位，一旦临证，机触于外，巧生于内，手随心转，法从手出。或拽之离而复合，或推之就而复位，或正其斜，或完其阙，则骨之截断、碎断、斜断，筋之弛、纵、卷、挛、翻、转、离、合，虽在肉里，以手扪之，自悉其情。法之所施，使患者不知其苦，方称为手法也。况所伤之处，多有关于性命者，如七窍上通脑髓，膈近心君，四末受伤，痛苦入心者。即或其人元气素壮，败血易于流散，可以克期而愈，手法亦不可乱施；若元气素弱，一旦被伤，势已难支，设手法再误，则万难挽回矣。此所以尤当审慎者也。盖正骨者，须心明手巧，既知其病情，复善用夫手法，然后治自多效。诚以手本血肉之体，其宛转运用之妙，可以一己之卷舒，高下疾徐，轻重开合，能达病者之血气凝滞，皮肉肿痛，筋骨挛折，与情志之苦欲也。较之以器具从事于拘制者，相去甚远矣。是则手法者，诚正骨之首务哉。"详细阐述了手法治疗需要根据辨证施治的原则来掌握应用，依照伤的轻重之别和皮肉、筋骨、关节之分，以及不同的解剖位置来选用相应的手法。手法的技巧、熟练程度和使用正确与否，以及对适应证的掌握，直接关系到治疗效果。

《医宗金鉴·正骨心法要旨》曰："摸法：摸者，用手细细摸其所伤之处，或骨断、骨碎、骨歪、骨整、骨软、骨硬、筋强、筋柔、筋歪、筋正、筋断、筋走、筋粗、筋翻、筋寒、筋热，以及表里虚实，并所患之新旧也。先摸其或为跌仆，或为错闪，或为打撞，然后根据法治之"。阐明摸法的精要之处，摸法检查来了解损伤、复位和愈合情况。通过医者的手对损伤局部的认真触摸，可帮助了解损伤的性质，有无骨折、脱位，以及骨折、脱位的移位方向等。

《医宗金鉴·正骨心法要旨》曰："接法：接者，谓使已断之骨，合拢一处，复归于旧也。凡骨之跌伤错落，或断而两分，或折而陷下，或碎而散乱，或歧而旁突，相其情势，徐徐接之，使断者复续，陷者复起，碎者复完，突者复平。或用手法，或用器具，或手法、器具分先后而兼用之，是在医者之通达也。"

"端法：端者，两手或一手擒定应端之处，酌其重轻，或从下往上端，或从外向内托，或直端、斜端也。盖骨离其位，必以手法端之，则不待旷日迟久，而骨缝即合，仍须不偏不倚，庶愈后无长短不齐之患。"

"提法：提者，谓陷下之骨，提出如旧也。其法非一，有用两手提者，有用绳帛系高处提者，有提后用器具辅之不致仍陷者，必量所伤之轻重浅深，然后施治。倘重者轻提，则病莫能愈；轻者重提，则旧患虽去，而又增新患矣"。

以上指出骨折整复手法操作步骤，以及要求手法稳妥、准确、轻巧而不增加损伤。

《医宗金鉴·正骨心法要旨》曰："按摩法：按者，谓以手往下抑之也。摩者，谓徐徐揉摩之也。此法盖为皮肤筋肉受伤，但肿硬麻木，而骨未断折者设也。或因跌仆闪失，以致骨缝开错，气血郁滞，为肿为痛，宜用按摩法，按其经络，以通郁闭之气，摩其壅聚，以散瘀结之肿，其患可愈"。

"推拿法：推者，谓以手推之，使还旧处也。拿者，或两手一手捏定患处，酌其宜轻宜重，缓缓焉以复其位也。若肿痛已除，伤痕已愈，其中或有筋急而转摇不甚便利，或有筋纵而运动不甚自如，又或有骨节间微有错落不合缝者，是伤虽平，而气血之流行未畅，不宜接、整、端、提等法，唯宜推拿，以通经络气血也。盖人身之经穴，有大经细络之分，一推一拿，视其虚实酌而用之，则有宣通补泻之法，所以患者无不愈也"。

按摩法和推拿法为治疗筋伤的主要手法。理筋手法一般以按、摩、推、拿四法为主，具有活血化瘀、消肿止痛、舒筋活络、解除痉挛、理顺筋络、整复移位、松解粘连、消除狭窄、疏通经络、调和气血、祛风散寒、蠲痹除湿等功用。因伤有轻重之别，又有皮肉、筋骨、关节之分，解剖位置各有不同，故必须辨证论治，选用适当的手法。

九、损伤应刺诸穴之经义

《素问·缪刺论》曰："人有所堕坠，恶血留内，腹中满胀，不得前后，先饮利药。此上伤厥阴之脉，下伤少阴之络，刺足内踝之下，然谷之前血脉出血，刺足跗上动脉。不已，刺三毛各一痏，见血立已。左刺右，右刺左。"此言恶血为病，有缪刺之法也。人因堕坠，致恶血留内，腹中满胀，前后不通，当先用利药。如上伤厥阴肝经之脉，下伤少阴肾经之络，当刺内踝之下，然谷之前，有血脉令出血者，盖以此属少阴之别络，而交通乎厥阴也，兼刺足跗上动脉，即冲阳穴，乃胃经之原也。如病不已，更刺三毛上大敦穴左右各一，见血立已。缪刺者，左刺右大敦，右刺左大敦也。但足跗动脉，上关冲脉，少阴阳明三经，只宜浅刺，不可出血不已也。

《灵枢·寒热病》曰："身有所伤血出多，及中风寒，若有所堕坠，四肢懈惰不收，名曰体惰，取其小腹脐下三结交。三结交者，阳明太阴也，脐下三寸关元也。"此言身有所伤，血出多者及中风寒者，破伤风之属也。或因堕坠，不必血出，而四肢懈惰不收者，皆名体惰也。关元，任脉穴名，又足阳明、太阴之脉皆结于此，故为三结交也。

《灵枢·厥病论》曰："头痛不可取于腧者，有所击堕，恶血在于内；若肉伤，痛未已，则可刺，不可远取也。"经言恶血在内，头痛不可取其者，盖头痛取，以泄其气，则头痛可愈也。若有所击堕，恶血在内，而取以泄其气，则是血病治气矣，故勿取其焉。若所击仆之肉伤痛不已，虽用刺法，亦只于所伤附近之侧刺之，以出在内之恶血而已。若仍按经远取诸，以疗头痛，则不可也。

十、论伤科脉色

脉诊亦称诊脉或切脉，是中医学四诊中的重要组成部分，首见于《内经》，以后历代医家对切脉（脉诊）皆有补充和发挥。这种诊断方法，是历代先贤长期反复实践、认识再认识所积累起来的"以常衡变""以变识病"的有效诊断方法，它已成为辨证施治不可缺少的主要客观依据，所以切脉（脉诊）为历代医家广泛运用。

骨伤科（治脊）脉诊（切脉）与其他各科一样，均需掌握脉之"常"与"变"和疾病的进与退以及预后等的关系。故作为四诊之一的脉诊与骨伤科（治脊）临床是非常重要的。王符《潜夫论·述赦篇》云："凡治病者。必须知脉之虚实，气之所结，然后为之方，故疾可愈，而寿可长也。"脉诊的重要于斯可见矣。

（一）骨伤科常见脉象

骨伤科（治脊）常见脉象，有如下数种。

1. 浮脉

浮脉是脉管的搏动在皮下浅表的状态。轻取即得，按之稍弱，但不中空。《脉经》云："举之有余，按之不足。"《医宗三昧》云："浮脉者，下指即显浮象，按之稍减而不空，举之泛泛而流利。"说明浮于肌肤之上，轻按应指，重按之反觉脉搏的搏动力量稍减弱；浮脉者，病生表，浮而有力为表实，浮而无力为表虚。在新伤瘀血凝滞，疼痛剧烈及颅脑震伤眩晕的前期多见之，大出血及长期慢性病患者出现浮脉时，为正气不足，虚急之象。

2. 沉脉

沉脉是脉管的搏动在皮下深部，靠近筋骨地方的状态。重按始得，轻取不应。《脉经》云："沉脉，举之不足，按之有余。"一般沉脉主病在里。内伤气血，腰脊损伤疼痛时多见之。《素问·脉要精微论》云："诸细而沉者，皆在阴，则为骨痛""按之至骨，脉气少者，腰脊痛而有痹也。"《金匮要略》云："关节疼痛而烦，脉沉而细者，此名湿痹。湿痹之候，小便不利，大便反快，但当利其小便。"张石顽曰："历节痛痹而脉沉。"故凡湿邪阻闭，留连关节，使人体气血凝滞闭阻不通，阳郁不伸，症见脊背痛，关节肿、痛、重着，以及小便不利者，可见沉细脉象。

3. 迟脉

迟脉是脉搏的频率（次数）低于正常的状态。一息三至，来去较慢。《脉经》云："呼吸三至，来去极迟。"滑伯仁曰："以至数言，呼吸之间，脉仅三至。"张璐指出："呼吸定息，不足四至。"《脉搏示意图说》："迟主脏寒，息至三。"查迟脉脉搏跳动，每分钟约在60次以下。一般迟脉主寒，主阴胜阳衰，为寒证的主脉。迟而有力多冷痛，迟而无力为虚寒。《崔氏脉诀》云："迟脉主藏，阳气伏浅，有力为痛，无力虚寒。"张秉承认为："凡见迟脉，属虚寒居多，实寒者少。"《谈脉》一文指出，迟而有力，证见两肋或少腹胀满刺痛，大便色黑，脉兼迟涩，是下焦瘀血，宜破血祛瘀；迟而无力证见四肢厥逆，全身畏寒，冷汗，气喘或神识昏迷，脉兼迟微，是心脏衰弱的征兆，宜强心固脱，兴奋回阳。迟脉在筋伤拘急、挛缩，瘀血凝滞，冷痛等症时多见之。

4. 数脉

数脉是脉搏的频率（次数）快于正常的状态。一息六至，往来较快。《脉经》云："数脉去来促急，一息六七至。"《诊家枢要》云："数，太过也，一息六至过平脉两至也。"《四诊抉微》曰："数脉主腑，其病为热，有力实火，无力虚火，浮数表热，沉数里热，细数阴虚，兼涩阴竭，数实肺痈，数虚肺痿。"损伤（感染）发热、急性骨髓炎等多见之。

5. 滑脉

滑脉是脉搏的起落速度过快，即脉管迅速扩张又迅速缩小的状态。往来流利，如盘走珠。《脉经》云："滑脉往来前却，流利展转，替替然，与数相似。"《诊家枢要》曰："滑，不涩也，往来流利，如盘走珠，不进不退。"孙思邈云："按之如珠子之动，名曰滑。"说明滑脉是往来流利，如盘走珠，应指圆滑。滑为阳脉，是气实血涌，血流加快，冲动脉搏所致脉来流利圆滑，应指如珠；因脉为血腑，气由血生，血由气行，故必气血充实，脉搏才能往来流利。正如周学海所说："血有余则脉滑，血不足则脉涩，然血由气行，故亦可征气之盛衰。"所以在胸胁挫伤血实气壅时，痰食中结，下焦蓄血或湿热下注者多见之。已婚妇女停经，脉来滑数，为气血旺盛，故知有孕。张景岳云："妇人脉滑数而经断者为有孕，若平人脉滑而和缓，此是营卫充实之佳兆。"

6. 涩脉

涩脉是脉搏升降速度徐缓，即血管的扩张和收缩表现徐慢的状态。涩脉往来滞涩，如雨拈砂，如轻刀刮竹。指下迟钝，细迟而短。张璐云："李中梓认为，'迟细而短，三象俱足。'"戴启宗曰："脉来塞滞，细而迟，不能流利圆滑者，涩也。"均说明涩脉是细而迟短。涩为阴脉，有虚实之分，虚者多因气血亏损，营血运行艰难，故脉行不畅，必涩迟无力。凡津血亏少，气血俱虚，以及男子伤精，女子失血等症，皆见涩脉。如《诊家枢要》云："涩……为少血、为无汗、为血痹痛、为伤精。"《景岳全书》云："涩为阴脉，凡虚细微迟之属，皆其类也，为血气俱虚之候，为少气，……男子为伤精，女子为失血，为不孕。"实者多因气、食、痰、邪阻滞脉道，气血运行不畅而使脉涩有力。《脉学辑要》云："今验不啻食痰为然，又有七情郁结，及疝瘕癖气，滞碍隧道而脉涩者，宜甄别脉力之有无，以定其虚实耳。"说明脉虽涩滞，但从有力与无力中可区别其虚实。笔者认为：凡卫外不固，腠理空虚，风寒湿邪乘虚而入，阻碍血脉的运行，以致风湿痹痛，腰脊痛、麻木、拘挛者，多见涩脉。抑或气滞血瘀的陈伤者，亦多见之。

7. 弦脉

弦脉是脉搏平直有力的状态。指下挺然，如按琴弦，按之不移，举之应手。《素问·玉机真脏论》云："端直以长。"《脉经》云："按之如弓弦状。"吴鹤皋曰："脉来如按琴弦。"《脉诀刊误》亦云："状若筝弦，……从前中直过，挺然于指下，曰弦。"说明弦脉是脉管硬而端直，脉幅细而窄，如触按琴弦一样，既有劲，又有弹力。弦脉主肝，主诸痛。肝阳上亢，症见头痛，目赤，眩晕仆倒，手足拘急者，多见弦长而硬的脉象；在胸胁内伤以及各种损伤剧烈疼痛时多见之，还常见于伴有肝胆疾患、高血压、动脉硬化等症的损伤患者。弦而有力者称为紧脉，多见于外感寒胜之腰痛。

8. 洪脉

洪脉脉幅宽大，血流量增加，乃搏动有力的状态。洪属阳脉，形大满指，轻按即得。《濒湖脉学》云："指下极大，来盛去衰，来大去长。"叶子雨说："洪脉似浮而大，兼有力，故举按之则泛泛然满三部。状如水之洪流，波之涌起，脉来大而鼓也。"《千金翼方》云："按之浮大在指下而满。"滑伯仁曰："大而实也，举按有余，来至大而去且长，腾上满指。"这里所说的浮是处指即得，大实是指其形，满指是指其充实有力，即指其态和势，故洪脉从"位""形""势"诊之。《景岳全书》云："洪脉大而实，举按皆有余。洪脉为阳，凡浮芤实大之属，皆其类也，为血气般燔灼，大热之候。"又云："浮洪为表热，沉洪为里热，为胀满，为烦渴，为狂躁，为斑疹，为头痛面热，为咽干喉痛，为口疮痈肿，为大小便不通，为动血。"一般表现热邪炽盛，伤后血瘀生热时亦多见之。

9. 濡脉

濡脉是脉位在浅表，脉搏跳动力量不足，细软无力的状态。浮取即得，细软无力，中按则无。《千金翼方》云："按之无有，举之有余，或帛衣在水中，轻手与肌肉相得而软，名曰濡。濡，阴也。"说明濡脉是微重按即少力，气势软逊，呈浮细无力之象。濡脉大都主虚证，主湿邪，有不及而无太过之分。凡气虚、乏力、亡血、自汗、喘乏、遗精、飧泄、骨蒸、惊悸，皆见濡脉。亦主湿邪太盛，脉道受抑，气血失其通畅，症见胸闷、腰重着而痛，肢倦等。《诊家枢要》云："濡……为气血不足之候，为血少、为无血、为破损、为自汗、为下冷、为痹。"《诊宗三味》："濡为胃气不充之象，故内伤虚劳，泄泻少食，自汗喘乏。"故在劳伤气血不足，气血两虚时多见之。在外感病中，多为湿困。

10. 芤脉

芤脉是指脉管在浮部，搏动较有力而内腔血量不足的状态。浮取虚大，如按葱管。戴启宗《脉诀刊误》云："芤，草名，其叶类葱，中心虚空。"李中梓曰："假令以指候葱，浮候之着上面之葱皮，中候之正当葱之空虚处，沉候之，又着下面之葱皮。"说明芤脉是位浮，形大，势软中空。芤主亡血失精。《诊家枢要》云："芤，浮大而软，寻之中空傍实，傍有中无，诊在浮举重按之间，为失血之候。"盖常人气血充足，脉管充盈，故脉来徐缓，指下湛圆。

若突然失血，血量骤然减少，营血不足，无以充脉，则脉管反而空虚，形成浮大中空之象。正如张介宾所说："芤脉为孤阳脱阴之候，为失血脱血，为气无所归，为阳无所附。"说明阴血大伤，阳无所依，及致脉形大位浮，势软无力中空。所以当创伤或内伤出血过多时，多见芤脉。多为病情加重，而正气衰退的表现。

11. 弱脉

弱脉是脉细小沉伏而搏动无力的状态。《脉经》云："弱脉极软而沉细，按之欲绝指下。"《灵枢·寿夭刚柔》云："形充脉小似弱者，气衰。"说明弱脉是不足之象，因其气衰，故搏动无力，位沉形细。所以沉取方得，细弱无力，重按欲绝，举之无有。《千金翼方》云："按之乃得，举之无力，濡而细，名曰弱。"滑伯仁曰："不盛也，极沉细而软，怏怏不前，按之欲绝未绝，举之即无。"《脉理求真》云："沉小软弱，举之如无，按之乃得。"说明弱脉一般应沉取，其脉势又是细软无力，不任重按。弱脉属阴，为气衰所致。故主气血亏损，元气虚耗，元气衰微，遗精盗汗，筋骨痿弱，惊恐自汗。诸虚劳损，或久病体弱者多见之。

12. 促脉

促脉是指脉数有时一止，脉律不齐的状态。举按并行，探取至止。指下多见脉来急数之时，忽见一止。如《三指禅》："促脉形同数，须从一止看。"促脉与结脉相反，数而一止为促，迟而一止为结，二者虽然皆有时止，但数大异，正如《三指禅》所述："结脉迟中止""促脉形同数"。张仲景《辨脉法》云："脉来缓，时一止，复来者，名曰结；脉来数，时一止，复来者，名曰促。"促主阳盛，凡气怒上逆，胸满烦躁，汗郁作喘，血瘀发斑，狂奔，以及痈肿实热诸疾，皆可见促脉。李中梓云："促脉之故，得于脏气，乖违者十之六七，得于真元衰惫者，十之二三，或因气滞，或因血凝，或因痰聚，或外因六淫、内因七情，皆能阻塞其运行之机而为促也。"促而洪实有力，为热，为邪滞经络；促而无力弱小，为虚脱，心力衰竭，阴阳不相接续之候。《中医脉学研究》有云："节律较快而不匀，中间有停止。从心电图的对照上可以看到心律绝对不整，心房纤维性颤动。有的心脏跳动，由于排血量少，在脉搏图上表达不出，就形成了停止。"说明促脉是心脏本身衰惫的表现。

13. 结脉

结脉是指脉搏在迟缓之中，时而一止的状态。举按适宜，探取至止，指下脉来迟缓，歇见一止，指后能回。《诊宗三味》云："指下迟缓中，频见歇止，而少顷复来。"结为阴盛之脉，迟缓中有止是因气滞、痰结，致使血行不得流通，以致迟缓中而歇止。《脉学辑要》云："结者，气血之结滞也。至来不匀，随气有阻，连续而止，暂息而歇，故曰结。"若元气衰弱，久病虚损，精力不济者，多见结而无力。张介宾曰："多又血气见衰，精力不继，所以继而复续，续而复断，常见久病者多有之，虚劳者也多有之。"《诊家枢要》云："结……阴独盛而阳不能相入也，为症结，为七情所郁。浮结为寒邪滞经，沉结为积气在内，又为气、为血、为饮、为食、为痰。"总之，结脉的产生，多由阴邪固结，气虚血涩所致。

14. 代脉

代脉是指脉搏中止而有定数的状态。脉来迟缓，迟中一止，良久复来。《三指禅》云："代脉动中看，迟迟止复还。"代脉与结脉、促脉三者皆有止象，颇相类似，但三者主要区别为促脉数而一止，结脉迟而一止，二者歇止时间较短，止后皆能迅复，而代脉歇止时间较长，故良久复来。李中梓云："结促之止，止无常数，代脉之止，止有常数。结促之止，一止即来，代脉之止，良久方至。"张秉成曰："结代并言，则知结为歇止，代为动而中止，至数有定，即不得二脉并言矣。"陆渊雷云："一止之后继以特殊数脉，一若补偿前一止之搏动者，是为结，所谓自还也。一止之后，继来不数，无以补偿者，是为代脉，所谓不能自还也。"可见歇止能否自还，是区别结代的要点。代为脏气衰微，无力继续，故脉亦歇止难复。《素问·脉要精微论》曰："代则气衰。"《诊家正眼》云："代主脏衰，危恶之候。脾土败坏，吐利为咎。中寒不食，腹痛难救。"故凡代而迟缓为脾气绝；代而洪大为病在络脉；代而细沉为泄利；代而数为溲便脓血；代而微细为津液枯干；结代并见则为心悸。代脉的形成，一是因脏气衰微，气血两虚，不能推运血行而致脉来歇止，不能自还，良久复来；二是因卒逢惊恐、跌仆损伤痛极而影响脉气，以致脉气不能相接所致。《伤寒溯源集》云："代，替代也，气血虚惫，真气衰微，力不支给。"说明精气尽竭，不能接济是产生代脉的主要原因。凡风证、痛证、七情惊恐、跌仆损伤痛极时，偶有代脉，是一时性的气机阻滞，不能衔接所致。此为太过，不可误认危恶之候，以免贻误病机。

另外，妇女妊娠见代脉，不作病论。如《三指禅》有云："平人多不利，唯有养胎间。"

15. 缓脉

缓脉是脉搏的跳动不疾不徐，从容和缓，一息四至，恰在中部。《医述》云："指下柔匀，形之缓也，来去从容如一。"缓脉与迟、濡、虚、微、弱五者皆相似。但迟为一息三至，不是缓之一息四至；濡为复细而软，不是缓之不浮不沉，恰在中部；虚是浮大迟软，不是缓脉来去和缓，一息四至；弱是沉细而软，重按乃得，不是缓脉不浮不沉，恰在中部。正如张璐所说："从容和缓，不疾不徐，似迟而实未为迟，不似濡脉之指下绵软，虚脉之瞥瞥虚大，微脉之微细而濡，弱脉之细软无力也。"缓脉表示脾胃调和，健康无病，即所谓平脉。正如张景岳所说："缓脉有阴有阳，其意有三，凡从容和缓，浮沉得中者，此是平人之正脉。"《三指禅》所云："四时之脉，和缓为宗。"均指缓是胃气无病，正气充沛的健康脉象。但若往来迟缓，柔软而慢，或缓而滑大，缓而迟细，乃为病脉。张景岳云："若缓而滑大者多实热，缓而迟细者多虚寒。"说明缓有太过与不及之分；太过则脉缓滑而有力，多主气分有热，以及烦热、腹满、痈疡诸疾；不及则缓而迟细，多主中气不足，虚寒气怯，以及眩晕诸疾。

总之，缓不为病，若病者，必"兼浮迟虚软细涩诸象，则为病脉"，说明缓脉为病，多属兼脉为病。缓脉的形成，根据《三指禅》所云："四至调和百脉通，深涵元气此身中"的说法，是先天肾气与后天谷气充沛周身，使百脉畅通，故脉来从容和缓，一息四至。实际是脉管不硬，脉的节律与频率均正常，不大不小，气血流动从容不迫，因而脉动亦从容和缓，不浮不沉，一息四至。所谓"往来调匀，从容不迫。"

（二）总结归纳

以上仅举15部脉象，可供骨伤科（治脊）及其相关学科临证参考。有关骨伤科脉诊的纲要，可归纳成以下几点。

（1）瘀血停积者，多系实证，故脉宜坚强而实，不宜虚细而涩；洪大者顺，沉细者恶。

（2）亡血过多者，多系虚证，故脉宜虚细而涩，不宜坚强而实；沉小者顺，洪大者恶。

（3）六脉模糊者，证虽轻，而预后不良。

（4）外证虽重，而脉来缓和有神者，预后往往良好。

（5）在重伤痛极时，脉多弦紧，偶然出现结代脉者，是痛甚所致的暂时脉象，并非恶候。

（三）伤科脉诀

伤科之脉，须知确凿。蓄血之证，脉宜洪大；失血之脉，洪大难握。蓄血在中，牢大却宜，沉涩而微，速愈者稀。失血诸证，脉必现芤，缓小可喜，数大甚忧。浮芤缓涩，失血者宜，若数且大，邪盛难医。蓄血脉微，元气必虚，脉证相反，峻猛难施。左手三部，浮紧而弦，外感风寒。右手三部，洪大而实，内伤蓄血。或沉或伏，寒凝气束。乍疏乍数，传变莫度。沉滑而紧，痰瘀之作。浮滑且数，风痰之恶。六脉模糊，吉凶难摸。和缓有神，虽危不哭。重伤痛极，何妨代脉，可以医疗，不须惊愕。欲知其要，细心习学。

十一、论人中穴的妙用

人中穴位于人体鼻唇沟的中点，位于人中沟的上 1/3 与下 2/3 交界处，主治脊膂强痛，挫闪腰疼。《灵枢·终始》曰："病在上者，高取之。"《玉龙歌》曰："脊背强痛泻人中，挫闪腰痛亦可针。"

据《针灸资生经》记载："刺水沟，可治腰脊强痛。"水沟（人中）系督脉经穴，督脉循行于脊中，纵贯腰背，诸阳经均来交会，故有"阳脉之海"之称。又腰为肾之府，故针此穴可达疏通督脉经气之效，使瘀散肿消而病得痊愈。急性腰扭伤，俗称"闪腰岔气"，是腰痛中最常见的疾病，多见于从事体力劳动者，或平素缺乏锻炼的人。其发病急，症状重，往往影响人们的正常生活、工作和生产劳动。所以对急性腰扭伤的诊断、治疗、预防，是腰痛防治的重点。早期治疗效果较好，否则会遗有长期腰痛，造成治疗困难等不良后果。

刘老巧妙应用人中穴治疗急性腰扭伤，经临床多年的实际经验，效果非常理想可靠、立竿见影。腰肌扭伤后，行于腰部正中的督脉经气受到损伤。督脉总督一身之阳经，为"阳脉之海"，阳经受损，均可反映于督脉。经络受损，经气不利，影响气血的运行，循督脉上行。"人中穴"亦督脉之络也。取本经中易得气、针感强的人中穴泻之，以通调督脉经气，振奋阳气，使气机顺畅，经络瘀阻得解，则腰部经脉之瘀滞消散。配合腰部活动，解除局部筋脉拘急，促进气血运行，利于留针时气至病所，使腰部经脉通则不痛，并恢复正常功能，使急性腰扭伤治愈。

十二、骨折论治

刘老治疗骨折经验丰富，在施治过程中他坚持辨证分析，法药并用，多收卓效。刘老认为，骨折的治疗原则应遵循以下几方面。

（一）手法治疗原则

1. 闭合稳定型骨折

肿胀不严重，可立即在适当麻醉下进行手法复位，小夹板固定；局部肿胀严重者，除骨端压迫血管神经外，不必急于整复，但需将患肢骨折远断端轻缓地沿肢体纵轴方向牵拉，将明显的成角及旋转畸形基本纠正后，局部敷消肿药膏，临时夹板固定，待3天左右肿胀渐消，再行手法整复，小夹板固定。

2. 闭合性不稳定型骨折

这类骨折（尤其是下肢）单靠手法复位和刮夹板固定，往往达不到满意效果，既使当时手法整复成功，常因外固定松动或肌肉的强力收缩而发生移位。因此这类骨折（主要是下肢）手法复位后，常采用牵引（骨牵引或皮牵引）和夹板固定。

3. 开放性骨折

稳定型骨折，经清创并在直视下手法复位，临时石膏托固定，若伤口一期愈合，肿胀消退，改用小夹板固定；不稳定型骨折，经清创并在直视下复位，闭合伤口，配合牵引，若伤口一期愈合，加用小夹板固定。

4. 陈旧性骨折（指畸形愈合的）

一般在6个月以内的，均采用手法闭合折骨术，重新手法复位，配合牵引，小夹板固定；对迟延愈合的，嘱患者积极进行功能锻炼，离床负重，配合接骨续筋、固本培元中药等。

（二）小夹板和固定垫的使用原则

小夹板和固定垫是治疗四肢骨折较理想的外固定器材，其规格要求必须严格，应用要得当。夹板取材，以薄厚均匀的柳木板较好，因为它有一定的韧性和弹性。其优点是固定性能好，塑形好，吸潮，散热，既能达到固定目的，又可减少对软组织的压迫性损伤。但使用时，应当注意小夹板的松紧度，过松固定易松动，造成骨折移位；过紧易造成压迫性损伤，甚至肢体坏死，故木板经布带捆好后，布带能上下移动1cm就比较合适，骨折不致移位，也不会造成肢端肿胀和压迫性溃疡。

为了使骨折复位稳定，固定牢固，根据力学作用原理，采用小夹板加棉纱垫进行固定，即起到杠杆定律三点挤压力作用，又避免了传统使用质硬的纸压垫的压迫挤伤，同时又能使骨折残留移位，逐渐获得理想的复位。

（三）骨折中药的三期分治

骨折的治疗，虽然以手法为主，但适当配合药物也很重要，其基本治疗原则是活血与理气兼顾，调阴与和阳并重。在用药规律上，首先是行气、活血、散瘀、消肿、止痛，然后壮筋续骨、补气养血治疗时一般根据骨折的愈合过程分为初期、中期、后期三个阶段。

1. 初期

即血溢化瘀期。一般约为3～7天，骨折损伤严重时，可延到10～14天。证见瘀痛剧烈，肿胀拒按，伴有发烧等，系因筋骨络脉受损，血溢为瘀，经络瘀阻，气机不利而致。治宜活血化瘀、消肿止痛。服活血药（血竭100g，红花100g，土鳖虫100g，三七100g，骨碎补75g，续断75g，苏木75g，五灵脂50g，蒲黄50g，地龙50g，赤芍50g，大黄50g，当归50g，木香50g，乳香50g，没药50g，制马钱子25g，琥珀25g，朱砂15g，冰片5g，除血竭及制马钱子等后4味药另研外，其余诸药共为细面过筛后再加入血竭、制马钱子等药研匀，炼蜜为丸，10g重，每早晚服1～2丸）或活血祛瘀汤（当归尾20g，赤芍20g，丹参20g，续断20g，骨碎补20g，桑枝20g，苏木15g，土鳖虫15g，红花15g，乳香10g，没药10g，延胡索10g，泽兰10g，陈皮10g，煅自然铜10g，水煎450ml，分3次温服，每日服2～3次）。

但若内脏蓄血，出现各种兼证者，则按上、中、下三焦分别施以药饵。瘀在上部者常因出血过多，瘀血乘肺，证见胸闷痛，喘急，痰壅或咳血，面青紫，急当清上焦瘀血，服散瘀化痰汤（薏苡仁30g，瓜蒌仁20g，苏木20g，桃仁10g，姜半夏15g，葶苈子15g，苏子15g，莱菔子15g，白芥子10g，白前15g，白茯苓20g，广陈皮20g，枳壳15g，皂角5g，硼砂5g。水煎300ml，分3次温服，每日服3次）以救之，缓则难医。瘀在中部者常见脘腹胀痛，烦躁，呃逆、呕吐等症，此系瘀血内结，胃气不降所致，宜服膈下逐瘀汤加竹茹、半夏；胁痛者乃肝经血滞，服柴胡疏肝汤。瘀在下部者多见腹满痛，二便不通，乃瘀血留内，急服大成汤通利之。初期变证较多，病情错综复杂，必须详加辨证施治，不可拘泥。

2. 中期

即接骨续筋期。一般在固定后10天左右就进入此期。肿胀渐消，疼痛减轻，此系营卫失和，瘀血未尽，经络不畅，影响肾气化精生髓而助骨。故治宜和营生新，接骨续筋。服接骨丹（黄瓜籽50g，三七50g，红花50g，土鳖虫50g，煅自然铜50g，方海50g，龙骨50g，骨碎补50g，续断50g，补骨脂50g，陈皮50g，硼砂25g，白及25g，儿茶25g，乳香25g，没药25g，琥珀20g，冰片5g。除冰片另研外，其余诸药共为细面再加入冰片面研匀。成人每日早晚服5～7g。儿童酌减）治之。

3. 后期

即坚骨壮筋期。本期为断骨愈合尚未坚实阶段。一般在3周以后。肿胀已退，疼痛消失，肤温正常，伤折肢体见汗，发痒，落屑。但筋肉软弱无力，功能尚全复，此系瘀血虽尽，肾气不达，精髓未充，肝阴不足，气血失和，筋骨未坚所致。治宜固本培元，坚骨壮筋。服壮筋续骨丹（当归100g，白芍100g，茯苓100g，血竭50g，骨碎补50g，红花50g，大黄50g，莲肉100g，续断50g，儿茶50g，丁香50g，丹皮30g，三七30g，乳香30g，五加皮30g，朱砂25g，甘草25g，冰片15g。共为细面，炼蜜为丸，10g重。每日早晚服1～2丸）或骨质增生丸。

若遇有初中期失治，而致瘀血凝滞为患，造成肌肉肌腱、筋膜粘连发生关节挛缩，强直，屈伸不利等症，宜采取舒筋活络法治之，内服舒筋丸（制马前子50g，麻黄25g，桂枝25g，甲珠20g，附子20g，千年健20g，地枫皮20g，乳香20g，没药20g，豨莶草20g，鸡血藤20g，络石藤20g，当归20g。共为细面，水泛小丸，成人早晚服25g，儿童禁服），外用散瘀和伤汤（透骨草50g，威灵仙30g，急性子30g，川椒15g，川乌15g，草乌15g，骨碎补15g，红花15g，白芷15g，艾叶15g。将上药和匀装2个布袋内扎口，再将食盐少许同放入水盆熬数沸先熏后洗，最后用药袋敷患处。每日可1次到数次，每次用1小时以上）。若因寒湿入络，血运不畅，致肢冷漫肿，经久不消，酸楚疼痛，或遇天阴即发者，宜服温经通络汤（赤芍15g，麻黄15g，桂枝15g，红花 15g，威灵仙 15g，伸筋草 25g，络石藤 15g，白芷 10g，细辛 3g，桃仁 10g，甘草 5g。水煎 450ml，分 3 次温服，每日服 2 ～ 3 次）治之。

骨折后期，一般肿痛即当消散，筋骨亦逐渐恢复功能，在个别病例中，可发现伤肢肌肉间长期窜痛或筋骨间作痛者，前者系营卫失和，气滞所致，服和营止痛丸；后者系肝肾之气伤也，服六味地黄丸以滋阴养肝，其患可愈。

十三、浅谈痹证

"痹"者闭也，即闭阻不通之意，"痹证"是指人体由于营卫失和，腠理空疏，正气虚弱，风寒湿热邪侵入经络，凝滞关节，引起气血运行不畅，从而使肌肉、筋骨、关节发生麻木、重着、酸楚、疼痛、肿胀、屈伸不利，甚至关节僵直变形的一种病证。《素问·痹论》云："风寒湿三气杂至，合而为痹也""其风气盛者为行痹，寒气盛者为痛痹，湿气盛者为着痹也"，肌热如火者为热痹。《医学入门》云："痹者，气闭塞不通流也，或痛痒，或麻痹，或手足缓弱。"风寒湿热之邪，侵入机体损害筋骨肌肉关节，痹阻经络气血，则各有其特有的症状。如风邪伤之，则上下窜痛，游走而不定；寒邪伤之，则火热灼痛，随痛随肿。在临床上虽有明显的区分，但往往单一出现者少，而淫邪杂合为病者多。只不过因症状不同，各有侧重而已。《诸病源候论·风病诸候》记载："此由体虚，腠理开，风邪在于筋故也。……邪客关机，则使筋挛。邪客于足大阳之络，令人肩背拘急也。足厥阴，肝之经也，……其经络虚，遇风邪则伤于筋，使四肢拘挛，不得屈伸。诊其脉，急细如弦者，筋急足挛也。"巢元方认为痹，一是劳伤气血不足，风寒湿邪引起；一是骨折脱位后瘀血不清，经络空虚外邪侵犯引起。

在治疗上，偏于风者散其风，有寒者散其寒，有湿者利其湿，有热者清其热。但若病邪久久不去缠绵不愈，而致机体虚寒者，则应扶正祛邪。总之不外虚则补之，实者泻之的治疗原则。此外，经络气血的运行有赖于脏腑功能，若经络气血久痹不愈，势必损及脏腑，又可出现脏腑不同的证候，这在治疗上就需要驱邪不忘兼顾脏腑，泻实必扶助正气。中医学一贯强调辨证、审因、论治的原则，离开这个原则，就不成为中医学"整体观念""辨证施治"的特点。

（一）根据病因与症候分类

痹证最早见于《素问·痹论》。后世称为"历节"病、"白虎历节"病、"痛风"等。虽然名称及分类方法不一，但基本上未超出《内经》的范畴。目前多采用《内经》病因与证候分类的方法，如行痹（即风痹）、痛痹（寒痹）、着痹（湿痹）、热痹、瘀血痹、尪痹等。

1. 行痹

行痹主因风气太盛。风为阳邪，其性轻扬，善行而数变，流窜不屈，故行窜周身关节，痛无定处，日轻夜重。舌苔白，脉浮或浮弦。治宜通络祛风止痛。方用防风汤加减治之（防风、当归、赤茯苓、杏仁、黄芩、秦艽、葛根、麻黄、甘草）。偏寒者加桂枝，偏热者加黄柏；有汗者重用茯苓，无汗者重用防风、麻黄；上肢痛甚加川芎、桂枝、姜黄；下肢痛甚加独活、牛膝、木瓜；腰背痛加续断、杜仲、桑寄生；胸胁痛加柴胡、郁金、青皮、陈皮。

2. 痛痹

痛痹乃寒邪偏盛。寒为阴邪，易伤阳气，阳气虚损，气血无以温煦鼓动，但涩不畅，客于肌表，滞于经络，故肢节疼痛，痛而不移。得热助阳，寒邪疏散，疼痛缓解；遇冷助阴，寒聚凝滞，不通则痛剧。治当温经散寒，通络止痛。方取乌头汤加减（川乌、麻黄、白芍、甘草、黄芪）。偏瘀血者加五灵脂、苏木、地龙、乳香、没药；上肢痛甚加羌活、川芎、威灵仙；下肢痛甚加独活、牛膝、木瓜；腰背痛者加续断、杜仲、狗脊；表寒重者加苏叶、荆芥；兼湿者加苍白术、茯苓、生姜等。

3. 着痹

着痹为湿邪偏盛。湿邪黏腻重浊沉滞，阻留于肌肉关节之间，故肢节疼痛沉着不移；抑或湿邪阻滞，阳气不宣，则肌肤麻木或漫肿；湿邪伤脾，脾湿不运，湿气停留于内，故舌胖大，脉沉缓。治宜祛风、除湿、散寒。方用薏苡仁汤加减（薏苡仁、川乌、苍术、独活、麻黄、桂枝、羌活、当归、川芎、防风、甘草、生姜）。痰多加胆南星、橘红；有热加黄柏、石膏；下肢痛甚加牛膝。

4. 热痹

热痹系热邪偏盛。但往往兼有湿邪，热与湿合，熏灼肌肉关节，而致气血郁滞不散，故为肿为痛，痛处灼热，不可触按；亦可出现红斑、皮下结节；热邪伤津故心烦口渴，舌苔黄燥；湿热内郁则胸脘满闷，大便溏臭，舌苔黄腻，脉见滑数。治疗上，偏风热者宜祛风清热，通络止痛，方用白虎桂枝汤加减（石膏、知母、桂枝、粳米）；肿热灼痛甚者加黄柏、苍术、忍冬藤、桑枝、豨莶草。偏湿热者宜清热化湿宣痹，方用二妙散（黄柏、苍术）加薏苡仁、茯苓、泽泻、防己、通草、萆薢；有结节性红斑者加丹皮、香附、莪术、乳香、没药等。

5. 瘀血痹

瘀血痹多因外伤或痹久不愈，气血凝滞，流注关节，肌肤肿胀。痛如针刺、刀割，且痛处固定不移，拒按，甚或出现皮下瘀斑、结节，关节屈伸不利；舌质暗或有瘀斑，脉细涩或弦细。治宜活血化瘀，通经宣痹。方用身痛逐瘀汤（桃仁、红花、当归、川芎、五灵脂、香附、地龙、秦艽、羌活、没药、牛膝、甘草）。有热加黄柏、赤芍；挟湿者加苍术、防己。

6. 尪痹

尪痹是指关节肿大、疼痛、僵硬、屈伸不利、筋骨萎缩、肢体消瘦、骨骼变形的一种病证。严重者可见脊以代头，尻以代踵，肢体废用等表现。本病肝肾虚衰、气血不足是其根本，郁积化热，则是其标。故治当以补益肝肾，强筋壮骨，通经活络为宜。方用自拟尪痹痹汤（熟地、鸡血藤、骨碎补、川续断、仙灵脾、豨莶草、桑寄生、鹿衔草、肉苁蓉）。有热加忍冬藤、黄柏、知母、熟地易生地；兼寒加麻黄、桂枝、制附片；肿痛不消加薏苡仁、汉防己、泽泻、制乳香、制没药、醋制延胡索等治之。

（二）根据受邪季节和部位分类

根据受邪季节和部位不同，分为五体痹，即骨痹、筋痹、脉痹、肌痹和皮痹。

1. 骨痹

因外感风寒湿邪，肾虚内亏，不能生髓养骨而致痹证。临床以骨重不可举，骨沉重酸痛为特点。《素问·痹论》云："痹在于骨则重。"

2. 筋痹

因其病变部位在筋为筋痹，临床以筋脉拘急而骨节疼痛为特点。《素问·痹论》云："痹在于筋则屈不伸。"《素问·长刺节论》亦云："病在筋，筋挛节痛，不可以行，名曰筋痹。"

3. 脉痹

因心气不足，风寒侵袭血脉，使血脉凝滞而发为脉痹，临床以肢体血流不畅，局部疼痛，遇寒加重为特点。《素问·痹论》云："以夏遇此者为脉痹……在于脉则血凝而不流。"

4. 肌痹

因寒湿侵于肌肉之间，寒则脉凝，湿则阻滞气血而发为肌痹，临床以肌肉顽麻不仁或疼痛为特点。《素问·痹论》云："以至阴遇此者为肌痹……在于肉则不仁。"张介宾注云："太阴者湿土之气也，湿邪有余，故为肉痹，寒湿在脾，故为寒中。"

5. 皮痹

因风寒湿邪乘肺，卫表不固而侵袭皮肤，留而不去，营卫受阻而发为皮痹，临床以皮寒、麻木不仁为特点。《素问·痹论》云："以秋遇此者为皮痹……在于皮则寒。"

总之，治痹必辨其因，察其邪之所偏盛，分别主次，突破重点，方能奏效。其所不效者，多由审因不详，辨证不确，药散而杂，不能切中肯綮。兹举其要药以供参考。举凡遇寒痛甚，局部不温，舌淡不红者寒也，麻、桂为必用之品，配川乌其力尤著；关节红肿热痛而拒按，口渴烦热，小便黄赤，舌红苔黄，脉象滑数者热也，清热解毒，凉血通脉的金银花、黄柏、黄连、赤芍必不可少；凡全身疼痛难以转侧，肢体重着，甚或顽麻，小便深黄，舌苔黄腻，脉濡者湿也，薏苡仁、萆薢、蚕沙为必用之品；凡肢节疼痛，游走不定者风也，宜选用鸡血藤、海风藤、络石藤等祛风之药；凡久病或老年患者，症见腰膝酸软、冷痛，遇气候寒冷则增剧，舌苔白，脉沉，乃肝肾不足，精血内枯，骨乏濡养，非血肉有情之品难以收功，每用鹿茸片、狗骨、熟地、肉苁蓉、杜仲等最有功效；凡痹久病深者或老年人，治宜扶正气，调营卫，从本缓图，不可过用疏散风燥类药，强求速效则不达，黄芪和五加皮益气强筋，固表除痹，标本兼顾，为必选之品。

十四、颈椎病论治

在中医典籍中虽没有"颈椎病"之名，但对其有关症状、体征的认识却很早，隶属于痹证、痿证、痉证、瘀证、痰证、眩晕等范畴。

（一）分型

关于颈椎病的中医分型，目前比较混乱，尚无统一的分型标准。刘老根据辨病与辨证相结合的原则，将颈椎病分为20个证型：即①颈型颈椎病：风寒型；气血瘀滞型；肝肾不足型。②神经根型颈椎病：风寒湿型；气滞血瘀型；肝肾亏虚型；虚寒型。③脊髓型颈椎病：正气不足、痰瘀互阻型；肝肾亏虚、筋骨失养型。④椎动脉型颈椎病：痰阻经脉型；肝阳上亢型；痰浊阻滞型；气血虚弱型；肝肾不足型。⑤交感神经型颈椎病：心脾气虚型；肝肾亏损型；肝郁气滞型；痰湿中阻型。⑥其他型：阴虚痰阻型；气滞郁结型。此种分型有利于临床科研总结。西医学根据颈椎病病理机制及临床表现将其分为六型，即颈型、神经根型、脊髓型、椎动脉型、交感神经型及其他型。交感神经型临床表现复杂，有人甚至否定该型的存在，还有人主张将其归入椎动脉型，近20年来国外已将交感型归入钩椎关节病。

（二）病因病机

1. 内因

（1）先天性畸形：包括颈肋、横突肥大、颈椎隐裂、椎体融合（常伴棘突融合）、寰枕融合、颅底凹陷及椎管狭窄等。随着年龄的增长，加之各种急慢性损伤、外感风寒湿邪等各种因素的作用，加速了颈椎的退变进程，致使颈椎节段骨关节及软组织的生理功能或其内在平衡发生紊乱，从而出现各种颈椎病的相应症状和体征。

（2）年龄：人类在20岁左右即发育完善，发育的停止便意味着退变的开始。椎间盘是人体各种组织中发生退变最早的组织。30岁以后纤维环弹力降低，可产生裂隙，软骨板也有变性。特别是髓核的含水量减少，弹性也逐步减小，最后可致纤维化和钙化。整个椎间盘的退化，导致椎间盘变薄，并由此引起一系列继发性改变而产生临床症状。

中医学认为，肾藏精，主骨生髓，肝藏血主筋。《素问·上古天真论》曰："五八肾气衰""七八肝气衰，筋不能动""身体重，行走不正"；《灵枢·海论》曰："髓海不足，则脑转耳鸣"。概括地叙述了随着年龄的增长，肝肾功能衰退，筋骨也会出现功能障碍，引起各种症状。颈部的筋骨也有同样的演变规律。

2. 外因

（1）外伤：外伤既是本病发生的主要因素之一，也是加速病情进展的重要因素。外伤可以导致颈椎的力学平衡失调，产生应力集中，加速局部组织的退变。外伤还可引起机体局部的血管反应。早期的血管扩张、充血、渗出及组织水肿，后期的粘连、变形、狭窄与闭塞等均可累及颈椎局部，包括椎管内血供。另一方面，在颈椎间盘退变后的继发性改变如骨赘、粘连、继发性椎管狭窄等存在的情况下，外伤可以诱发或加重原有症状。

（2）慢性劳损：颈部是脊柱活动度最大的部位，因而最易造成慢性损伤。另外，长期处于低头位的工作如刺绣、缝纫、织毛衣、书写、绘画、修表、化验等，易引起颈部软组织的疲劳，从而加速颈椎的退变。平时睡觉喜欢高枕也是本病发生的重要因素之一。《证治准绳》引戴云："颈痛非是风邪，即是气挫，亦有落枕而成痛者……由挫闪及久坐失枕而致颈项不可转移者，皆由肾气不能生肝，肝虚无以养筋，故机关不利。"《张氏医通》曰："有肾气不循故道，气逆挟脊而上，至肩背痛。或观书对弈久坐而致脊背痛者。"以上均指出颈部的慢性劳损是颈椎病的重要发病因素。

（3）风寒湿邪侵袭：年老体虚，气血衰少，营卫不固，易感风寒湿邪。外邪痹阻经络，气血运行不畅，则筋骨失养。《素问·痹论》曰："风寒湿三气杂至，合而为痹……痹者，闭也。"《素问·至真要大论》云："诸痉项强，皆属于湿""湿淫所胜……病冲头痛，目似脱，项似拔。"《类证治裁》曰："肩背痛，不可回顾，此手太阳经气郁不行，宜风药散之。肩背痛，脊强，腰似折，项似拔，此足太阳经气郁不行。"手太阳经皆经过颈肩背部，外邪最易伤及此阳经而致经气郁结，气血运行受阻，不能濡养颈椎，导致颈椎间盘发生退变。《证治准绳》有云："颈项强急之证，多由邪客三阳经也，寒搏则筋急，风搏则筋弛，左多属血，右多属痰。"筋急，意为肌肉痉挛，筋弛，指肌张力下降，肌肉松弛。即一侧颈肌紧张，另一侧松弛，左右肌力不协调，颈椎力学平衡失序，导致颈椎失稳，椎间关节紊乱而促发颈椎病。西医学认为，风寒湿邪可使局部肌张力增高，血运障碍，代谢产物堆积，刺激椎动脉或交感神经而引起颈椎病。

通过颈肩痛流行病学抽样调查发现，精神刺激是颈椎病的发病诱因之一（占2.44%）。精神紧张或焦虑不安，可以加重老年人颈椎病的头痛症状。情志因素可引起人体内分泌系统的改变而诱发颈椎病。另外，饮酒者中颈椎病患病率较高，提示长期大量饮酒也是颈椎病发病中不可忽视的因素。

综上所述，颈椎病的发生、发展，是体内外各种因素相互作用的结果，其临床特点表现为病程迁延，症状繁杂，轻重悬殊，本虚标实。

（三）诊断

颈型及神经根型颈椎病，一般根据病史、症状、体征及普通 X 线片即可明确诊断。椎动脉型及脊髓型颈椎病临床表现复杂，容易与其他疾病相混淆，以下几种检测手段有助于明确诊断及指导治疗。

1. 脊髓造影

脊髓造影用以确定脊髓病是否因退变因素引起，并除外侧索硬化症、脊髓空洞症、脊髓内或脊髓外的肿瘤等。目前临床常用的造影剂为碘海醇注射液，需做碘过敏试验。

2. CT 扫描

CT 检查目前在我国已比较普遍。CT 可以较清晰地显示椎管四壁骨性结构或椎体边缘的骨质增生、椎间盘突出的形态。但 CT 扫描显示的骨化范围均较普通断层要大。CT 可清楚显示骨化的长度、宽度、厚度和椎管狭窄率。如果与水溶性造影剂结合起来，则可显现各断层的脊髓轮廓，对诊断脊髓受压更为有利。但脊髓造影可进行动态观察，在某些情况下为 CT 所不能取代。

3. 磁共振成像（MRI）

MRI 对于颈椎的扫描可以显示脊髓纵剖面及横断面的形态，对于髓外压迫及髓内病变如脊髓空洞症，可以提供明确的诊断征象，在诊断及鉴别诊断方面都有很大的帮助，多数情况下可取代脊髓造影。

4. 椎动脉彩色多普勒

椎动脉彩色多普勒（TCD）检查对诊断椎动脉型颈椎病有重要参考价值，TCD 可以了解椎—基底动脉系统血管的形态、管径大小及血流速度等，也是判定临床疗效的重要客观指标。

（四）基本治法

绝大多数颈椎病可以运用各种中医药疗法治疗而获得满意疗效，只有极少数的患者需手术治疗。目前，颈椎病的治疗方法种类繁多，既可采用单一疗法，也可多种疗法并用，临床上多采用综合疗法。目前常用的治疗方法如下。

1. 牵引疗法

牵引是治疗颈椎病行之有效的传统方法之一，适用于各型颈椎病，对早期病例效果尤佳。但对病程较久的脊髓型，有时可加重症状，故宜慎用或不用。近十几年来，人们对颈椎牵引的方法及用具进行了较深入的研究，研制出多种颈椎牵引用具，提高了颈椎病的治疗效果。

（1）颈椎牵引的作用：颈部制动，有利于组织充血、水肿的消退；解除颈部软组织痉挛，以降低椎间盘的压力；松解小关节滑膜嵌顿，纠正小关节紊乱；恢复颈椎的外在力学平衡体系，为内在力学平衡的恢复创造外在条件；舒展扭曲的椎动脉，改善脑部血液供应；缓冲椎间盘的内压，有利于已向外突出组织的消肿；后纵韧带的牵张有利于椎间盘的还纳；牵引可松解关节囊挛缩，扩大椎间隙、椎间孔及椎管，解除神经根及脊髓的压迫。有人对牵引前后的颈椎 X 线片进行对比证明，牵引后每一椎间隙可增宽 2.5 ～ 5.0mm。

（2）常用牵引方法：轻症患者多采用间断牵引，每日 1 ～ 3 次，每次 0.5 ～ 1.0 小时。病情较重者可以持续牵引，每日 6 ～ 8 小时。牵引可以从小重量开始，坐位牵引可用 2 ～ 3kg，如无不良反应可渐增至 5kg；卧位牵引可以从 5kg 开始，但最重不宜超过 10kg；坐位牵引重量宜为自身体重的 15% ～ 20%；仰卧床头牵引，重量宜为自身体重的 5% ～ 7%，一般颈肌弱者以 15 ～ 18kg，5 ～ 10 分钟的效果为佳；颈肌强壮者以 18 ～ 20kg，5 ～ 10 分钟的效果为佳。而有人通过试验证明，牵引重量为 5kg 时，椎间隙即已有明显增宽。增至 10kg 时增宽更为明显，认为更大重量的颈椎牵引似无必要，也不宜采用。总之，牵引重量应根据患者性别、年龄、体质强弱、病情轻重、颈肌发育情况及患者对牵引的反应情况而定，同时在牵引过程中注意观察，随时调整。

2. 推拿疗法

刘老认为推拿是治疗颈椎病的有效方法，疗效确切，深受患者欢迎。中医关于颈椎病推拿手法的内容十分丰富，值得发扬和探讨。

（1）推拿对颈椎病的治疗作用：疏通经络，使紧张痉挛的筋肌放松，气血得以畅通，从而达到"松则通""通则不痛"的目的；纠正偏歪棘突，加宽椎间隙，扩大椎间孔，整复椎体滑脱，恢复颈椎的内在平衡；松解神经根及软组织粘连，消除局部充血、水肿等炎症；防止肌肉萎缩及关节僵直；改善体内的自由基代谢紊乱状态。

（2）常用推拿手法：颈椎病推拿手法颇多。临床上以拔伸为主，按压为辅。常用的基本手法包括：㨰、按、揉、拿捏、拔伸、弹拨、旋转、摇摆、搓、擦、叩、一指禅推法等。点按常用穴位包括风池、风府、大椎、肩中俞、天宗、曲池、合谷、缺盆、肩井、肩髃、手三里、小海、内关、外关、神门等。其中寻找压痛点是推拿治疗的关键之一。

①指禅推法：用于各型颈椎病。用大拇指端罗纹面或偏峰着力于一定的部位或穴位上，腕部放松，沉肩、垂肘、悬腕，肘关节略低于手腕，以肘部为支点，前臂做主动摆动，带动腕部摆动和拇指关节做屈伸活动。腕部摆动时，尺侧要低于桡侧，使产生的"力"持续地作用于治疗部位上。压力、频率、摆动幅度要均匀，动作要灵活。手法频率为 120 ～ 160 次／秒。

②颈椎旋扳法：用于颈型、根型及部分椎动脉型颈椎病。

（3）操作方法：患者端坐于矮凳上，术者立于其后，先用拇、示指拿捏两侧颈肌，缓解紧张的肌肉。术者一手托住患者下颌，另一手托住后枕部，嘱患者放松颈肌，两手自然放于膝部；术者两手徐徐用力，将患者头部向头顶部方向尽量上提，然后向一侧旋转，当旋转至接近限度时，术者用适当力量使头部继续向该侧旋转 5° ～ 10°，此时多数可听到小关节弹响声。如无不良反应，可再做对侧旋转。效果明显者可隔日做一次。

（4）注意事项：患者颈部肌肉必须放松；旋转时动作不宜快，可缓慢旋转；旋转到最后 5° ～ 10° 时要把握分寸，不能旋转过度；向侧方旋转时，必须同时保持将患者头部上提的力量；不宜作侧方用力的推扳手法，以免损伤脊髓；术后嘱患者卧床休息，适当限制颈部活动，睡眠时宜低枕；禁忌在麻醉下施用本法。

（5）并发症：本法应用不当可引起胸锁乳突肌损伤；寰枢关节半脱位；休克；椎动脉血栓形成；脑干损伤；瘫痪等。

（6）禁忌证：颈椎骨折脱位及畸形，尤其是寰枢椎先天性畸形；患有严重高血压病、动脉硬化症及脑供血不足者；有严重的脊髓压迫症状者；颈椎骨质破坏性疾病（结核、肿瘤等）；颈椎管狭窄症及椎间孔明显狭窄者；有明显的节段性颈椎不稳定者；颈椎严重骨质增生或有骨桥形成者；尚不能除外椎管内肿瘤、粘连性蛛网膜炎或脊髓变性疾病的患者。

3. 针灸疗法

针灸治疗颈椎病有悠久的历史。《证治准绳》曰："《内经》刺灸颈项痛有二，其一取太阳经治项后痛，《经》云足太阳之脉是动则病，项如拔，视虚盛寒热，陷下取之，又云项痛不可俯仰，刺足太阳，不可以顾，刺手太阳。又云大风项颈痛，刺风府；又云邪客于足太阳之络，令人头项肩痛，刺足小指爪甲上与肉交者各一痏，立已。其二足手阳明治颈前痛"。此乃对《内经》针灸治疗颈椎病的认识和总结。《普济方》总结明以前的针灸经验，对颈肩背痛的各类症状表现，分别以针灸穴位治疗，提出了"治肩背颈项痛，穴涌泉。治肩背热痛而寒至肘，又疗肩痛发寒热引项强，穴肩井。治颈项不得顾，肩膊痛，两手不得向头，或因仆伤，穴肩外俞。治肩痛，引项不得顾，穴天窗"等辨证取穴的观点。《灵枢·本脏》曰："经脉者，所以行血气，营阴阳，濡筋骨，利关节者也。"现代临床上针刺仍是治疗颈椎病行之有效的重要手段之一。目前各地取穴及操作方法等各有特点，总有效率大都在90%以上。

4. 中药疗法

中药是中医学治疗颈椎病的特色之一，刘柏龄总结出了一些行之有效的方药。在临床上，遵循辨病与辨证相结合的原则，首先确立诊断及分型，然后再根据辨证分型治疗用药（详见各型颈椎病证治），取得了较好的疗效。

常用中药剂型包括内服汤剂、外用熨熁剂及中成药等。病情较重时，多汤剂、丸药同服；病情稳定或恢复期，多以中成药常服，以图缓治。

5. 练功疗法

古称"导引"。导引这个名称最早见于《庄子·刻意篇》，《内经》有"导引按跷"，华佗有"五禽戏"。可见我国人民早已用练功法防治疾病。《诸病源候论》引养生方导引法云："一手长舒，令掌仰；一手捉颏，挽之向外。一时极势二七，左右亦然，手不动两向侧势急挽之二七。去头骨急强，头风脑旋，喉痹，膊内冷注偏风。"这是用于颈部疾病的颈椎旋转练功法，对现代旋转复位手法的形成，从理论到实践都有很大的启发和指导作用。《内经图说》曾用"首功""肩功""背功"来治疗颈肩背痛。《祛病延年二十势》中的"回头望月""摘星换斗"等均可用于颈椎病的防治。

现代临床上常用的练功方法，全身性的有太极拳、广播操；颈项局部的练功有"回头望月""往后观看""与项争力"等。通过练功，增加颈部肌力，恢复颈部两侧的肌力平衡状态；滑利颈椎诸关节，流通气血，改善局部的气血瘀滞状态，从而解除疼痛、眩晕等症状；还可巩固疗效，预防颈椎病的复发。

需要注意的是练功动作主要用于颈型及神经根型颈椎病，椎动脉型可试用，脊髓型则慎用或禁用。

（五）临证验案

1. 颈型颈椎病证治

李某，男，39岁，职员。

2010年9月5日初诊。

[主诉]因颈僵痛，肩背酸、麻、痛2周。

[现病史]2周前晨起时感觉颈僵硬，左肩及右背酸痛。有时手麻。

[查体]颈活动受限，呈斜颈姿势，颈椎旁（左）肌肉紧张，胸锁乳突肌压痛（+）。脉浮紧。

[辅助检查]X线检查：颈椎生理弯曲消失、变直，余未见明显异常。

[诊断]颈型颈椎病（风寒型）。

[治则]疏风散寒，通络止痛。

[处方]葛根汤加减。葛根20g，白芍20g，羌活15g，姜黄15g，红花15g，桂枝15g，麻黄10g，秦艽10g，甘草5g。水煎服，日1剂，连服10剂。

推拿理筋手法，每日1次。前后2周治疗，诸症悉退。

按语：颈型颈椎病作为颈椎病的一个分型目前尚有争议。此型虽然不重，但临床较为常见，可能为其他型颈椎病的前期表现。多以风寒湿邪痹阻经络，营卫气血不畅为患。治宜疏风散寒，通络止痛为原则。方用葛根汤加减，配合推拿按摩缓解肌肉痉挛即可缓解症状，平时应纠正不良的工作姿势，调整睡枕高度，注意颈部保暖并配合颈部功能锻炼，可减轻本病的发生。

2. 神经根型颈椎病证治

验案1

贾某，女，31岁。

2009年3月5日初诊。

[主诉]颈肩臂痛，伴手麻木3个月余。

[现病史]无明显诱因，起初颈僵、肩痛，继之臂痛，手麻，右侧为著，

每遇天气寒冷或阴雨天则症状加重，曾在某医院牵引、按摩、服药（具体不详）等不效。

[查体] 颈活动不受限，颈胸段轻度压痛，压头试验（＋），右侧臂丛神经牵拉试验（＋），脉沉细无力，舌苔薄白。

[辅助检查] CT 示：颈 4～5、颈 5～6 关节增生，椎间盘突出。

[诊断] 神经根型颈椎病（证属虚寒型，寒湿阻络）。

[治则] 温阳散寒，益气通络。

[处方] 颈肩臂痛饮（自拟）。黄芪 25g，当归 15g，川芎 15g，白芍 20g，桂枝 15g，姜黄 15g，葛根 20g，鸡血藤 25g，天麻 15g，香附 15g，甘草 10g，鲜姜 3 片，大枣 5 枚。6 剂水煎服。

配合理筋手法。

复诊。

颈僵痛消失，肩臂酸痛减轻，唯手麻不减。调整处方，原方加桑枝 20g，茯苓 20g，服 10 剂。配壮骨伸筋胶囊每次 6 粒，每日 3 次，口服。手法按摩每周 3 次。

前后历 45 日治疗，临床症状基本消失。

按语：本病例系一长期低头伏案的工作者，察其体质羸瘦，面无华容，脉象沉迟而涩，一派正虚邪实之象。系素体虚弱，肝肾不足，气血亏损，腠理不固，寒湿之邪乘虚而入，邪留经络，络道受阻，气血运行不畅所致。故其治以温阳散寒、益气通络为法。自拟"颈肩臂痛饮"方，药用黄芪、当归、鸡血藤以补气和血活血，尤其重用黄芪之气分要药。盖气为血帅，以其先行为动力，配川芎、赤芍、姜黄活血化瘀通络之力益著。合附子、羌活、防风、桂枝之温经散寒。葛根虽凉，然与羌活、防风、桂枝同用，其升阳解肌，止痉住痛，理项背强痛之功甚笃。再加用橘皮理气调中，甘草以缓急、解痛。以上诸药配伍，共奏温阳散寒，益气通络，理气和中，解痉止痛之功效。

颈肩臂痛饮是治疗神经根型颈椎病的主方。若兼气滞血瘀或湿痰郁结者，可酌加活血化瘀药，如丹参、泽兰；痰郁加半夏、胆南星、白芥子等；若肝肾不足者，可酌加仙灵脾、巴戟天、肉苁蓉等。化热减附子，阴虚加山茱萸。

验案 2

陈某某，男，57 岁。

2011 年 5 月 13 日初诊。

[主诉] 颈痛、右手指麻木 6 个月。

［现病史］6个月前因长期劳累出现颈部疼痛，并逐渐出现右手指麻木。麻差，曾口服中成药、针灸等治疗，症状略缓解。

［查体］颈部肌肉紧张，颈部活动度不受限，颈4～7棘突旁压痛（+），压顶试验（+），右臂丛牵拉试验（+），右侧肱二头肌、肱三头肌腱反射略减弱，霍夫曼征（－）。脉象沉迟而涩，舌淡苔薄白。

［辅助检查］2011年5月13日X线摄片示：颈椎曲度变小。自带X线颈椎双侧位摄片示（2010年11月9日）：颈4～5，颈5～6，颈6～7钩椎关节增生改变。

［诊断］神经根型颈椎病。

［治则］益气活血，温阳散寒通络。

［处方］黄芪25g，当归15g，葛根20g，桂枝15g，姜黄15g，丹参15g，天麻15g，赤芍15g，延胡索15g，香附15g，泽泻15g，甘草10g，蜈蚣2条，菊花20g，蔓荆子15g，白蒺藜20g，全蝎5g，夜交藤50g，炒枣仁20g，另加生姜、大枣。5剂，水煎服，日服1剂。

颈肩臂痛胶囊3瓶，每次6粒，每日3次口服。

5月20日复诊。

患者自述服药后，颈部疼痛减轻，手指麻木缓解，服药后（成药），偶有胸闷，腹胀不适，脉沉弦细，舌苔厚白。调整处方，上方去白蒺藜、炒枣仁，加山萸肉20g，厚朴10g，莱菔子10g。5剂，水煎服，日服1剂。

颈痛胶丸3瓶，每服6粒，每日3次口服。

5月27日三诊。

患者自觉颈部稍痛，手指略感麻木，胸闷减，偶尔心慌，胃部难受。脉沉涩无力，舌苔薄白。调整处方，初诊处方加山萸肉20g，乌梢蛇15g，鸡矢藤15g。7剂，水煎服，日服1剂。

6月3日四诊。

症状减轻，颈僵但不痛，手不麻。服药后有时心慌，胃好，胸不闷。脉沉缓弱，舌苔厚白。拟方如下。

黄芪20g，当归15g，川芎15g，菊花20g，蔓荆子15g，白芍20g，桂枝15g，天麻15g，白芷10g，钩藤20g，半夏15g，白芥子15g，丹参20g，全蝎5g，甘草10g，另加生姜、大枣。7剂，水煎服，日服1剂。

随诊症状基本消失。

验案3

代某某，女，19岁。

2012年6月27日初诊。

[主诉] 颈部疼痛3年。

[现病史] 3年前因长期低头学习，出现颈部疼痛，僵硬，未予治疗，故来就诊。

[查体] 颈部活动不受限。颈3～7棘突两旁压痛（+），压头试验（+），双侧臂丛牵拉试验弱阳性，霍夫曼征（－）。脉沉弦细，舌苔薄白。

[辅助检查] 2012年6月27日X线颈椎正位摄片示：颈椎寰枢椎间隙不对称，右侧增宽；侧位摄片示：颈椎曲度变直；斜位摄片示：颈3～4；颈4～5；颈5～6钩椎关节增生，相应椎间孔变窄。

[诊断] 颈椎病（神经根型），寰枢椎半脱位。

[治则] 舒颈化瘀去痛，配合枕颌带牵引。

[处方] 黄芪25g，当归15g，葛根20g，桂枝15g，姜黄15g，丹参15g，天麻15g，赤芍15g，延胡索15g，香附15g，泽泻15g，甘草10g，蜈蚣2条，白蒺藜20g，乌梢蛇15g，山萸肉15g，补骨脂20g，全蝎5g，鸡矢藤15g。5剂水煎服，日服1剂。

颈痛胶囊3瓶，每次6粒，每日3次，口服。

7月1日复诊。

服药后，患者自述颈痛减轻，脉沉弦细，舌苔薄白。调整处方，前方加僵蚕15g。5剂水煎服，日服1剂。颈痛胶囊2瓶，每次6粒，每日3次，口服。

7月6日三诊。

颈部略僵，基本不痛，脉沉弦细，舌苔薄白。调整处方，复诊方加仙鹤草20g。后服颈痛胶囊1周，以巩固疗效。

7月11日四诊。

服药5日后，患者自述，晨僵仍存在，活动后好转。脉沉弦，舌苔微黄黏腻。调整处方，初诊方加炒白术20g，补骨脂20g。5剂水煎服，日服1剂。颈痛胶囊5瓶，每次6粒，每日3次，口服。

7月15日五诊。

颈活动仍痛，无其他症状。检查颈胸段压痛，颈活动不受限。脉沉弦细，舌苔薄白。调整处方，初诊方加白术30g。5剂水煎服，日服1剂。颈痛胶囊4瓶，每次6粒，每日3次，口服。

2周后随诊，患者颈部疼痛症状基本消失，无晨僵感。

验案4

高某某，女，65岁。

2012年2月22日初诊。

[主诉]颈部疼痛，肩臂痛10年。

[现病史]10年前出现颈部疼痛、僵硬，双肩部酸痛，双手麻木，头晕，恶心，吞咽困难，曾在社区卫生服务站按摩，但症状未减轻，伴有嘴唇麻木，耳鸣。

[查体]颈部活动无明显受限。颈4～7棘突旁压痛，压顶试验（＋），双侧臂丛牵拉试验（＋），双侧霍夫曼征（＋）。脉象弦滑，舌红、苔薄白根腻。

[辅助检查]X线颈椎侧位摄片示：颈椎变直，颈5～6椎体不稳，项韧带钙化；斜位摄片示：颈3～4、颈4～5、颈5～6、颈6～7钩椎关节增生改变，颈4～5、颈5～6、颈6～7相应椎间孔变窄。

[诊断]神经根型颈椎病。

[治则]温经舒颈，祛风止痉。

[处方]黄芪25g，当归15g，葛根20g，桂枝15g，姜黄15g，丹参15g，天麻15g，赤芍15g，延胡索15g，香附15g，泽泻15g，甘草10g，蜈蚣2条，白蒺藜15g，胆南星10g，菊花15g，蔓荆子15g，白芷10g，川羌活10g，防风6g，石决明30g，白芥子10g，加姜3片、枣5枚。日1剂，嘱服1周。

颈痛胶囊3瓶，每次6粒，每日3次，口服。

3月1日三诊。

服药1周后，颈部疼痛、僵硬减轻，双肩部酸痛，双手麻木缓解，头晕减，已不恶心，嘴唇麻木，耳鸣仍然。调整处方，前方减白芥子，加全蝎6g。嘱继服2周。颈痛胶囊3瓶，每次6粒，每日3次，口服。

3月14日三诊。

服药2周后，颈部略有痛感，无僵硬感，双肩部无明显酸痛，双手麻木减轻，略感头晕，无嘴唇麻木感，略感耳鸣。调整处方，首诊方调剂，减去菊花、蔓荆子，加乌梢蛇20g，天麻10g、白附子（先煎30分钟）10g，连服2周。

2周后诸症悉退。后服颈痛胶丸2周，以巩固疗效。

验案5

侯某，女，47岁。

2012 年 5 月 7 日初诊。

［主诉］颈项部疼痛 10 余年，近 2 个月加重。

［现病史］10 年前颈部扭伤后，颈项部疼痛反复发作，伴双手麻木，以右手为甚，近 2 个月症状加重，故来我院就诊。现症：颈项部疼痛，双手麻木刺痛，以夜间为甚，烦躁便结。

［查体］颈 4～7 棘突及棘旁触压痛阳性。颈部活动受限：前屈 40°，后伸 30°，左右侧屈各 30°，左右旋转 30°。颈椎间孔挤压试验阳性，左侧臂丛神经牵拉试验阳性，双上肢肱二头肌、肱三头肌腱及桡骨膜反射活跃，双侧霍夫曼征阳性。舌质偏暗，脉弦。

［辅助检查］颈椎 MRI 示：颈 4～5、颈 5～6 椎间盘突出。X 线摄片示：颈椎曲度反张，颈 4～7 椎体前后缘唇样骨质增生，颈 4～5 向后成角，椎间隙变窄，颈 4～5、颈 5～6 椎间孔变窄。

［诊断］神经根型颈椎病。

［治则］活血化瘀，行气止痛。

［处方］黄芪 25g，当归 15g，葛根 20g，桂枝 15g，姜黄 15g，丹参 15g，天麻 15g，赤芍 15g，延胡索 15g，香附 15g，泽泻 15g，甘草 10g，蜈蚣 2 条，桃仁 10g，红花 10g，川芎 10g，威灵仙 10g，枳实 10g，延胡索 10g，五灵脂 10g，木瓜 10g，桑枝 10g，甘草 6g。14 剂，水煎服，日服 1 剂。

颈痛胶囊 3 瓶，每次 6 粒，每日 3 次，口服。

5 月 21 日复诊。

患者自述症状缓解，查舌质偏暗，脉弦。患者气血得行，但仍有瘀血未尽。故加活血化瘀药物，以使瘀血消散之。调整处方，上方加鹿衔草 10g，骨碎补 10g。

继续治疗 2 周。患者自述症状基本消失，嘱其进行颈部肌肉功能锻炼。追诊 3 个月，未见复发。

验案 6

李某，男，80 岁。

2012 年 4 月 9 日初诊。

［主诉］颈肩痛 6 天。

［现病史］6 天前因劳累过度后出现颈部疼痛、左肩背部疼痛，在一汽车厂医院就诊，行按摩、自服止痛药治疗，症状略缓解。

［查体］颈部生理曲度变直，无侧弯畸形，颈 4～7 棘突及棘旁触压痛阳

性。颈部活动受限：前屈 40°，后伸 30°，左右侧屈各 30°，左右旋转 30°；颈椎间孔挤压试验阳性，左侧臂丛神经牵拉试验阳性，双上肢肌张力略增高，肌力 5 级，双上肢肱二头肌、肱三头肌腱及桡骨膜反射活跃，双下肢肌力、肌张力正常，左前臂、左手尺侧皮肤触、痛觉迟钝，双侧霍夫曼征阳性。脉沉缓，舌苔薄白。

［辅助检查］MRI示：颈 3～4、颈 4～5、颈 5～6、颈 6～7椎间盘突出。

［诊断］颈椎病（神经根型）。

［治则］通络舒颈。

［处方］黄芪 30g，桂枝 15g，白芍 30g，山萸肉 30g，姜黄 15g，葛根 20g，延胡索 20g，没药 15g，川芎 15g，白芷 10g，天麻 15g，钩藤 15g，蔓荆子 15g，决明子 10g，炙甘草 10g，鲜姜 3 片，大枣 5 枚。5 剂，水煎服，日服 1 剂。

颈痛胶囊，每次 6 粒，每日 3 次，口服。

4 月 13 日复诊。

患者自述服药 2 剂颈部疼痛、左肩背部疼痛减轻。脉沉缓而细，舌假苔。调整处方，前方加白术 30g、山萸肉 10g、菊花 20g，加姜。5 剂，水煎服，日服 1 剂。颈痛胶囊，每次 6 粒，每日 3 次，口服。

4 月 20 日三诊。

患者自述服药后颈部稍痛，左肩背部疼痛减轻，脉沉弦滑，舌苔淡暗。调整处方，首方加山萸肉 10g、白术 30g、山药 20g、菊花 20g、佛手 15g，另加姜枣，减决明子。7 剂，水煎服，日服 1 剂。颈痛胶囊，每次 6 粒，每日 3 次，口服。

5 月 4 日四诊。

患者自述颈痛明显好转，能自主活动，手不麻木，走路时下肢不稳。脉弦紧，舌苔一般。调整处方，首方加山萸肉 10g、白术 30g、淮山药 20g、黄芪 20g、佛手 15g、砂仁 10g，另加姜枣，减白芷、决明子。7 剂水煎服。颈痛胶丸，每次 6 粒，每日 3 次，口服。

5 月 18 日五诊。

患者自述颈肩略有痛感，下肢行走有力。脉沉弦紧，舌苔白厚腻。拟方如下。

黄芪 50g，桂枝 15g，白芍 30g，山萸肉 20g，葛根 20g，姜黄 15g，天麻 25g，钩藤 15g，白术 30g，山药 20g，莱菔子 15g，厚朴 6g，佛手 10g，丹参

15g，蜈蚣 2 条，炙甘草 10g，另加姜枣。12 剂，水煎服，日服 1 剂。

2 周后，患者颈肩偶有痛感，嘱患者注意休息，适当进行颈部屈伸功能锻炼。

验案 7

刘某某，男，34 岁。

2012 年 1 月 11 日初诊。

[主诉] 颈肩痛，手麻 3 个月。

[现病史] 3 个月前因劳累后出现颈部疼痛，右肩部疼痛，双手麻木，未予治疗，休息后无缓解。

[查体] 颈 4～7 棘突及棘旁触压痛阳性，颈椎间孔挤压试验阳性，右侧臂丛神经牵拉试验阳性，右上肢肱二头肌、肱三头肌腱及桡骨膜反射活跃，右前臂尺侧皮肤触、痛觉迟钝，右侧霍夫曼征阳性。双下肢肌力、肌张力正常。脉沉弦紧，舌苔薄白。

[辅助检查] X 线检查：颈椎变直，项韧带钙化；斜位片示：颈 3～4、颈 4～5、颈 5～6 钩椎关节增生，相应椎间孔变窄。

[诊断] 颈椎病（神经根型）。

[治则] 通督舒颈。

[处方] 颈痛 I 号（黄芪 25g，当归 15g，葛根 20g，桂枝 15g，姜黄 15g，丹参 15g，天麻 15g，赤芍 15g，延胡索 15g，香附 15g，泽泻 15g，甘草 10g，蜈蚣 2 条）加白蒺藜 20g、乌梢蛇 20g、鸡矢藤 15g、山萸肉 20g、补骨脂 20g、制附子（先煎 30 分钟）10g、白术 30g、桑枝 15g，另加姜枣。5 剂水煎服，日服 1 剂。

壮骨伸筋胶囊 4 盒，每次 6 粒，每日 3 次，口服。

1 月 20 日复诊。

患者自述颈部、右肩部疼痛减轻，双手麻木缓解。脉沉弦细，舌苔薄白。调整处方，前方改山萸肉 30g，制附子 20g，桑枝 20g，加全蝎 6g，另加姜枣。5 剂水煎服，日服 1 剂。

1 月 30 日三诊。

患者自述服药 1 周，颈肩已不痛，偶有右肩酸软不适，偶尔手麻。脉沉弦细，舌苔薄白。拟方如下。

颈痛 I 号加白蒺藜 20g、乌梢蛇 20g、山萸肉 20g、补骨脂 20g、制附子（先煎 30 分钟）10g、白术 30g、桑枝 15g、薏苡仁（包煎）20g、全蝎 6g，另加姜枣。5剂水煎服，日服1剂。

药后患者症状基本消失，嘱患者适当进行颈部功能锻炼。

验案8

欧某某，男，37岁。

2012年4月13日初诊。

[主诉]颈痛3个月。

[现病史]3个月前因晨起突然感到颈部疼痛，颈部活动不利，曾在我院经手法治疗，后症状缓解，但时轻时重。

[查体]颈部生理曲度变直，颈4～7棘突及棘旁触压痛阳性。颈部活动受限：前屈40°，后伸30°，左右侧屈各30°，左右旋转30°，双上肢肌张力略增高，肌力5级，双上肢肱二头肌、肱三头肌腱及桡骨膜反射活跃，右前臂尺侧皮肤触、痛觉迟钝，颈椎间孔挤压试验阳性，左侧臂丛神经牵拉试验阳性，双侧霍夫曼征阳性。脉沉弦细，舌苔白厚腻。

[辅助检查]自带X线片（2012年4月13日）：颈椎变直，项韧带钙化，双斜位X光提示：颈3～4、颈4～5、颈5～6钩椎关节增生，颈3～4、颈4～5椎间孔变窄。颈椎MRI(2012年4月13日)提示：颈3～4、颈4～5、颈5～6、颈6～7椎间盘突出。

[诊断]颈椎病（神经根型）。

[治则]通督舒颈。

[处方]颈痛Ⅰ号加白蒺藜20g、乌梢蛇20g、鸡矢藤15g、补骨脂20g、山萸肉20g、制附子（先煎30分钟）10g、生白术30g、刘寄奴15g，另加姜枣，5剂水煎服，口服日1剂。

熏洗Ⅱ号每日1次，外用。

4月18日复诊。

患者自述颈部疼痛减轻，活动进步。脉沉弦细，舌苔厚白，调整中药。拟方如下。

颈痛Ⅰ号加白蒺藜20g、乌梢蛇20g、鸡矢藤15g、补骨脂20g、山萸肉20g、制附子（先煎30分钟）10g、生白术30g、刘寄奴15g、全蝎5g，另加姜枣。5剂水煎服，口服日1剂，

熏洗Ⅱ号每日1次，外用。

4月23日三诊。

患者自述颈部旋转时欠灵活，有牵拉感，睡眠欠佳，腹胀、反胃。脉象

弦细，舌苔白腻。拟方如下。

颈痛Ⅰ号加白蒺藜 20g、乌梢蛇 20g、鸡血藤 15g、补骨脂 20g、山萸肉 20g、香橼 10g、制附子（先煎 30 分钟）10g、生白术 30g、肉桂 10g、佛手 15g。5 剂水煎服，口服日 1 剂。

熏洗Ⅱ号每日 1 次，外用。

5 月 5 日四诊。

患者自述颈部仍有不适感，左侧胸锁乳突肌压痛（+），活动不受限。脉沉弦紧，舌苔黑苔。拟方如下。

黄芪 30g，当归 20g、白芍 30g、川芎 15g、桂枝 20g、桑枝 20g、天麻 15g、制附子（先煎 30 分钟）10g、甲珠 10g、葛根 30g、姜黄 20g、石见穿 15g、山萸肉 20g、白芥子 15g、补骨脂 20g、炙甘草 10g、白术 30g，另加姜枣。

壮骨伸筋胶囊，每次 6 粒，每日 3 次，口服。

浴后症状基本消失。

验案 9

庞某某，男，49 岁。

2011 年 9 月 7 日初诊。

[主诉] 颈痛、双肩痛 3 年，加重 20 天。

[现病史] 3 年前因劳累后出现颈部疼痛、双肩部疼痛。双手指麻木，20 天前上述症状加重，曾在个体医院经针灸治疗后，症状无改善。

[查体] 颈部生理曲度变直，颈 4～7 棘突旁压痛阳性。颈部活动：前屈 35°，后伸 30°，左右侧屈各 30°，左右旋转 30°，双上肢肌力 5 级，颈椎间孔挤压试验阳性，双侧臂丛神经牵拉试验阳性，双侧霍夫曼征阳性。脉象沉弦细，舌红、苔薄白。

[辅助检查] 自带 CT 提示：颈 3～4，颈 4～5，颈 5～6 椎间盘突出。

[诊断] 颈椎病（神经根型）。

[治则] 解痉祛痛舒颈。

[处方] 颈痛Ⅰ号加白蒺藜 20g、乌梢蛇 20g、鸡矢藤 20g、山萸肉 20g、补骨脂 20g、全蝎 6g，另加姜枣。7 剂水煎服，日服 1 剂。

壮骨伸筋胶囊，每次 6 粒，每日 3 次，口服。

9 月 14 日复诊。

患者自述服药后，颈痛略轻，双肩部疼痛未减轻，双手已不麻木，偶有右耳鸣，脉沉弦细，舌苔薄白。调整处方，改山萸肉 30g、补骨脂 10g，加炒白术 30g、防风 10g。7 剂水煎服，日 1 剂。壮骨伸筋胶囊，每次 6 粒，每日 3 次，口服。

9 月 21 日三诊。

患者自述服药后症状明显好转，颈部胀痛，双手不麻，耳不鸣，偶有右肩不适感，脉沉弦细，舌苔薄白。调整处方，初诊方改乌梢蛇 30g、山萸肉 30g、补骨脂 30g，加炒白术 30g、防风 10g、制附子（先煎 30 分钟）6g。7 剂水煎服，日 1 剂。

9 月 28 日四诊。

患者自述颈部略有胀感，偶有右肩不适感，口干。脉沉弦细，舌苔薄白。调整处方，颈痛Ⅰ号加白蒺藜 20g、乌梢蛇 20g、山萸肉 20g、鸡矢藤 20g、白术 30g、制附子（先煎 30 分钟）6g、全蝎 6g、玉竹 15g，另加姜枣。14 剂水煎服，1 剂日 2 次。壮骨伸筋胶囊，每次 6 粒，每日 3 次，口服。

颈部偶有不适感，嘱患者注意休息，适当进行颈部肌肉功能锻炼。

验案 10

苏某某，女，56 岁。

2011 年 11 月 11 日初诊。

［主诉］双肩痛 3 个月。

［现病史］3 个月前无明显诱因出现双肩部疼痛，曾在吉林某医院就诊，诊断为"颈椎病"，但未予治疗。

［查体］颈 5～7 棘突旁压痛阳性，颈椎间孔挤压试验阳性，双侧臂丛神经牵拉试验阳性，双上肢肌力 5 级，双上肢肱二头肌、肱三头肌腱及桡骨膜反射对称，双侧霍夫曼征阴性。双肩关节活动不受限，无明显压痛。脉沉弦紧、舌苔薄白。

［辅助检查］X 线颈椎正斜位片：颈 3～4、颈 4～5、颈 5～6、颈 6～7 钩椎关节增生，颈 4～5 椎间孔变窄。

［诊断］颈椎病（神经根型）。

［治则］理气化痰，舒颈展痹。

［处方］瓜蒌 20g，薤白 15g，清半夏 15g，山萸肉 20g，姜黄 15g，茯苓 20g，延胡索 15g，广郁金 15g，桂枝 10g，乌药 10g，川楝子 10g，制香附 10g，白芥子 10g，柴胡 10g，川芎 10g，炙甘草 6g。5 剂水煎服，日服 1 剂。

颈痛胶囊，每次 6 粒，每日 3 次，口服。

11 月 16 日复诊。

患者自述服药后双肩部疼痛减轻，自觉怕冷、畏寒。脉沉弦细，舌苔白厚腻。调整处方，前方改桂枝 15g、乌药 15g、白芥子 15g，加羌活 10g。10 剂水煎服，日服 1 剂。颈痛胶囊，每次 6 粒，每日 3 次，口服。

11 月 30 日三诊。

症状好转，左肩部已无痛感，右肩部酸痛，脉沉缓，舌苔薄白。拟方如下。

黄芪 30g，当归 20g，川芎 15g，白芍 30g，桂枝 15g，白术 30g，姜黄 15g，山萸肉 20g，延胡索 15g，鸡矢藤 15g，羌活 15g，制附子（先煎 30 分钟）10g，香附子 10g，炙甘草 6g，另加姜枣。14 剂，日 1 剂，水煎服。

颈痛胶囊，每次 6 粒，每日 3 次，口服。

12 月 14 日四诊。

患者自述症状继续好转，偶有右肩部酸痛感。脉沉涩无力，舌苔薄白。拟方如下。

瓜蒌 30g，薤白 20g，清半夏 15g，山萸肉 20g，姜黄 15g，茯苓 20g，延胡索 15g，广郁金 15g，柴胡 15g，乌药 15g，白芥子 15g，紫丹参 10g，桂枝 10g，丝瓜络 20g，佛手 10g，另加姜枣。14 剂，日 1 剂，水煎服。

药后患者症状基本消失。

3. 脊髓型颈椎病证治

验案 1

盖某，男，46 岁。

2003 年 8 月 5 日初诊。

[主诉] 颈僵，两下肢无力，足底感觉迟钝，走路不稳 1 年余。

[现病史] 无明显诱因，1 年来两下肢酸痛、发紧、沉重，行走不稳逐渐加重，近日尚有尿急、便秘。曾在许多医院多方治疗，未见明显效果。

[查体] 颈部僵硬，活动受限，颈胸段压痛（+），压顶试验（+），双侧霍夫曼征（+），步行不稳，膝反射、跟腱反射亢进，巴宾斯基征阳性。脉象沉细无力，舌苔薄白。

[辅助检查] X 线侧位片示：颈椎生理弯曲减小，斜位片示：颈 4～5、颈 5～6 间钩椎关节均有骨刺突向椎间孔，相应椎间孔变窄。CT 检查示：颈 4～5、颈 5～6 关节增生，椎间盘突出。

[诊断] 脊髓型颈椎病（正气不足，痰瘀互阻）。

[治则] 祛痰化瘀，益气通络。

［处方］颈肢灵Ⅰ号（补阳还五汤化裁）。黄芪50g，鸡血藤25g，丹参20g，穿山甲（炮）15g，当归15g，胆南星10g，地龙20g，葛根20g，桃仁15g，怀牛膝15g，香附15g，赤芍15g，红花15g，仙灵脾15g，肉苁蓉20g。水煎服，日1剂，分3次温服。

该方连进10剂，下肢酸痛减轻，走路稍有力；大小便基本恢复。又嘱服原方改黄芪75g、地龙30g、仙灵脾25g，又进20剂，两下肢行走有力，步态较稳，但仍有麻木感。上方加白茯苓30g，再进20剂，同时配服壮骨伸筋胶囊。

药后症状稳定，活动基本自如。

验案2

邹某某，男，55岁。

2013年3月9日初诊。

［主诉］颈项部疼痛，双下肢无力2年，加重20天。

［现病史］缘于2年前不慎扭伤颈部，出现颈项部疼痛，双下肢无力，行走时有踩棉感，胸部如束带感。20天前因长期低头工作，症状开始逐渐加重，故前来就诊。现症：颈项部疼痛，双下肢无力，行走时有踩棉感，胸部如束带感，腰膝酸软，口干便燥。

［查体］颈部肌肉僵硬，颈3～6棘旁广泛压痛，颈椎活动受限，双上肢肌张力较高，肌力减退，肱二头肌、肱三头肌肌腱反射亢进，霍夫曼征（＋）。舌红，苔薄白，脉沉细。

［辅助检查］颈椎MRI片示：颈椎生理曲度变直，韧带钙化，颈3～6椎间盘突出伴椎管狭窄，对应水平脊柱明显受压。

［诊断］脊髓型颈椎病（肝肾阴亏）。

［治则］活血通络止痛，补肝益肾。

［处方］当归10g，白芍10g，牛膝12g，熟地12g，龟甲胶（先煎）10g，丹参10g，菟丝子10g，鸡血藤10g，补骨脂10g，黄柏10g，鹿衔草10g。10剂，每日1剂水煎，一日2次口服。

配合颈椎机械牵引，每日1次，每次15分钟。

3月19日复诊。

连服10剂后，患者精神可，胃纳佳，颈项部疼痛明显缓解，双下肢无力症状有所减轻。舌淡，苔薄，脉沉细。经辨证，患者肝肾之气得以恢复，脾肺随之强健，继而腠理充实，气血饱满，筋骨得以濡养，外邪不侵。故续服原方 1 个月。停止颈椎机械牵引。

经治疗后，患者症状基本减轻，生活自理。追诊 1 年，病症未复发。

验案 3

李某某，男，38 岁。

2011 年 6 月 15 日初诊。

[主诉] 颈部疼痛，双手指尖麻木 45 天。

[现病史] 45 天前因劳累导致颈部疼痛，双手指尖麻木，左腿酸软无力，右小腿麻木，足麻木，曾在个体诊所就诊行针灸、口服汤药治疗，症状略有缓解。

[查体] 颈 4～7 棘突及棘旁触压痛阳性。颈部活动受限：前屈 40°，后伸 30°，左右侧屈各 30°，左右旋转 30°。双上肢肌张力略增高，肌力 5 级，双上肢肱二头肌、肱三头肌腱及桡骨膜反射活跃，双下肢肌力、肌张力正常，左前臂、左手尺侧皮肤触、痛觉迟钝，颈椎间孔挤压试验阳性，左侧臂丛神经牵拉试验阳性，双侧霍夫曼征阳性。脉沉涩，舌苔薄白。

[辅助检查] 自带 MRI 提示：颈 4～5、颈 5～6、颈 6～7 椎间盘突出，颈 4～5 椎管狭窄。

[诊断] 颈椎病（脊髓型）。

[治则] 补阳通督化瘀，壮筋骨。

[处方] 生黄芪 60g，当归尾 20g，川芎 15g，赤芍 20g，白芍 20g，丹参 20g，桃仁 15g，红花 15g，土鳖虫 15g，天麻 15g，仙灵脾 20g，肉苁蓉 15g，白术 20g，淮山药 20g，骨碎补 20g，香附 15g，甘草 10g。7 剂水煎服，日服 2 次。

壮骨伸筋胶囊，每次 6 粒，每日 3 次，口服。

6 月 22 日复诊。

患者自述服药后，颈部疼痛减轻，双手指尖麻木减轻，腿走路略有劲，小腿麻木减轻。脉沉弦细，舌苔厚白。调整中药方如下。

黄芪 80g，当归 30g，川芎 15g，白芍 30g，丹参 20g，桃仁 15g，红花 15g，土鳖虫 15g，天麻 15g，仙灵脾 30g，肉苁蓉 15g，炒白术 20g，山药 20g，骨碎补 20g，制附子（先煎 30 分钟）7.5g，桑枝 20g。14 剂，日 1 剂，水煎服。

壮骨伸筋胶囊，每次 6 粒，每日 3 次，口服。

7 月 6 日三诊。

患者自述症状继续好转，睡觉醒来有抽筋改变。有时手麻，走路有劲。脉弦细，舌苔薄白。调整中药方如下。

黄芪100g，当归20g，川芎15g，白芍30g，丹参20g，桃仁15g，红花15g，土鳖虫15g，仙灵脾30g，炒白术20g，淮山药20g，葛根20g，骨碎补30g，姜黄15g，制附子(先煎30分钟)10g，肉桂10g。14剂水煎服，日1剂次。

壮骨伸筋胶囊，每次6粒，每日3次，口服。

7月20日四诊。

患者自述症状同前，睡醒偶有抽筋，右手不麻，左手麻。走路较前有力。脉沉弦细，舌苔厚白。拟方如下。

黄芪90g，当归20g，川芎15g，白芍20g，丹参20g，丝瓜络30g，薏苡仁（包煎）30g，地龙20g，桃仁15g，红花15g，熟地黄30g，淮山药20g，炒白术20g，葛根20g，骨碎补20g，制附子（先煎30分钟）10g，肉桂10g，炙甘草10g。14剂水煎服，日1剂次。

壮骨伸筋胶囊，每次6粒，每日3次，口服。

8月3日五诊。

患者自述颈部无疼痛症状，手指尖无明显麻木，右足底略麻，双腿走路正常。脉弦细，舌苔厚白。调整中药方如下。

黄芪120g，当归30g，川芎20g，白芍30g，葛根20g，桃仁15g，红花15g，地龙20g，丹参20g，制乳香15g、制没药15g，木瓜20g，天麻15g，肉桂10g，白术30g，陈皮15g，制附子(先煎30分钟)6g，桑枝20g。14剂水煎服，日1剂次。

壮骨伸筋胶囊，每次6粒，每日3次，口服。

药后患者症状基本消失。

按语：脊髓型颈椎病虽较为少见但症状严重，且多以隐性侵袭的形式发展，易误诊为其他疾患而延误治疗时机因此其在诸型颈椎病中处于重要地位。由于脊髓型颈椎病起病隐匿，不同个体间差异较大，脊髓受损表现多种多样，其发展速度、趋势和转归也各有差异。

脊髓型颈椎病在中医学中虽然没有此提法，但其相应症状多体现在痹证中，痹之为病多为人体气血虚弱，复感风寒湿邪。《素问·痹论》云："风寒湿三气杂至，合而为痹也"，可因外邪不同，而有偏盛。本病的发生和发展是由于各种原因引起脊髓受压、脊髓变性所致。刘老认为是属于颈背部"督脉"和"足太阳膀胱经"两经气血运行失调，日久瘀痰互阻，正气不足，故治宜以祛痰化瘀，益气通络为法。补气养血，改善局部血运，缓解肌肉痉挛，增强肌力，稳定椎体，恢复肢体功能。

4. 椎动脉型颈椎病证治

验案 1

张某，女，56 岁。

2011 年 4 月 5 日初诊。

[主诉] 因阵发性头晕，恶心，有时耳鸣，手麻 2 年余就诊。

[现病史] 无任何诱因出现阵发性头晕，转身或转头时症状加重，甚至站立不稳而突然跌倒。之后发现颈部活动受限，双手持物时发抖。曾按梅尼埃病及神经官能症治疗无效。

[查体] 颈外形正常，后伸活动受限，左右旋转头部时诉头晕加重。脉沉弦，舌苔淡黄稍腻。

[辅助检查] MRI 示：颈 4～5、颈 5～6 椎间盘突出。椎动脉彩超：右侧椎动脉屈曲变窄。

[诊断] 椎动脉型颈椎病。

[治则] 补肾疏肝，化痰通络。

[处方] 天麻 15g，钩藤 20g，半夏 15g，茯苓 20g，胆南星 10g，丹参 15g，香附 15g，葛根 20g，竹茹 15g，陈皮 15g，蔓荆子 15g，白芍 20g，黄芩 10g，甘草 10g。日 1 剂，水煎服。

该方连进 6 剂，头晕减轻，已不恶心，耳鸣轻，按原方不变，加桂枝 15g，连进 10 剂。仅遗少许头胀和手麻，余症悉退。后投颈痛胶囊连服 3 周而痊愈。

随访诸症消除，活动自如。

验案 2

王某某，女，36 岁。

2012 年 5 月 10 日初诊。

[主诉] 颈痛，伴有头晕、恶心 1 个月。

[现病史] 1 个月前因长期伏案工作，逐渐出现颈痛，伴有头晕，偶有右肩酸痛、右手指麻木，未曾治疗。

[查体] 颈部肌肉僵硬，颈椎活动度尚可，颈 3～7 棘突及棘突两侧压痛（＋），椎间孔挤压试验（＋），右臂丛牵拉试验（＋）。

［辅助检查］颈椎正侧位 X 线片示：颈椎变直，项韧带钙化；颈 4～5、5～6 钩椎关节增生，对应椎间孔变窄。舌红，苔薄白，脉弦滑。

［诊断］颈椎病（椎动脉型）。

［治则］化痰平肝息风，通脉舒颈。

［处方］天麻 15g，钩藤 20g，石决明（先煎）25g，半夏 15g，茯苓 20g，葛根 20g，陈皮 15g，旋覆花（包煎）15g，竹茹 15g，黄芩 15g，丹参 15g，白僵蚕 15g，泽兰 15g，全蝎 5g，白芍 20g，甘草 10g。每日 1 剂水煎，一日 2 次口服。嘱服 1 周。

复诊。

患者自述服药 1 周后颈部疼痛减轻，头晕缓解，无恶心。治按前方减旋覆花、竹茹，加菊花 15g。嘱再服 1 周。

三诊。

偶有颈部及右肩酸痛，无头晕。续按前方连服 2 周。患者诸症悉退。后服颈痛胶丸 2 周以巩固疗效。

按语：中医学关于本病的论述散见于"痹证""痿证""头痛""眩晕""项强""项筋急""项肩痛"等。病因可分为内因、外因两大方面。内因肝肾亏虚，筋骨衰退。肾藏精、主骨，肝藏血、主筋，随着年龄的增长，脏气衰退，精血亏损，筋骨失养，从而引起各种症状。外因风寒湿邪，慢性劳损，年老体弱，腠理空虚，气血衰少，筋骨失于濡养，风寒湿邪易于侵袭，痹阻经络，气滞血瘀，引起酸痛不仁；或长期伏案工作，如刺绣、刻写等而引起颈部的肌肉、韧带与关节的劳损；或姿势不良，不当的枕头和睡姿亦可造成颈部的劳损、使颈椎生理曲度改变，促使小关节的增生和退变，从而导致颈椎病的发生。

椎动脉型颈椎病为本虚标实之证，本虚乃脏腑功能衰弱，标实为经脉阻滞，影响气血津液的正常代谢，则产生痰浊、血瘀等病理产物，影响精气上荣于脑。在脏腑功能衰退，精血亏虚的基础上，进一步加重了脑部的失养（供血不足）状态，从而产生"眩晕"等症状，这是本病的基本病理机制所在。

方用天麻、钩藤、石决明平肝息风为主药，配丹参、泽兰以通经活血，葛根、半夏、茯苓、僵蚕、全蝎化痰解痉，合橘皮、旋覆花、竹茹以和胃降逆止呕，用黄芩之清热，芍药、甘草之滋阴以制亢，解痛。后因其仍有头晕，故以增亳菊花以清眩明目。诸药相互配伍，有增有减，则肝风息，髓海充，阴阳和，晕止、头清、胃亦安矣。

验案 3

包某某，女，33 岁。

2011 年 4 月 27 日初诊。

［主诉］颈肩痛，头晕 4 年，加重 15 天。

［现病史］患者 4 年前出现颈肩部疼痛，伴头晕，自行理疗及休息后，症状未缓解，近 15 天无明显诱因症状加重。

［查体］颈部僵硬，颈椎 4～7 棘突旁压痛，颈活动不受限，压顶试验（＋），双侧臂丛牵拉试验（－），双侧上肢腱反射未见明显异常，双侧霍夫曼征（－）。脉沉弦细，苔薄白。

［辅助检查］2011 年 4 月 27 日 X 线颈椎侧位、双斜位片：颈椎生理曲度略变直；颈 4～5、颈 5～6、颈 6～7 钩椎关节增生。

［诊断］颈椎病（椎动脉型）。

［治则］清眩舒颈。

［处方］天麻 15g，钩藤 20g，半夏 15g，白术 20g，茯苓 20g，陈皮 15g，旋覆花（包煎）15g，竹茹 15g，白芷 10g，川芎 10g，葛根 20g，石决明 30g，白蒺藜 15g，全蝎 5g，牡丹皮 15g，菊花 20g，蔓荆子 15g，女贞子 15g，夜交藤 20g。5 剂，日 1 剂，水煎服。

颈痛胶囊，每次 6 粒，每日 3 次，口服。

5 月 5 日复诊。

症状明显好转，颈部稍痛，双手无麻木感，头晕、头痛减轻，不恶心。舌质淡红，苔薄白，脉沉细略弦。治按前方加茺蔚子 15g，汉防己 15g。5 剂，日 1 剂，水煎服。

颈痛胶囊，每次 6 粒，每日 3 次，口服。

5 月 12 日三诊。

颈部无明显疼痛，偶有头晕、无头痛，舌质红，苔薄白，脉沉细。调整中药汤剂如下。

生地黄 20g，女贞子 15g，牡丹皮 15g，茯苓 15g，淮山药 20g，泽泻 15g，山萸肉 20g，天麻 10g，川牛膝 15g，葛根 20g，炙甘草 5g。5 剂，日 1 剂，水煎服。

颈痛胶囊，每次 6 粒，每日 3 次，口服。

2 周后随诊时患者自述颈部无不适，无头晕、头痛。

验案 4

孟某某，女，36 岁。

2012 年 4 月 20 日初诊。

[主诉] 颈部疼痛，头晕 3 年。

[现病史] 3 年前因劳累后出现颈部疼痛，双肩臂部疼痛，双手麻木，伴有头晕，头痛，偶尔耳鸣，自服药物（具体不详），症状无缓解，失眠多梦。

[查体] 颈部生理曲度变直，颈 4～6 棘突旁触、压痛阳性。颈部活动受限：前屈 40°，后伸 25°，左右侧屈各 30°，左右旋转 30°，颈椎间孔挤压试验阳性，双侧臂丛神经牵拉试验阳性，双上肢肌张力略增高，肌力 5 级，双上肢肱二头肌、肱三头肌肌腱及桡骨膜反射活跃，双侧霍夫曼征阳性。脉沉弦细，舌苔薄白。

[辅助检查] 自带 MRI 示：颈 3～4、颈 4～5、颈 5～6 椎间盘突出。

[诊断] 颈椎病（椎动脉型）。

[治则] 通督舒颈。

[处方] 颈痛 I 号加白蒺藜 20g、乌梢蛇 20g、鸡矢藤 15g、补骨脂 20g、白术 30g、制附子（先煎 30 分钟）10g、山萸肉 20g、菊花 20g、蔓荆子 15g、白芷 10g、夜交藤 50g，另加姜枣。14 剂，日 1 剂，水煎服。

颈痛胶囊，每次 6 粒，每日 3 次，口服。

5 月 4 日复诊。

患者自述颈部疼痛减轻，双肩臂部疼痛，双手无麻木感，但仍头晕，头痛，多梦，失眠，耳鸣仍然。脉沉细无力，舌苔薄白。拟方如下。

颈痛 I 号加白蒺藜 20g、乌梢蛇 20g、鸡矢藤 15g、生白术 30g、制附子（先煎 30 分钟）10g、山萸肉 20g、菊花 20g、蔓荆子 15g、白芷 10g、夜交藤 50g、炒枣仁 20g，另加姜枣。5 剂，日 1 剂，水煎服。

5 月 12 日三诊。

患者自述颈部偶有疼痛，双肩臂部稍感酸痛，头晕、头痛减轻，多梦，失眠改善，耳鸣缓解。脉沉细无力，舌苔薄白。拟方如下。

颈痛 I 号加白蒺藜 20g、乌梢蛇 20g、菊花 20g、桑白皮 20g、蔓荆子 15g、竹茹 10g、广陈皮 10g、桔梗 10g、杏仁 10g，另加姜枣。5 剂，日 1 剂，水煎服。

2 周后疼痛症状基本消失，但仍偶有多梦、失眠症状，耳鸣明显减轻，嘱患者适当休息，改掉不良生活习惯。

5. 交感神经型颈椎病证治

李某，女，43岁。

2003年9月5日初诊。

[主诉] 颈僵、头晕、头痛、多汗、心慌半年余。

[现病史] 无明显诱因下，半年前始偶感颈部僵硬，手麻，继之头晕、头痛，目胀、视物模糊。近来全身乏力，并有心慌、胸闷，眼睑无力，遇冷两手麻胀，且刺痒不适，平时多汗，失眠多梦。虽经多方治疗，但效果不显。

[查体] 颈部活动不受限，无压痛，双侧霍夫曼征阳性；膝反射、跟腱反射亢进，划跖试验阴性。心率62次/分。脉沉细无力，舌质淡，苔薄白。

[辅助检查] X线检查：颈椎侧位片显示颈椎生理曲度减小，颈4、颈6椎前后缘骨质增生，颈4、颈5椎体不稳；斜位片示颈4～5、颈5～6钩椎关节增生，相应椎间孔变窄。

[诊断] 交感神经型颈椎病（气血两虚，心肾不交）。

[治则] 补益气血，交通心肾，镇静安神。

[处方] 归脾汤加减。人参15g，当归15g，黄芪20g，茯神15g，白术15g，龙眼肉15g，炒枣仁15g，远志15g，石菖蒲15g，枸杞子15g，菟丝子15g，葛根20g，全蝎5g。水煎服，日1剂。

该方连进10剂。头晕、手麻减轻，乏力、心悸亦轻。效不更方，原方不变，继服16剂，手麻、胀消失，多汗、怕冷亦好转。嘱按原方继进10剂。而后嘱服人参归脾丸加颈痛胶丸历2个月余。

经治疗，诸症悉退，患者无明显不适。

按语：交感神经型颈椎病，属"眩晕""心悸"以及部分五官科疾病的范畴。多为素体不健，气血不足，筋骨失养，发生退变，或肝肾不足，精血不足。盖脑为髓海，精血亏则脑府空虚，发为眩晕，血虚不荣于心则心悸；抑或肝郁气滞，情志不遂，不得宣泄，若郁久化火，见肝阳上亢证，又或肝木旺，脾土受克，不能运化水湿，内聚为痰，上蒙清窍，亦发眩晕，痰阻中焦则脘闷不舒。本例系心脾气虚交感神经型颈椎病，用归脾汤为主方随证加减，以期能健脾养心，益气补血，气旺则血生，故使颈僵、头晕、头痛、多汗、心悸等症消退。

6. 混合型与其他型颈椎病证治

验案 1

孙某，女，56 岁。

1962 年 3 月 20 日初诊。

[主诉] 颈僵痛，头晕、恶心，吞咽困难，气短乏力 8 个月。

[现病史] 无明显诱因，8 个月前自觉颈部不适，继之头晕恶心，心慌乏力，胸闷胸痛。尤其吞咽困难，食管似有物梗塞，吐不出咽不下，情绪紧张、心情不愉快时则症状加重。曾按"梅核气"治疗，症状略减，但终未治愈。

[查体] 颈部活动仰头受限，低头症状减轻，颈肌紧张。患者痛苦面容，消瘦，脉沉弦，舌淡苔薄白。

[辅助检查] X 线检查：侧位片可见颈 6 椎体前缘有一较大鸟嘴状骨赘；钡餐透视则见颈 5～6 椎间隙处食管受压变窄。

[诊断] 食管压迫型颈椎病（气滞郁结，痰瘀交阻）。

[治则] 行气解郁，通络化痰。

[处方] 化瘀散结汤。广橘红 20g，威灵仙 20g，三棱 15g，莪术 15g，山慈菇 15g，皂角刺 15g，紫丹参 15g，广郁金 15g，川厚朴 15g，姜半夏 15g，紫苏叶 15g，炮山甲 15g，苦桔梗 15g。水煎服，日 1 剂。

复诊。

进 10 剂后患者精神状态较好，自述服药后症状有些好转，气短乏力、胸闷减轻，但吞咽仍感困难。遂在前方基础上改威灵仙 30g，加土鳖虫 15g、山豆根 15g。嘱再进 10 剂。症状明显好转，吞咽困难缓解，效不更方，嘱继服 30 剂。

药后吞咽困难基本消失，其他症状亦随之消退。

验案 2

胡某，男，48 岁。1986 年 4 月 10 日就诊。

[主诉] 颈部不适，吞咽困难 1 年就诊。

[现病史] 患者自觉颈僵，继之咽喉干燥疼痛，胸骨后发胀，干涩刺痛，吞咽困难，近两个月症状加重，虽有饥饿感，亦不愿进食，且有恐惧感，每餐只能进流食，如牛奶、豆浆等。经常头晕、恶心，手足心发热，腰酸腿软，全身乏力，小便短黄。

[查体] 形体消瘦，面无华色，忧郁苦闷，无欲懒言；舌质红，苔白微

腻，脉细数，剑突下压痛（+）。

［辅助检查］X 线检查：颈椎侧位片可见颈 6 椎体前缘有一较大鸟嘴样骨赘；钡餐透视显示颈 5 ～ 6 间隙处食管受压变窄。

［诊断］食管压迫型颈椎病（阴虚火旺，痰凝梗阻）。

［治则］养阴清热，解凝散结。

［处方］养阴化痰汤加减。生地黄 30g，北沙参 20g，大麦冬 15g，黑玄参 15g，广郁金 15g，全瓜蒌 20g，川厚朴 20g，姜半夏 15g，威灵仙 20g，僵蚕 15g，苦黄芩 15g，广橘红 15g，生牡蛎（先煎）30g。水煎服，日 1 剂。

复诊。

上药连进 10 剂，咽喉干燥，食管发胀、干涩感均有好转，吞咽疼痛减轻，但进食稀粥仍有疼痛。舌质淡，苔薄白不腻，脉细数。前方减苦寒之黄芩，加山豆根 15g、木蝴蝶 15g、山慈菇 15g、炮山甲 15g。再进 10 剂。

三诊。

咽喉干燥，食管发胀、干涩感进一步减轻，进食稀粥略有疼痛，头晕、恶心减轻。近日睡眠欠佳，多梦。于前方（复诊方）加夜交藤 30g。进 10 剂后来诊，上述症状明显好转，吞咽困难基本消失。嘱按前方再服 20 剂后来诊。

药后颈部不适，吞咽困难症状消失。

按语：食管型颈椎病临床上很少见。上述两个病例相距十余年，一例为 20 世纪 60 年代初，另一例于 20 世纪 80 年代中发现，经过运用中医学的辨证施治法则，两例患者均获痊愈。

本病多为素体不健，肝肾不足，精血亏虚，筋骨失养，以致发生退变、增生，压迫局部；亦可因喜怒忧思，气结生痰，凝结于上焦，致气管狭窄，饮或可下，食则碍入。本病近似中医学"噎膈"或"梅核气"，但此二症绝非食管狭窄型颈椎病。食管狭窄型颈椎病的体征较明显，如颈僵、头胀、手麻；X 线片检查可见颈椎（颈 5 ～ 6）前方鸟嘴样骨赘形成。

十五、骨蚀论治

依据股骨头缺血性坏死的发病部位、病因病机及证候特征，属中医的"骨蚀"范畴。《灵枢·刺节真邪》曰："虚邪之入于身也深，寒与热相搏，久留而内著，寒胜其热，则骨疼肉枯，热胜其寒，则烂肉腐肌为脓，内伤骨，内伤骨为骨蚀。"《素问·长刺节》记载"病在骨，骨重不可举，骨髓酸痛，寒气至，名曰骨痹。""骨蚀"作为骨坏死的中医病名，主要是取其形容骨坏死后期常常发生塌陷变形的特点比较贴切的缘故。而在疾病的不同阶段过程中，也表现为"骨痹""骨痿"的特点。

骨坏死病多发生在骨骺，所以发病年龄与人的生长发育有密切关系。由于骨坏死发病率呈明显上升趋势，而且多数患者是双侧患病，有较高的致残率，故已成为骨伤科重点研究的疑难病。

（一）病因病机

中医将本病分为内因和外因。内因主要为肝肾不足，外因为创伤劳损、感受外邪而致正虚邪侵，气滞血瘀。

（1）肝肾不足：肾虚而不能主骨，髓失所养，肝虚而不能藏血，营卫失调，气血不能温煦、濡养筋骨，致生本病。

（2）正虚邪侵：体质素虚，外伤或感受风、寒、湿邪，脉络闭塞，或嗜欲不节，饮酒过度，脉络张弛失调，血行受阻；或因素体虚弱，复感外伤；或体虚患病，用药不当等骨骼受累。

（3）气滞血瘀：气滞则血行不畅，血瘀也可致气行受阻，营卫失调，闭而不通，骨失所养。

（4）西医学认为股骨头无菌性坏死与创伤、慢性劳损，较长时间使用激素或用量过大，长期过量饮酒，以及接触放射线等原因有关。但同样情况下存在着很大的个体差异。

（二）诊断要点

询问病史，了解发病原因，以助于分析症情，确定诊断。一般有髋部外伤史、应用皮质类固醇史及酗酒史。主要症状为患侧髋部疼痛，呈隐性钝痛，急性发作可出现剧痛，疼痛部位在腹股沟区，站立或行走久时疼痛明显，髋关节活动受限，尤以内旋受限明显，以后逐渐出现轻度跛行。晚期可因劳累而疼痛加重，跛行，站立、行走均感动作困难，髋关节屈曲、外旋功能明显障碍。

检查时，患髋"4"字试验阳性，髋关节屈曲试验（Thomas 征）阳性。晚期髋关节屈曲、外展、外旋明显受限。患肢短缩畸形，并出现半脱位，艾利斯征阳性，单腿独立试验征（＋）。

据本病的 X 线表现，临床上可将本病分为 4 期。

Ⅰ期：股骨头轮廓无改变，多在负重区出现囊性变或"新月征"。

Ⅱ期：股骨头轮廓无明显改变，负重区可见密度增高，周围可出现硬化带。

Ⅲ期：股骨头出现阶梯状塌陷或双峰征，负重区变扁，有细微骨折线，周围有骨质疏松征象。

Ⅳ期：髋关节间隙狭窄，股骨头扁平、肥大、增生，可出现向外上方半脱位或脱位。髋臼边缘增生硬化。

因本病在临床中较常用的诊断手段为 X 线检查，故如上述单独列出 X 线分期标准。以下影像学病理分期为将所有辅助检查融合一起进行对比。

Ⅰ期：髋膝关节进行性疼痛，髋关节活动轻度受限。X 线表现，股骨头外观正常，软骨，骨小梁结构稍模糊，或呈斑点状骨质疏松。CT 提示股骨头中部骨小梁轻度增粗，呈星状结构，向股骨头软骨部放射状或伪足样分支排列，软骨下区可见部分小的囊性改变。MRI 示低信号异常改变。ECT 有早期浓集，动脉血供低。股骨头轻度受累＜15%，中度受累 15%～30%，重度受累＞30%。

Ⅱ期：髋关节疼痛为主，外展内旋轻度受限。X 线表现为软骨下囊性变，骨组织有破坏与疏松交织现象，也可见软骨区半月形透亮区，称为"新月征"。CT 可见股骨头下骨髓腔部分骨小梁硬化改变。软骨下骨髓腔内 0.5cm 以上囊性变。MRI 示大块低信号区。ECT 表现为静息相呈大块"热区"（淤血）或大块"冷区"（缺血），并有冷热交杂的中间阶段。股骨头轻度受累＜15%，中度受累 15%～30%，重度受累＞30%。

Ⅲ期：髋膝疼痛加重，负重耐力下降，跛行。X 线表现软骨下微型骨折，部分骨小梁连续性中断，股骨头外上方负重区塌陷变平或软骨下有碎骨片。CT 表现为股骨头内骨小梁紊乱，囊性变区扩大，骨质碎裂，股骨头变形，部分区域增生硬化，髋臼骨质增生。ECT 和 MRI 表现比Ⅱ期更明显。股骨头塌陷占受累关节面轻度＜15%，中度 15%～30%，重度＞30%。

Ⅳ期：髋关节活动受限，严重者行走困难，或丧失劳动能力。X 线表现为关节间隙狭窄，股骨头扁平塌陷畸形，髋臼缘增生变形，呈骨关节炎改变。CT 示股骨头轮廓畸形，关节间隙狭窄，股骨头硬化和囊变相交融，骨结构碎裂等。MRI 低信号区比Ⅱ、Ⅲ期更明显。ECT 表现出局部浓集于臼头交界处，血池相斜率降低。股骨头变扁，轻度受累关节面＜15% 和关节下沉＜2mm，中度 15%～30% 和下沉 2～4mm，重度＞30% 和下沉＞4mm。

（三）鉴别诊断

髋关节结核早期出现低热、盗汗等阴虚内热症状，髋部可见脓肿，X线可显示骨与关节面破坏。

1. 类风湿关节炎

关节出现晨僵；至少一个关节活动时疼痛或压痛；从一个关节肿胀到另一个关节肿胀应不超过3个月。关节往往呈对称性肿胀。在骨隆起部位或关节伸侧常有皮下结节。实验室检查红细胞沉降率加快，多数患者类风湿因子阳性。X线片显示，关节间隙病变早期因滑膜充血、水肿而变宽，以后变狭窄。骨质疏松，关节周围韧带可出现钙化。

2. 风湿性关节

痛关节出现红、肿、热、痛，疼痛呈游走性。实验室检查血清抗链球菌溶血素"O"可为阳性。X线片示骨结构改变不明显。

（四）治疗

1. 药物治疗

（1）内服

①肝肾亏损：治以滋补肝肾，方用左归丸。

②正虚邪侵：治以双补气血，方选八珍汤、十全大补汤；若寒湿痰饮，可选用苓桂术甘汤、宣痹汤。

③气滞血瘀：治以行气止痛、活血祛瘀，方用桃红四物汤加枳壳、香附、延胡索。

（2）外用中药塌渍疗法：伸筋草20g，刘寄奴10g，川芎10g，草乌10g，花椒10g，防风15g，姜黄15g，红花20g，牛膝20g，苍术15g等共研细末，用蜂蜜或麻油调和，敷于患处，每次30分钟，日1次。

2. 针灸治疗

以局部选穴为主，配以远端的穴位，主要有阿是穴、环跳、殷门、承扶、风市、委中、承山、承筋、跗阳、足三里、阳陵泉、关元、太溪、悬钟、涌泉等。

3. 手法治疗

大致分为四个阶段。

（1）髋关节局部放松：患者可取俯卧位和侧卧位，术者应用中医推拿的揉捏法、滚法和拿法，作用于髋关节周围肌肉软组织，如臀大肌、臀中肌、梨状肌、髂腰肌、内收肌等。施术穴位有环跳、秩边等。术者可应用肘部操作。时间以 10 分钟为宜。

操作要点：手法要柔和、均匀、持久和有力，以达渗透入里的目的。

注意事项：不可用力过大，以免造成局部软组织水肿、瘀血。

（2）手法牵引下髋关节活动：患者仰卧位，术者应用手法牵引可增加髋关节的间隙，同时配合向外、向上、向内和环转髋关节活动。活动范围可根据患者承受力逐渐加大。时间以 10 分钟为宜。

操作要点：牵引要适度，与患者沟通，逐渐增加牵引力度和活动范围。

注意事项：牵引力度不宜过大，以免损伤膝关节及踝关节。

（3）辅助髋关节活动：患者仰卧位和侧卧位，术者在患者放松的情况下分别辅助患者做屈曲、后伸、内收、外展、内旋、外旋动作，并逐渐加大力度。可根据患者活动受限的程度和方位，相应增加活动的时间。

操作要点：操作前检查患者髋关节功能并阅读 X 光片，了解患者功能受限的情况。操作时由缓到快，由轻到重，逐渐加大活动范围。

注意事项：嘱患者放松，不要紧张；操作时忌力度过猛，损伤髋关节。

（4）放松和自主活动：患者仰卧位，在放松的情况下，由操作者指导患者自主做直腿抬高，髋关节屈曲、外展、内收、环转、蹬空屈伸动作。

操作要点：医生必须指导患者正确的活动方法。

注意事项：患者在自主活动中不宜活动过快、过度。

4. 康复训练

（1）扶物下蹲法：单或双手前伸扶住固定物，身体直立，双足分开，与肩等宽，慢慢下蹲后再扶起，反复进行 3 ～ 5 分钟。

（2）患肢摆动法：单或双手前伸或侧身扶住固定物，单脚负重而立，患肢前屈、后伸、内收、外展摆动 3 ～ 5 分钟。

（3）内外旋转法：手扶固定物，单脚略向前外伸，足跟着地，作内旋和外旋运动 3 ～ 5 分钟。

（4）屈髋法：患者正坐于床边或椅子上，双下肢分开，患肢反复作屈膝屈髋运动3～5分钟。

（5）抱膝法：患者正坐床边或沙发、椅子上，双下肢分开，双手抱住患肢膝下反复屈肘后拉与主动屈髋运动相配合，加大屈髋力量及幅度。

（6）开合法：正坐于椅或凳上，髋膝踝关节各成90°，双足并拢，以双足尖为轴心作双膝外展、内收运动，以外展为主，3～5分钟。

（7）蹬车活动法：稳坐于特制自行车运动器械上，如蹬自行车行驶一样，速度逐渐加快，活动10～20分钟。

上述功能锻炼方法应注意以下肢微热不疲劳为度，每次时间因人而异，每天早晚进行锻炼，主动活动为主，被动活动为辅。动作由小到大，由慢到快，循序渐进，贵在坚持，争取早日康复。

5. 其他疗法

根据病情需要和临床实际，选择蜡疗、带刃针疗法、钩活术疗法、中药熏洗疗法、中药关节腔注射等治疗方法。其他如数码经络导平治疗仪等亦可选用。

（五）临证验案

吕某，男，55岁，工人。

2005年9月5日初诊。

［主诉］右髋部疼痛，活动受限5个月，近一个月症状加重。

［现病史］5个月前无明显诱因出现右髋疼痛，活动受限，休息后略缓解，但每当劳累后疼痛加重，怕凉，纳可，寐差，二便调。既往有激素药史。曾在某医院治疗不见效。遂来我院就诊。

［查体］右髋关节外展、内旋及下蹲活动受限，右腹股沟中点压痛（＋）。

［理化检测］X线平片示：右侧股骨头外形与关节间隙无明显异常，骨质硬化，股骨头内囊泡性改变，皮质下呈"新月征"和条状透亮带。

［诊断］右股骨头缺血性（无菌性）坏死（肝肾亏虚型）。

［辨证］乃肝肾不足所致，肾气虚不能充髓养骨，肝血虚亏不能荣筋而致骨蚀筋痿，遂成本病。

［治则］补肾养肝，壮骨强筋，活血通经，化瘀止痛。

［处方］复肢胶囊，每次8粒，日3次，口服。汉热袋熨熁患处，24小时更换。3个月一疗程。嘱患者忌烟、酒，禁用激素类药物，扶拐缓慢行走，避风寒。

12月3日复诊。

患肢基本不痛，活动进步，右侧腹股沟压痛轻度。X线摄片显示右股骨头内囊泡变小，骨密度明显改善。嘱继服复肢胶囊一个疗程，局部继用汉热袋熨熨。

2006年3月5日三诊。

患肢不痛，活动自如，弃拐已能行1500m无障碍。X线摄片显示右髋关节间隙及股骨头外形均正常，股骨头囊泡基本消失，骨密度明显改善。嘱继服复肢胶囊一个半月，以巩固疗效。

按语：股骨头缺血性（无菌性）坏死，是一种发病机制尚不完全明了的骨病，早期诊断很困难，又因其病程长、预后差、致残率高，已成为骨伤科治疗上的疑难重症。近年来，由于临床上激素的广泛、长期使用，导致股骨头坏死有上升趋势。除应引起医生的高度警惕勿盲目滥用激素外，还需寻找一种有效的方法来防治本病的进一步发展。治疗上，西医学根据不同分期采取对症治疗和手术治疗，疗效尚不满意。中医药在早期（Ⅰ、Ⅱ期）的防治上有其独特的优势，每年都有大量的中医药防治使用激素或其他原因所致股骨头坏死的报道，但由于本病的病因病机复杂，导致目前临床上对本病辨证论治方法多样，各地疗效标准不统一，缺乏可比性，这给本病的预后判断和验证带来困难，因此很有必要研究本病的辨证论治规律，使证型、方药规范化，以便更好地指导临床。

研究表明，本病因长期或间断使用激素引起股骨头缺血性坏死，其机制为用药后引起脂肪代谢紊乱（高脂血症和脂肪肝），股骨头髓腔内脂肪细胞增生、堆积，股骨头的小血管内脂肪栓塞，导致早期骨细胞坏死，骨基质损害较晚，用药剂量越大，时间越长，骨细胞坏死越多。

《素问·刺法论》云："正气存内，邪不可干；邪之所凑，其气必虚"，先天不足，卫外不固，极易受各种外因的作用而发生本病。肝藏血、主筋，肾藏精、主骨生髓，筋骨的强弱与肝肾精血的状况密切相关。《素问·生气通天论》记载："岐伯曰：……因而强力，肾气乃伤，高骨乃坏"。故本病采用具有补肾养肝，强筋壮骨，通络止痛之复肢胶囊治疗，体现了刘老"治肾亦即治骨"的经验理论，并辅以局部熨熨中药，以加强活血化瘀疗效。

刘老经多年实验研究筛选研制出治疗本病专用中药复肢胶囊，应用于临床疗效可靠，按国家新药三类标准进行研发，在临床应用近5000余例并对治疗前后血脂、血液流变学等进行比较，收到较好临床效果，于1998年获国家药监局临床试验批准文号，此成果获吉林省科技进步三等奖。

十六、腰痛病论治

【腰椎间盘突出症】

腰椎间盘突出症是指由于体内外各种因素的作用，导致腰椎间盘组织不同程度向后突出，并刺激压迫相应的神经根或马尾神经而产生腰腿疼痛等一系列症状，亦称"腰椎间盘脱出症""腰椎间盘纤维环破裂症"及"腰椎间盘纤维环破裂髓核脱出症"。简称"腰突症"。本病为临床上最常见的一种腰腿痛疾患，发病率约为门诊腰腿痛患者的15%。目前国内外学者认为本病与95%的坐骨神经痛及50%的腰腿痛有密切关系，并可引起继发性腰椎管狭窄症。本病好发于20～40岁之间，男女之比约（10～30）:1，体力劳动者多见。发病部位多见于腰4～5及腰5～骶1，腰3～4较少见，也有多个椎间盘发病者。

中医学典籍中无"腰突症"之名，根据本病的临床表现，可归于"腰痛""腰腿痛""痹证"等范畴。《素问·刺腰痛》中有："足太阳脉令人腰痛，引项背，如重状""解脉令人腰痛，如引带，常如折腰状""衡络之脉令人腰痛，不可以俯仰，仰则恐仆，得之举重伤腰，衡络绝，恶血归之""肉里之脉令人腰痛，不可以咳，咳则筋缩急"等描述。《医学心悟》有"腰痛拘急，牵引腿足"的记载，此与腰突症的临床表现极为相似。

（一）病因病机

《灵枢·经脉》记载："膀胱足太阳之脉……其支者，从腰中，下夹脊，贯臀，入腘中；其支者，从髆内左右，别下贯胛，夹脊内，过髀枢，循髀外从后廉下合腘中，以下贯踹内，出外踝之后，循京骨，至小指外侧。"即指出该脉发生病变，可发生"脊痛，腰似折，髀不可以曲，腘如结，踹如裂。"认为此患与足太阳、少阴、少阳经密切相关。后世医家对腰腿痛的病因病机及辨证施治进行了深刻的探讨。《备急千金要方》在独活寄生汤的主治中提出："肾气虚弱，冷卧湿地，腰背拘蜷，筋骨挛痛；或当风取凉，风邪流入脚膝，为偏枯冷痹，缓弱疼痛；或腰痛牵引脚重行步艰辛"。《张氏医通》认为"腰跨痛"由"寒湿流注足少阳之经络"引起。张锡纯认为本病"由于气血瘀滞者颇多"。

腰椎间盘由软骨板、纤维环及髓核组成，后面有后纵韧带加强，其后外侧较为薄弱。后纵韧带自第 1 腰椎平面以下，逐渐变窄变薄，至腰 5 和骶 1 处，宽度只等于原来的一半，腰骶部负重大、活动多，是躯干与下肢的力学转折点，应力较其他部位要相对集中。因此，腰椎间盘突出症多发于腰 4 ～ 5；腰 5 ～骶 1 等部位。本病多发生于一侧，以单侧下肢痛与麻为主要症状，亦有双侧、中央型者。中央后突不但有双侧性下肢痛，骶尾部皮肤也有麻木感，大小便功能轻度障碍。

关于本病的发病原因综合起来不外内因和外因两个方面。内因主要包括两个方面：①椎间盘的退行性改变，或椎间盘发育的缺陷。②腰骶部先天性结构异常。外因主要有 3 个：①慢性积累性劳损。②急性扭伤。③感受风寒湿邪。内外因相互作用，导致椎间盘纤维环破裂。轻则仅有纤维环的破裂，重则髓核沿破裂口向外突出，有的突出组织甚至成为游离体进入椎管，离开相应椎间隙水平。

1. 内因

（1）生理性退变：椎间盘退变是人体衰老过程的一部分，尤好发于下腰段。椎间盘在出生时含水量为 80% ～ 90%，18 岁时腰 4 ～ 5 椎间盘含水量为 70% ～ 80%，35 岁时则降至 65% ～ 78%，含水量减少则椎间盘浓缩变薄，纤维环发生变性，失去原来的层次和韧性，同时软骨板也变薄。

（2）生物化学因素：椎间盘是人体最大的无血管组织，其营养成分主要通过软骨板，少量通过纤维环进入髓核。髓核与纤维环之间交界区域最缺乏营养，是最早发生裂隙的地方，再加上切线应力的存在，可使纤维束断裂。

（3）生物力学因素：有研究者等认为下腰段椎间盘最易退变的原因与旋转或剪力的作用相关。还有报道称脊柱椎弓峡部不连、脊柱侧弯、移行椎体均是导致椎间盘退变的原因。

（4）年龄及性别因素：椎间盘在 20 岁时即开始发生退变，20 ～ 30 岁已有较明显的磨损而出现裂隙。最近有资料表明，其退变年龄可发生在 10 岁之前。据报道，男性椎间盘退变最早发生在 10 ～ 19 岁，而女性较男性晚 10 年。腰椎间盘发生退变后，使邻近的椎体节段产生不平滑、不规则的运动，脊柱的稳定性下降，脊柱容易遭受各种外力的损伤而发生间盘破裂突出。另外，椎间盘退变后，髓核对力的传导由同向性变为异向性，因而作用于四周纤维环的力不均匀，产生应力集中，故易受损伤。

（5）腰骶椎结构畸形：腰骶椎结构畸形使力学平衡不稳定是发病的主要

因素。王绪辉等（1988年）经尸体骶骨和腰椎间盘突出者造影片各200例调查表明，腰骶关节不对称发生率正常人为（32±6.5）%，而腰椎间盘突出症患者为（62.5±6.7）%，认为腰骶关节面形态和方位相异是腰骶关节不对称的主要类型，多为先天所致，腰骶关节不对称引起的椎间盘受力改变与椎间盘突出的发病直接相关。有研究者调查了206例腰椎间盘突出症患者，发现11.5%腰椎有不同的骶化。还有研究者调查了64例腰椎峡部裂患者，其中15例伴见腰椎间盘突出症。

肾主腰脚，三阴三阳十二经八脉贯肾络于腰脊。《素问·脉要精微论》曰："腰者肾之府也，转摇不能，肾将惫矣。"《诸病源候论》曰："役用伤肾，是以腰痛。"张景岳曾说："腰痛之虚证十居八九。"《素问·上古天真论》曰："女子……三七，肾气平均，丈夫……三八，肾气平均，筋骨劲强……五八肾气衰……"，《素问·阴阳应象大论》曰："年四十，而阴气自半也，起居衰也。"

以上说明随着年龄的增长肾气渐虚，腰部活动频繁，负重大，易产生劳损，日久伤肾，导致肾虚。腰骶关节不对称、移位椎体、椎弓峡部不连等多属先天因素所致，乃先天肾气不足之故。肾虚则精血不得荣养筋脉，致使肾府及腰部功能失调，腰椎间盘出现慢性损伤退变，为椎间盘突出创造了条件。

2. 外因

（1）久病劳损：久病可致肾气亏损。《医林绳墨》曰："故大抵腰痛之证，因于劳损而肾虚者甚多。"慢性积累性劳损，日久腰府受损使椎间盘退变加速，纤维环及髓核退行性变不平行，纤维环变化重于髓核，弹性、韧性减低，即使无明显的外伤亦可造成纤维环的破裂。总之，积累性劳损是促使椎间盘发生退变和引起纤维环破裂的重要原因。

（2）急性扭伤：急性扭伤作为本病的主要诱发因素已被广泛确认。急性扭伤破坏了脊柱原有的力学平衡或加剧了原来的力学失衡。另外，生物力学实验证实，弯腰旋转外力对纤维环的损伤最大。在椎间盘有退变的基础上，弯腰取物或肩抬重物用力不当，使腰部产生不协调运动，尤其是旋转运动，易使纤维环发生破裂。《素问·刺腰痛》"得之举重伤腰"，《素问·生气通天论》"因而强力，肾气乃伤，高骨乃坏"，《灵枢·贼风》"若有所堕坠，恶血留内，而不去……则气血凝结"，皆说明举重、强力、堕坠等外伤是本病的病因，经络阻塞、气血瘀滞是其病机所在。此类患者疼痛较重，转侧困难，因气血阻于腰间，不能下达，致下肢麻痛相间，日久则筋脉失养，可见肢体痿软无力等症。20世纪70年代初有研究者提出了"后关节紊乱及单（多）个椎体移位学说"，并认为腰椎急性损伤所致的后关节紊乱症是腰椎间盘突出症的前驱病变。

（3）外感风寒湿邪：外感风寒湿邪，尤其是寒湿之邪可使局部小血管收缩和肌肉痉挛，影响血液循环，从而使椎间盘的血供障碍，尤其是长期工作生活于潮湿寒凉的环境中，日久导致椎间盘的退变加速。若在已有椎间盘退变的情况下，突然受风着凉，使局部肌肉和韧带的紧张性增强，导致椎间盘的内压突然增高，可发生纤维环的破裂。此外，椎间盘突出后，上下椎间连接的平衡失调，腰椎出现倾斜和旋转，可使其交通支受到刺激牵拉或卡压，导致自主神经功能障碍，为风寒湿邪侵袭提供了条件，因此腰椎间盘突出症患者多伴有风寒湿之证，如肢体发凉、畏寒、无汗等。有研究者对200例腰4～5；腰5～骶1椎间盘突出者交感神经功能观测发现，75%左右有不同程度的交感神经功能障碍。

《素问·气交变大论》曰："岁火不及，寒乃大行……腰背相引而痛，甚则屈不能伸，髋髀如别。"《素问·六元正纪大论》曰："感于寒，则病人关节禁固，腰胜痛，寒湿持于气交而为疾也。"《素问·痹论》"风寒湿三气杂至，合而为痹也，其风气胜者为行痹，寒气胜者为痛痹，湿气胜者为著痹也""痛者，寒气多也，有寒故痛也。其不痛不仁者，痛久入深，荣卫之行涩，经络时疏，故不通，皮肤不营，故为不仁"。由此看出中医学早已认识到外感风寒湿邪是腰腿痛之重要原因。外邪入侵，邪阻经络，气血瘀滞，营卫不和，为本病的主要病机之一。

（二）诊断要点

1. 发病年龄

好发于20～40岁的青壮年，男多于女，有外伤、劳累及受寒湿病史。

2. 主要症状

下腰痛及下肢放射性疼痛。多为先腰痛后出现腿痛，也有同时出现者。腰3～4椎间盘突出可有股神经痛，腰4～骶1椎间盘突出多出现坐骨神经痛。有资料统计，先腰痛后腿痛者占53.3%，先腿痛后腰痛者20.8%，同时发生者8.4%，只有腿痛者15%，只有腰痛者2.5%。咳嗽、打喷嚏及用力大便时腿痛加剧，重者翻身困难、不能行走，还可出现鞍区麻木、大小便障碍及双足麻痹等马尾神经症状。

腰突症引起腰痛及坐骨神经痛的机制大体为髓核突出物直接刺激或压迫神经根；退变椎间盘内压力升高刺激支配后纵韧带与后部纤维环的窦椎神经而引起腰痛及反射性肌紧张；由于小关节结构变化或其周围张力增高，刺激腰神经后支关节支感觉神经末梢而引起腰及下肢牵涉痛；椎体产生移位，腰椎内外力学结构失衡，神经根受到牵拉扭曲等刺激；或继发神经根管狭窄，神经根受压；日久继发腰臀部肌筋膜无菌性炎症而引腰腿痛。

3. 腰椎姿势改变

腰椎生理曲度减小或消失，甚至后凸。80% 的患者有脊柱侧弯，多为凸向患侧，也有的凸向健侧，若突出物完全在马尾部中央，也可以不发生侧弯。

4. 腰部活动受限

椎间盘突出在神经根之内侧，脊柱侧凸向健侧。一般屈伸、侧弯及旋转均有不同程度的受限，但以后伸患侧弯腰受限较多且较明显。

5. 压痛及放射痛

此为诊断本病的重要依据，压痛点多位于病变棘突间及椎旁 1～2cm 处，用力深压时多出现同侧下肢放射痛。

6. 试验检查

屈颈试验及颈静脉压迫试验阳性，患侧直腿抬高试验及足背屈加强试验阳性。个别健肢抬高时患腿出现疼痛。若腰 3～4 椎间盘突出可出现股神经牵拉试验阳性。

7. 神经的运动及感觉改变

坐骨神经受累时，腓肠肌张力减低，踇伸肌肌力减退，足背伸肌萎缩；股神经受累时，股四头肌肌力弱、萎缩。皮肤感觉改变，初期为敏感，以后为迟钝或消失。腰 4～5 椎间盘突出，足背伸和伸趾力量减弱，小腿外侧及足背皮肤感觉障碍；腰 5～骶 1 椎间盘突出，足跖屈或立位单腿跷起肌力减弱，小趾、足外侧及小腿后侧皮肤感觉障碍。

8. 腱反射改变

有 70%～80% 患者出现膝、跟腱反射异常。随神经根受压轻重不同，反射可减低或消失。腰 3～4 神经根受压时膝反射减弱，腰 5 神经根受压时，跟腱反射减弱。

9. 影像学检查

影像学检查是明确诊断和鉴别诊断的重要手段。

（1）X线平片：主要目的在于排除腰椎其他病变。一般可以有腰椎生理前曲变小或消失，椎间隙不等宽，腰椎侧弯，或脊椎的退行性变化。

（2）CT检查：可发现髓核向后方突出，压迫神经根或硬膜囊。诊断符合率为96.1%。

（3）MRI：可显示髓核突出及压迫神经根或脊髓。有人报道诊断符合率为95%。

（4）脊髓造影：可以明确突出的部位及鉴别肿瘤和椎管狭窄症。诊断准确率一般在90%左右，更有研究者报道准确率达96.4%，但目前少用。

（三）鉴别诊断

1. 腰椎管狭窄症

本病与腰突症关系较密切，腰突症本身就是椎管狭窄的一个因素，但不是唯一的因素，腰椎管狭窄症的平均发病年龄高于腰突症。腰突症合并腰椎管狭窄者较多见，这种情况不能单纯按腰突症处理，尤其是手术时，往往只摘除了突出的椎间盘组织，忽视了侧隐窝狭窄而影响术后疗效。二者的鉴别主要症状为腰突症腰前屈时疼痛加重及功能障碍，直腿抬高试验阳性，患者主诉与客观检查一致；腰狭症主症为间歇性跛行，腰后伸试验阳性，症状与体征分离，症状重，客观体征较少。脊髓造影、CT及MRI可有助于鉴别。

2. 梨状肌综合征

为干性坐骨神经痛，无腰痛，以一侧臀腿痛为主症，患侧梨状肌部位可触及条索状物，压痛明显。梨状肌紧张试验阳性，腰部无深压痛及放射痛，直腿抬高试验在60°以前可加重疼痛，超过60°疼痛反而减轻。

3. 骶髂关节结核

可有类似腰突症的症状，但翻身时剧痛，"4"字试验阳性，红细胞沉降率增快，X线片可帮助确诊。

4. 脊髓肿瘤

有硬膜内及硬膜外两种，临床表现与中央型腰突症相似，较易混淆，在肿瘤早期仅偏于一侧时与单侧的腰突症不易区别。脊髓造影及 MRI 可以明确诊断。

5. 脊柱肿瘤

疼痛与活动障碍是其主要特点，本病感觉及运动障碍不重，直腿抬高试验阳性率不高，但症状多呈进行性加重，患者日趋消瘦。X 线片示骨质破坏或病理骨折。

6. 急性腰肌扭伤及腰椎小关节紊乱症

易与早期或急性腰突症相混淆。本病以腰痛为主，可有下肢牵拉性疼痛，但坐骨神经的症状并不很明显，无感觉及反射改变，局部压痛点封闭多可使疼痛立即减轻或消失。

7. 其他

如第 3 腰椎横突综合征、脊柱退行性骨关节病、强直性脊柱炎、椎弓峡部不连与脊椎滑脱症、椎管内静脉丛曲张、脊神经根炎等，均需与本病相鉴别。

（四）治疗方法

对于腰椎间盘突出症的治疗，目前无论中西医家，多数人倾向首先应以各种非手术方法进行保守治疗，在经过系统保守治疗无效的情况下，才考虑手术探查。但部分学者认为非手术疗法不能达到髓核复位的要求，导致部分患者病情迁延和反复发作，增加手术难度，影响手术效果，因而趋向于及早手术。也有少数学者认为手术治疗可以引起较大创伤，术后已不再是一个生理功能完全正常的脊柱，少数患者仍有轻重不一的腰腿痛，因而强调保守疗法的意义。

据报道 70% 的腰椎间盘突出症可以通过保守治疗治愈而不需手术，甚至 80% 或更高报道。可同时运用 2～3 种以上的疗法作为综合治疗，常用的治疗措施为：卧床休息、手法推拿、骨盆牵引、辨证施治，必要时可配合西药等。

国内方先之于 1946 年开展了腰椎间盘突出症的手术治疗，1952 年在《外科学报》上发表了《腰椎间盘纤维环破裂症——附临床病案报告 47 例》一文，此后国内对此症的认识有了较大的提高，手术方法逐步在全国推广普及。中医界对腰椎间盘突出症的专门系统研究和治疗，大致兴起于 20 世纪 60 年代，七八十年代是其繁荣时期，临床报道较多，涉及的治疗方法也多，并相继开展了中医治疗腰椎间盘突出症的理论和实验研究，对腰椎间盘突出症的认识日趋成熟，治疗效果逐渐提高，使一些患者免除了手术之苦，并已得到国内外大多数学者的认可。绝大部分患者大都在手术之前先行非手术治疗，无效者方手术，即使已手术者，也多倡导术后应用中医药疗法消除残余症状，缩短疗程，促进康复。

刘老对本病的治疗主要采取以下几种方法：①牵引疗法。②推拿疗法。③中药疗法。④针灸疗法。⑤其他疗法。其中尤为推崇牵引疗法、推拿疗法及中药疗法，其余则多为辅助性治疗方法，下面对各种治疗方法加以介绍，供临床选用。

1. 牵引疗法

刘老认为牵引疗法是治疗腰椎间盘突出症的主要方法之一，它有简便、安全、无痛苦、疗效好等优点，各型腰椎间盘突出症患者均可应用。

（1）牵引疗法的历史：牵引治疗腰腿痛萌于我国古代，与中医的"导引"法有相似之处。唐代孙思邈有治疗扭挫伤腰痛的导引法，即"正坐东，收手抱心，一人于前据摄其两膝，一人后捧其头，徐牵令偃卧，头到地，三起三卧，二止便瘥"。元代危亦林首创悬吊过伸复位法治疗脊柱骨折，清代钱秀昌应用攀索叠砖法治疗腰腿痛。现代随着人们对腰椎间盘突出症认识的提高，逐步将牵引应用于腰椎间盘突出症的治疗。开始应用的是双下肢皮肤牵引，该法牵引力量较小，作用于腰椎的力更小，有的甚至会加重神经根的损伤。

20 世纪 60 年代初期徐承藩首先报道使用骨盆牵引取得较好疗效，以后相继出现了斜坡牵引、门框牵引、自重倒悬牵引、重磅牵引、携提式牵引等方法。20 世纪 70 年代牵引疗法应用较普遍，有人统计 20 世纪 70 年代国内治疗 22627 例腰椎间盘突出症，约有 1/3 的患者采用了牵引法。同时，牵引用具也发生了变化，各种牵引装置相继问世，如电动自控牵引床，有省时、省力、省人的优越性。近十几年来，由于多学科的相互渗透，尤其是生物医学工程和系统工程的引入，使牵引装置向多功能方向发展，如解放军 309 医院设计的自控牵引按摩床，集牵引、按摩、捶打、整复、热疗于一体。

（2）牵引治疗腰椎间盘突出症的机制：牵引治疗腰椎间盘突出症的疗效已得到医学界的公认，国内报道治愈率在 50% 左右，有效率在 90% 以上，对牵引治疗腰椎间盘突出症的机制大致有以下几种学说。

①突出物还纳学说：牵引使椎间隙增宽，负压形成，加上后纵韧带紧张，可迫使突出物还纳。但髓核突出较大、纤维环破裂后嵌顿或呈碎片状突出，及突出物与神经根粘连较重者，牵引不能改变髓核与神经根的关系，有时甚至会加剧症状。这也说明牵引疗法有一定的适应证。

②变位松解学说：牵引使椎间隙增宽并纠正小关节紊乱，使椎间孔扩大，从而解除神经根的压迫。或牵引使破裂的椎间盘组织疏散变形或游走，神经根得到减压。

③解痉学说：其理论依据为腰椎间盘突出症是由于机械因素、化学刺激、自身免疫反应等导致的神经根无菌性炎症反应，自身免疫反应可引起反射性肌痉挛（因痛致痉）；而肌肉痉挛又可加重肌肉、神经组织缺血缺氧，代谢产物滞留，刺激神经末梢而加重疼痛（因痉增痛），从而形成恶性循环。牵引可使腰部软组织松解，解除肌肉痉挛，消除体重对椎间盘的挤压，使循环改善，有利于髓核内水分吸收、无菌性炎症消退及纤维环裂隙愈合，从而改善症状。

④色、酪氨酸学说：有人发现推拿牵引可引起血浆中色氨酸和酪氨酸含量下降，而且下降的程度与疗效有关。

（3）牵引的方法

①骨盆牵引法：适用于早期和病情较轻的患者。对急性期患者也可应用，配合卧床休息，以缓解肌痉挛，减轻症状，为下一步手法治疗打好基础。患者仰卧于床上，在腰臀部捆一较宽的骨盆带，在骨盆带两侧相当于股骨大粗隆水平处各系一尼龙绳，向下通过床尾滑车，系上牵引锤，每侧牵引重量8～10kg，床尾抬高约15cm，以利用上身体重做对抗牵引。腰椎牵引有利于突出物的还纳，也有利于修复。牵引重量及牵引时间可根据患者自我感受而适当调节。白天除吃饭及大小便需起床外，可持续卧床牵引，有时患者也可于睡眠时轻重量（每侧4kg左右）维持牵引。症状减轻或消失后，要在腰围保护下离床活动，并注意腰背肌练功。

②俯卧短暂牵引法：患者俯卧于特制的牵引床上，胸部捆一厚布带，两侧系绳固定于床头。骨盆带固定骨盆，其两侧系带固定于可活动段的床面上的两个立柱上。助手在床尾摇动带螺旋的摇把，缓慢延伸，逐步加大牵引距离，延伸至患者能耐受为止，在连续牵引的同时，术者可于患者腰部行揉、推、点、按手法以放松肌肉。牵引至最大限度时，术者可于腰部施震颤手法，上下快速震颤5～8次。此时术者用双手拇指重叠按压病变节段椎间隙（正对突出部位），即查体时深压痛并向下肢放射的部位，若按压此部位时仍有疼

痛及放射痛，则令助手继续旋转摇把，增加牵引力，同时术者用力下按至放射痛消失为止，维持按压 2 ～ 3 分钟后，令助手松解上下牵引带（勿用倒旋摇把方法松解），然后术者放松按压。最后，术者于腰背部行弹拨、㨰、揉、推等手法，结束治疗。

术毕患者原位静卧半小时，然后护理人员协助其由俯卧位改为仰卧位（腰部垫薄枕），此过程勿坐起，腰椎勿扭转，再卧半小时。此后给予腰围固定，回病房继续仰卧位（腰部垫软薄枕）卧床休息。术后绝对卧床休息 3 日，再戴腰围下床活动。若仍有疼痛，可于 1 周后重复做 1 次。

2. 推拿疗法

刘老认为，手法治疗是治疗腰椎间盘突出症的基本方法，并创立了"二步十法"治疗腰椎间盘突出症。

自 20 世纪 60 年代以来，国内普遍开展了腰椎间盘突出症的推拿治疗，并对推拿治疗腰椎间盘突出症的机制进行了多方面的研究，使推拿的疗效不断提高。各地具体操作手法大同小异，基本手法多以传统的按揉、推㨰、摇抖、扳动等为主。各地报道临床疗效较肯定，有效率多在 90% 以上，临床治愈率在 50% 以上。但约有 10% 左右的患者经推拿治疗无效或加重症状，甚至出现部分肢体瘫痪和二便功能障碍。影响临床疗效的因素主要有两个方面：一是手法的质量、熟练程度；二是适应证的选择。《医宗金鉴·正骨心法要旨》曰："……但伤有轻重，而手法各有所宜。其痊可以迅速，及遗留残疾与否，皆关乎手法之所施得宜，或失其宜，或未尽其法也。"

（1）手法的作用机制：活血化瘀，舒筋通络，加强局部气血循环，促使受损伤的神经根恢复正常功能；降低椎间盘内压力，增加椎间盘外压力，促使髓核还纳，为纤维环的修复创造有利条件，或挤破突出之髓核减缓其张力；改变突出物与神经根的位置关系，松解粘连，解除或减轻对神经根的压迫；纠正脊柱结构力学平衡的紊乱，恢复脊柱力学的内外平衡状态，缓解或消除神经根刺激反应。突出的椎间盘组织能否还纳问题，一直是医学界争论的焦点。周志祥等（1993）对比了 21 例手法治疗前后 CT 检查结果，认为手法可以部分或完全还纳突出的椎间盘组织，且复位程度的好坏与临床治疗效果呈正相关。不管是否能还纳，手法治疗本病的疗效是肯定的。其确切机制尚有待于进一步探讨。

（2）手法的适应证：初次发作，病程较短，或病程虽长但症状轻的单侧突出。

（3）手法的禁忌证：中央型突出的患者。但有人认为，对急性发作、病程较短、突出的椎间盘纤维环尚未破裂，髓核组织与硬脊膜粘连的中央型，仍可采用适当的推拿手法治疗；骨质增生明显，或突出物有钙化者；伴严重的椎管狭窄者，禁用重推拿和抖腰、斜扳、旋转等粗暴动作；病程较长，症状反复发作，或多次手法治疗不佳者；有严重的重要脏器疾病、高血压、出血性疾病、高热及其他脊柱病变，妇女妊娠、月经期；椎弓根骨折，或伴有脊椎滑脱症；脊柱有器质性病变。

3. 中药疗法

中药治疗"腰痛"在我国有悠久的历史，刘老在应用中药治疗腰椎间盘突出症方面有丰富的临床经验，并取得了一系列成果。

（1）汤剂：刘老认为本病属本虚标实之证，治疗上应标本兼顾，但应分清标本主次，或以祛邪为主，或以补肾为主。总的治疗原则为补肾活血，祛邪通络。临床上常分为如下三型。

①气血瘀滞型

［症状］腰部剧痛，活动受限，脊柱多向患侧凸起，腰部压痛明显，并向下肢放射，咳嗽则症状加重。久之可见下肢麻木、疼痛，甚至肌肉萎缩无力。舌质紫暗，脉涩或弦数。

［治则］活血行气，祛瘀止痛，兼补肝肾。

［处方］逐瘀止痛汤。丹参20g，当归20g，牛膝15g，枳壳10g，三七（冲）3g，红花15g，没药15g，五灵脂10g，酒大黄15g，骨碎补30g，续断20g，延胡索15g，香附10g，土鳖虫15g。

②风寒湿型

［症状］腰腿部重着疼痛，转侧不利逐渐加重，遇阴雨天症状尤甚。舌质淡，苔白腻，脉沉涩。

［治则］祛风散寒化湿，补肾活血。

［处方］独活寄生汤化裁。桑寄生30g，独活25g，秦艽20g，防风15g，肉桂10g，细辛3g，茯苓15g，泽兰15g，狗脊20g，杜仲15g，麻黄10g，牛膝15g，木瓜15g，五加皮15g。

③肾虚型

［症状］腰腿疼痛，酸重无力，时轻时重，病程缠绵，面色苍白，气短乏

力。偏于肾阳虚者，伴畏寒肢冷，尿后余沥，甚则失禁，气喘，舌淡，脉沉迟；偏于肾阴虚者，多伴头晕目眩，耳鸣耳聋，面部潮红，口干咽燥，五心烦热，舌淡红，脉沉细数。

［治则］滋补肝肾，舒筋通络，强壮筋骨。

［处方］杜仲散加减。熟地黄 20g，桑寄生 30g，枸杞子 20g，女贞子 20g，补骨脂 15g，杜仲 10g，骨碎补 30g，红花 15g，当归 15g，鸡血藤 30g，黄芪 15g，丹参 30g。

偏于肾阳虚者，加肉桂、鹿角霜；偏于肾阴虚者，加龟甲、知母、黄柏。

（2）中成药：以上各型均可同时服用壮腰伸筋丹，每次 1 丸，日 3 次。

（3）外用中药

①外敷膏药：外用祛风散寒、活血理气、消肿止痛药，如消肿止痛膏、狗皮膏药。

②中药热敷：局部可选用舒筋活血类中药塌渍，加以神灯理疗，每次 15分钟，日 1 次。腰痛塌渍方（院内制剂）：丹参 15g，当归 15g，乳香 10g，没药 15g，红花 10g，穿山甲 10g，桃仁 10g，栀子 10g，大黄 5g，合欢皮 15g 等共研细末，用蜂蜜或麻油调和，敷于患处。

4. 针灸疗法

刘老认为针刺能促进血液循环，解除局部肌肉痉挛，止痛，消除神经根部血肿和水肿，从而减轻椎间隙的压力，并能促进变性组织的修复。配合手法可松解粘连，改变神经根的受压状态。在损伤初期，针刺时提插手法出现生理性不自主的一系列反射，使椎体旁的肌群在瞬间内形成一股强大的暴发力，从而推动椎间盘即刻还纳。

（1）体针

①取穴：主穴为大肠俞、白环俞、关元俞、上髎穴。配穴为承山、昆仑、阳陵泉、足三里、悬钟、三阴交、环跳。

②针刺手法：每次选用 4～6 个穴。深刺，重刺激手法，每隔 2～3 分钟做提插捻转，留针 15 分钟，或针后加拔火罐。每日针刺 1 次。

（2）耳针

①气血瘀滞型：脾、皮质下、热穴、腰椎相应部位。平补平泻。急症时或体质强壮者，采用强刺激。

②风寒湿型：肾上腺、内分泌、神门、腰痛点。平补平泻。

③肾虚型：肝、肾、三焦、心。用轻刺激补法。

（3）耳穴：可选用油菜籽、小米、六神丸、王不留行籽等，用0.6cm×0.6cm大小的胶布将一粒小丸粘住，贴压于选定的穴位上，每日按压2～3次，贴一次可留置3～5日。每5次为一疗程。注意以按压为主，不可揉摸，以防破损感染。

5. 卧床休息

腰椎间盘突出症患者行走疼痛加重，卧床时疼痛减轻。说明重力压迫突出的髓核，影响到神经根。坚持1～2个月的卧床休息，尽量避免重力对局部病变的压迫，可促进炎症的缓解和吸收。

卧床休息期间以尽量不下床行走为原则，进餐及大小便在床边为宜。不强调绝对平卧，绝对平卧实际上是做不到的，也不是最佳姿势。如果在仰卧位放便盆解便，将使病变部位受到不自然的扭转，增加疼痛。民间保健谚语有"立如松、坐如钟、卧如弓"。卧床姿势髋、膝关节稍作屈曲，腰肌尽量放松为宜，仰卧或侧卧均可。

卧床期间，随着疼痛的逐渐缓解，要练习直腿抬高，在可以忍受的不太剧烈的疼痛情况下，尽量加大直腿抬高角度。据研究，当直腿抬高30°以上时，可致腰4～5神经根在根管内移动，当抬高至90°时，腰5神经根的移动可达3～5mm，这对松解神经根的粘连是有好处的。由于家庭事物的多样性及社会事物的复杂性，住院休息的效果比在家休息更为明显。

6. 物理治疗

蜡疗、激光、红外线照射、电磁疗法等，可根据患者情况每日予以单项或者多项选择性治疗。

7. 运动疗法

运动疗法可明显增强患者腰腹肌肌力和腰部协调性，增加腰椎的稳定性，有利于维持各种治疗的疗效。急性期过后，即开始腰背肌运动疗法，主要运动方式如下。

（1）游泳疗法：可每日游泳20～30分钟，注意保暖，一般在夏季执行。

（2）仰卧架桥：仰卧位，双手叉腰，双膝屈曲至90°，双足掌平放床上，挺起躯干，以头后枕部及双肘支撑上半身，双足支撑下半身，呈半拱桥形，当挺起躯干架桥时，双膝稍向两侧分开。每日两次，每次重复10～20次。

（3）"飞燕式"：患者俯卧。依次以下动作：①两腿交替向后做过伸动作。②两腿同时做过伸动作。③两腿不动，上身躯体向后背伸。④上身与两腿同时背伸。⑤还原。每个动作重复 10 ～ 20 次。

8. 其他治疗

在急性期根据疼痛程度，选择性使用脱水、止痛、消除神经根炎症药物等对症治疗（如甘露醇、塞来昔布、双氯芬酸钠、地塞米松、甲泼尼龙等）。

9. 手术疗法

适应证为严重疼痛，经各种非手术疗法无效；症状显著，屡次复发，影响日常工作、生活者；中央型突出，有明显马尾神经压迫症状；神经症状迅速恶化，出现肌肉麻痹和垂足者；有神经根粘连，表现为严重持久麻木或感觉异常者。

具体手术方法请参考有关专著。

10. 护理

（1）急性期的护理：急性期的患者因疼痛较剧烈，常需住院治疗。

告知患者急性期应以卧床休息为主，减轻腰椎负担，避免久坐、弯腰等动作。

配合医生做好各种治疗后，向患者讲解各种治疗的注意事项：腰椎牵引后患者宜平卧 20 分钟再翻身活动；药物宜饭后半小时服用，以减少胃肠道刺激；注意保暖，防止受凉，受凉是腰椎间盘突出症的重要诱因，防止受凉可给予腰部热敷和频谱仪照射；做好心理护理，介绍相关知识，讲解情绪对疾病的影响，使患者保持愉快的心情，建立战胜腰痛病的信心。

（2）缓解期及康复期的护理

①指导患者掌握正确的下床方法：患者宜先滚向床的一侧，抬高床头，将腿放于床的一侧，用胳膊支撑自己起来，在站起前坐在床的一侧，把脚放在地上，按相反的顺序回到床上。

②减轻腰部负荷，避免过度劳累，尽量不要弯腰提重物，如捡拾地上的物品宜双腿下蹲腰部挺直，动作要缓。

③加强腰背肌功能锻炼，要注意持之以恒。

④建立良好的生活方式，生活有规律，多卧床休息，注意保暖。

⑤患者应树立战胜疾病的决心：腰椎间盘突出症病程长，恢复慢，患者

应保持愉快的心情，用积极乐观的人生态度对待疾病。

（五）常用推拿手法

1. 刘氏二步十法

[术前准备]让患者排空大小便，脱去外衣，俯卧于手术床上，小腿部垫枕，两手平放于身旁，使肌肉放松，在舒适的体位下接受治疗。术者手要擦干，有汗时会影响效果。

[推拿手法及步骤]推拿过程分两步进行，每步五法（简称二步十法）。手法要轻而不浮，重而不滞，稳而且准，循序渐进。

第一步运用按、压、揉、推、擦5种轻手法。

（1）按法：术者以两手拇指指腹自患者上背部沿脊柱两旁足太阳膀胱经的第二侧线，由上而下地按摩至腰骶部，连续3次。

（2）压法：术者两手交叉，右手在上，左手在下，以手掌自患者第1胸椎开始，沿棘突向下按压至骶部，左手按压时稍向足侧用力，连续3次。

（3）揉法：术者单手张开虎口，拇指与中指分别置于两侧肾俞穴，轻轻颤动，逐渐用力。

（4）推法：术者以两手大鱼际自腰骶部中线向左右两侧分推。

（5）擦法：术者用手背掌指关节的突出部沿患者足太阳膀胱经的经线自上而下地擦动，至腰部时稍加力，直至下肢（患侧）足跟部，反复3次。

第二步运用摇、抖、扳、盘、运5种重手法。

（6）摇法：术者两手掌置于患者腰臀部，推摇患者身躯，使之左右摆动，连续数次。

（7）抖法：术者立于患者足侧，以双手握住其双踝，用力牵伸与上下抖动，使患者身体抖起呈波浪形活动，连续3次。

（8）扳法：分俯卧扳法和侧卧扳法两种，俯卧扳法又分扳腿法和扳肩法。

①俯卧扳法

俯卧扳腿法：术者一手按压患者第3、4腰椎，一手托对侧膝关节，使关节后伸至一定程度，双手同时相对交错用力。恰当时可听到弹响声，左右各做一次。

俯卧扳肩法：术者一手按压于患者第4、5腰椎处，一手扳起对侧肩部，双手同时交错用力，左右各做一次。

②侧卧扳法：患者侧卧，健肢在下伸直，患肢在上屈曲。术者立于患者

腹侧，屈双肘，一肘放于患者髂骨后外缘，一肘放于患者肩前（与肩平），相互交错用力。然后换体位，另侧再做一次。

（9）盘法：分仰卧盘腰与侧卧盘腿两种。

①仰卧盘腰法：患者仰卧，屈膝、屈髋，术者双手握其双膝，使贴近胸前，先左右旋转摇动，然后推动双膝，使腰及髋、膝过度屈曲，反复做数次。继之以左手固定患者右肩，右手向对侧下压双膝，扭转腰部。然后换右手压患者左肩，左手向相反方向下压双膝，重复一次。

②侧卧盘腿法：患者侧卧，健腿在下伸直，患肢在上屈曲。术者站于患者腹侧，一手从患腿下绕过按于臀部，前臂托拢患者患肢小腿，以腹部贴靠于患者膝前方；一手握膝上方，前后移动躯干，使患者骨盆产生推拉动作带动腰椎的活动。然后嘱患者屈髋，使膝部贴胸。术者一手向下方推屈膝部，一手拢住臀部，以前臂托高小腿，在内旋的动作下，使患肢伸直。

（10）运法：术者以左手握患者膝部，右手握其踝部，运用徐缓加提手法，使患肢做屈曲伸直动作，徐缓地抬高并伸展。

［术后处理］术后卧床休息 30 分钟即可活动，每天有规律地进行腰背肌锻炼，但应避免在腿伸直姿势下搬取重物，以防扭伤腰部，引起病情加重或复发。另外，应注意汗后避风冷，预防感冒。

2. 刘氏三步八法

［术前准备］禁食水，排空大小便。准确定位，划好标记。术前 30 分钟注射阿托品 0.5mg。

［麻醉］可选用硬膜外麻醉或椎间孔神经阻滞麻醉。

［推拿手法及步骤］

第一步：取仰卧位。

（1）对抗牵伸法：助手 3 人固定患者腋部，另一助手与术者各握持踝关节上部，做对抗性逐渐用力牵伸，此法需重复 3 次。

（2）屈膝屈髋按压法：患者强度屈膝屈髋，术者握膝用力向后外方做顿挫性按压。

（3）屈髋牵张法：术者将患肢做直腿抬高达 90° 左右，助手在抬高的足底前部使患者足背屈 3 次。以上两法双侧交替进行。

第二步：取健侧卧位。

（4）腰部推扳法：患肢在上呈屈曲位，健肢在下呈微屈位。术者在后，双手扶持患者臀部，助手在前，双手扶持患者肩胸部，二人协同向相反方向做推和扳，使患者腰部获得充分旋转活动。推和扳各重复3次。

（5）患侧腰髋引伸法：术者拇指用力按压于腰椎旁压痛点。另一手握持患者大腿下端，小腿置于术者肘关节上部，将患肢外展约40°，拉向后方，使腰髋过伸30°左右。此时术者拇指在上述部位做顿挫性按压，随之使患肢屈膝屈髋活动，如此交替进行，重复3次。

第三步：取俯卧位。

（6）对抗牵伸法：同仰卧牵伸法。当牵伸时，术者在患者腰部压痛点上行揉、按、压等手法。此法重复3次。

（7）双侧腰髋引伸法：助手将患者两下肢抬高45°，做椭圆形晃动，术者单手按压腰部压痛点，做弹性顿挫按压。此手法1次即可。

（8）单侧腰髋引伸法：术者一手拇指用力按压于腰椎旁压痛点，另一手握持患肢，抬高到腰髋过伸状态，并做髋关节回旋动作，左右交替施行各3次。

［术后处理］

（1）绝对卧床10～14日。术后4小时内不准翻身活动，4小时后可以翻身，但不能坐起或离床活动。卧床5日后可逐步做有规律的腰背肌锻炼。

（2）离床后腰围固定1个月，以巩固疗效和防止再损伤。

（3）术后1个月以后观察疗效不显著，可重复施行推拿术。

3. 坐位旋转复位法

此法需先摸清偏歪的棘突，否则效果不佳。

［推拿手法及步骤］以棘突向右偏歪为例。患者端坐于方凳上，两脚分开与肩等宽，助手面对患者站立，两腿夹住其左大腿，双手压住左大腿根部，维持患者正坐姿势。术者立于患者之后，先用双拇指触诊法查清偏歪的棘突，右手自患者右腋下伸向前，掌部压颈后，拇指向下，余四指扶持左颈部，使患者稍低头，同时嘱患者臀部坐正不准移动，双脚踏地。术者左手拇指扣住向右偏歪之棘突，然后右手拉患者颈部使身体前屈60°～70°（或略小）随之向右侧弯，尽量大于45°，在最大侧弯位时，术者右上肢使患者躯干向后内侧旋转，同时左手拇指顺势向左上推顶棘突（据棘间隙不同，拇指可稍向上或向下），此时可觉察指下椎体轻微错动，往往伴随"喀啪"一声。之后，术者双手拇指从上至下将棘上韧带理顺，同时松动腰肌。最后，一手拇指从上至下顺次按压棘突，检查偏歪棘突是否已复位，上下棘间隙是否等宽。

[手法操作要领]

（1）恰当掌握患者腰部前屈、侧弯、旋转的角度。

（2）两个旋转力要协调一致，即拉颈部牵引之手与另一推顶棘突之拇指，在复位瞬间要协同动作。

（3）掌握杠杆力复位的要领。

（4）脊柱旋转复位时脊柱要处于失稳状态。要求患者与助手搞好配合。

[术后处理]手法后的卧床休息是手法成败的关键一环，足够的休息有利于损伤组织的修复及预防复发。一般采用木板床仰卧位（腰部可垫薄软垫，以保持腰椎的生理弯曲），或与患侧相反的侧卧位，即右侧突出采用左侧卧位；左侧突出采用右侧卧位。绝对卧床时间3日，以后改为一般卧床（可下床大小便），至急性症状基本缓解为止。起床后可戴腰围保护，避免腰部旋转和过屈活动，注意腰背肌锻炼，也是巩固疗效、预防复发的重要措施，一般残留症状在3～6个月内可以逐渐消失。

[注意事项]对50岁以上老年人推拿要求如下。

（1）腰背肌、韧带较弱，推拿时牵引力不宜太大，可于推拿前几日行床边骨盆水平牵引。麻醉推拿时，选用局部椎间孔神经阻滞。

（2）以斜扳为主，因老年人突出物一般较小，而神经根管狭窄及神经根粘连是其主要病变，斜扳法可改善后关节的位置，扩大神经根管，改变神经根与突出物的位置，同时松解粘连。

（3）不宜用大幅度的后伸手法，过度后伸可造成突出物挤向椎管或神经根管，后关节过度移位，导致神经受损，加重症状。

（4）推拿后可以短期应用腰围保护，保持腰椎的稳定性，同时加强腰背肌锻炼。

（5）老年人椎管内病理改变较复杂，有些患者推拿效果不佳或症状加重，不宜反复推拿，以免造成更多的椎管内粘连，给日后手术带来一定的困难。

（六）临证验案

验案1

辛某，男，32岁，工人。

2010年12月14日初诊。

[主诉]腰腿痛3个月，近20日症状加重，左腿放射痛。

[现病史]3个月前负重时，腰部扭伤，当时略觉疼痛，并未影响工作，

翌日清晨突然腰痛剧烈，不敢活动，左腿放射痛。经某医院给服七厘散、手法按摩，疼痛稍缓解，但未间断疼痛，左腿有麻痛感，近来症状加重。

［查体］患者脊柱侧弯，活动受限，尤其前屈、背伸受限明显。腰4、5棘间及棘旁(左)压痛明显，并向臀部及左下肢后外侧放射疼痛，腰背肌紧张。直腿抬高试验：左侧30°、右侧75°，左小腿外侧有麻木区，肌张力减弱，沿坐骨神经干有明显压痛。

［辅助检查］X线检查：脊柱腰段侧弯，腰4～5间隙略变窄（右）。余无明显异常。CT扫描提示：腰4～5椎间盘突出，两侧隐窝狭窄。

［诊断］腰椎间盘突出症。

［治则］活血通督。

［治法］"二步十法"推拿治疗。

刘氏"二步十法"推拿治疗。经1次推拿，腰腿痛症状减轻；经3次推拿后，疼痛大减，直腿抬高试验：左侧60°、右侧80°。经10次（1个疗程）推拿治疗，腰已不痛，仅左小腿外侧仍有轻度麻痛症状。经过两个疗程手法治疗，腰腿痛症状及脊柱侧弯基本消失，直腿抬高试验两侧均达90°，已能恢复正常工作。

按语：手法治疗本病的理论基础，是建立在气血营卫、经络学说的基础之上的。中医学认为，人之生存，必须依赖于气血，举凡脏腑经络，骨肉皮毛，都必须由气血来温煦濡养。经络是人体气血循行的路线，它的分布领域，内连脏腑，外达肌表，贯通而网络整个机体，在人体来讲，是无微不至的。所以《灵枢·邪气脏腑病形》云："经络之相贯，如环之无端。"使气血周流不息，维持阴阳平衡，内外相互协调，而皮毛、肌肉、筋骨、脏腑都能获得营养，起到抗御病邪，保卫健康的作用。如果某一经络失常，气血不和，则病变丛生。如《素问·血气形志》云："经络不通，病生不仁，治之以按摩醪药。"说明营卫不和，经络气血滞而不宣，故病生麻木不仁，宜用按摩和药酒宣通经络，调和营卫，使气血周流，其病可痊。

就腰椎间盘突出症的临床证候来看，刘老认为属于腰背部督脉和足太阳膀胱经两经气血运行失调所致。而运用手法治疗，使经络气血得以宣通，则骨正筋柔，其痛自止。正如《医宗金鉴》所说："按其经络以通郁闭之气，摩其壅聚以散瘀肿"，其患可愈。

又据本病乃椎间盘突出物压迫脊髓神经根为其主要因素，只行一推一拿之法，对本病之治尚恐有所不及，而摇、抖等重手法，可以改变椎间盘的位置，加宽椎间隙，利用纤维环外层及后纵韧带的张力，逼使突出的椎间盘还纳。再通过扳、盘等手法，对分离粘连及受压的神经根是有重要作用的。特别是侧扳手法，笔者认为可使上下两椎体相互旋转、扭错，可将突出物带回原位或变小，是治其根本之法也。

验案 2

李某，男，46岁，工人。

2011年5月6日初诊。

[主诉] 腰腿痛1年余。

[现病史] 腰腿痛时轻时重，近因劳动不慎扭伤，致腰痛加重，右腿放射痛，行走困难。经某医院按摩、理疗、服药不见好转。

[查体] 腰部活动受限，腰4、5棘间及棘旁（右）压痛（+），并向右下肢放射，右小腿外侧皮肤感觉迟钝，右踇指背伸力减弱；直腿抬高试验：左侧90°、右侧45°，右跟腱反射减弱。

[辅助检查] X线检查：脊柱腰段侧弯，各椎体轻度唇样增生。CT扫描提示：腰4～5、腰5～骶1椎间盘突出。

[诊断] 腰椎间盘突出症（血瘀气滞）。

[治则] 通络化瘀。

[治法]"三步八法"推拿治疗。

在麻醉下进行"三步八法"推拿治疗，术后患者感觉良好，10日复查，腰腿痛症状基本消失。嘱戴腰围保护1个月，同时服壮骨伸筋胶囊。1个月后恢复正常工作。

按语：用本法治疗，须注意以下几点。①麻醉剂可根据患者的体质情况，适当减小用量。②在麻醉下推拿，要谨慎小心，由轻到重，刚柔结合。③拔伸两下肢时，宜握踝关节上方，不能牵拉足背，以免过度跖屈而损伤踝关节及神经。④助手固定患者腋部时，双手要靠腋部内侧，以防损伤臂丛神经及肩关节。⑤注意避免推拿手法的禁忌证。

治疗腰椎间盘突出症的"二步十法"和"三步八法"，虽治疗同种疾病，但在具体的应用上，却又各不相同。二步十法手法轻，不需麻醉，仅术者一人（或用一助手协助），多次手法完成治疗，可应用于各类腰椎间盘突出症，若能按手法要求，分步骤、依次循序进行，其疗效多能满意。而三步八法手法重，须在麻醉下，助手多人协同操作，一次手法完成治疗。对病势急、病情重者，尤为适宜，对病史长，经久治不愈，证明神经根已粘连者，疗效亦佳。但需注意中央型腰椎间盘突出症绝对禁忌用手法治疗。

三步八法的整个操作与二步十法的后5个手法的作用基本相仿，不过其手法较重，着力较强，对分离粘连和受压的神经根作用较大，同时第二步之腰部推扳法使上下两椎体互相旋转扭错，将突出物带回原位或变小，可一次完成。而第三步之双侧腰骶引伸法、单侧腰骶引伸法与第二步之患侧腰骶引伸法意义相同，不过患者的卧位不同，使椎间隙拉宽的程度及方向也不同，总的目的是使椎间隙前宽后窄，将还纳的椎间盘进一步移向前方，加强其回缩效果。所以施用以上推拿手法后，患者大部分能伸腿平卧，腿痛或下肢感觉障碍解除或恢复正常。即使病程较长的病例，多数也能取得上述效果。临证可随机选用。

验案3

张某，男，36岁，营业员。

2009年8月7日初诊。

[主诉]腰腿痛1月余。

[现病史]1个月前因搬取重物扭伤腰部，当时腰痛不甚，并未在意。经过1周左右腰痛加重，两腿痛右腿为著，小腿外侧麻痛，逐渐加重。曾在某医院治疗，服腰痛宁等药不见效。

[查体]脊柱侧弯，平腰，活动受限，腰4、5棘旁（双）压痛（+），两臀上压痛（+）；直腿抬高试验：左侧60°、右侧45°，右脚趾背伸力弱，右跟腱反射减弱。两小腿后外侧和足背外侧皮肤感觉迟钝（右侧为著）。脉沉弦，舌苔薄白。

[辅助检查]CT扫描提示：腰4～5、腰5～骶1椎间盘突出（偏中央型）。

[诊断]腰椎间盘突出症（偏中央型）。

[治则]补肾活血通络。

[处方]偏中央型腰椎间盘突出，不宜施行较重手法治疗，且该患者素体不健，故拟服中药"腰痛杜仲汤（自拟）"治之。

杜仲（炒）25g，金毛狗脊20g，熟地黄20g，仙灵脾20g，骨碎补20g，鸡血藤20g，鹿角霜20g，丹参15g，川牛膝15g，伸筋草15g，桂枝15g，独活15g，延胡索15g，广陈皮15g。水煎服，日1剂。嘱服1周。

8月15日复诊。

腰腿疼痛减轻，唯腿脚麻木仍然。治以前方加黄芪30g用以增强补气之力。盖气足则血旺，而运行有力。以之与桂枝、独活同用"治血痹、肌肤麻木"有良效。嘱服 2 周。后继服壮骨伸筋胶囊调理 3 周痊愈。方中杜仲味甘、性温、归肝、肾经，是补肝益肾治腰痛之要药。肝充则筋健，肾充则骨强，合金毛狗脊、仙灵脾、鹿角霜以增强补肾强筋之力。熟地黄、骨碎补、鸡血藤不仅能补骨续筋，而且有和血养血之功。配丹参、牛膝、伸筋草以活血通经，桂枝、独活之温经散寒宣痹，加入延胡索以镇痛，陈皮之调中和胃。共奏补肝肾，化瘀滞，通经络，健脾胃，止疼痛之功效。

验案 4

安某，女，42 岁。

2011 年 11 月 16 日初诊。

[主诉] 腰腿疼痛半年。

[现病史] 患者因半年前劳累后出现腰及左下肢疼痛，活动受限。自行理疗、休息症状无明显好转。曾行腰椎 MRI 检查诊断为"腰椎间盘突出症"，为进一步治疗故来我院就诊。

[查体] 脊柱腰椎生理弯曲减小，无左右侧弯畸形，腰 4～5、腰 5～骶 1 棘突及椎旁左侧 2.0cm 处压痛（＋），叩击痛（＋），向左下肢放射至足。股神经牵拉试验阴性，直腿抬高试验：左侧 40°、右侧 60°，屈颈试验（－），左侧跟膝腱反射减弱，左小腿外侧皮肤感觉减弱，左足踇趾背伸力减弱。腰椎活动度：前屈 30°、后伸 15°、左右侧屈各 20°、旋转 20°。脉沉缓无力，舌苔白腻。

[诊断] 腰椎间盘突出症。

[辅助检查] 自带 MRI 示：腰 3～4、腰 4～5 椎间盘突出。

[治则] 通督壮骨。

[处方] 腰痛 I 号（鸡血藤 25g，骨碎补 20g，狗脊 20g，杜仲 20g，鹿角霜 20g，肉苁蓉 15g，枸杞 15g，延胡索 15g，豨莶草 15g，牛膝 15g，泽泻 15g，丹参 15g，明天麻 15g，砂仁 5g）加桑寄生 30g、羌活 15g、独活 15g、鸡矢藤 15g、仙灵脾 20g、巴戟天 20g、刘寄奴 10g、土鳖虫 10g、制附子 10g。7 剂，水煎服。

11 月 24 日复诊。

腰已不痛，左腿痛不减，睡眠欠佳。拟方如下。

腰痛 I 号加桑寄生 30g、羌活 15g、独活 15g、鸡矢藤 15g、仙灵脾 30g、巴戟天 20g、制附子 10g、土鳖虫 10g、肉桂 6g、苏木 10g。7 剂，水煎服。

骨金丹胶囊，每次 6 粒，每日 3 次，口服。

验案 5

包某，男，26 岁。

2011 年 6 月 27 日初诊。

［主诉］腰痛、右腿麻木疼痛一个半月。

［现病史］患者因一个半月前出现腰及右下肢疼痛，活动受限。自行理疗、按摩症状无明显好转。曾行腰椎 CT 检查诊断为"腰椎间盘突出症"，为进一步治疗故来我院就诊。

［查体］脊柱腰椎生理弯曲减小，无左右侧弯畸形，腰 4～骶 1 棘突及椎旁右侧 2.0cm 处压痛（＋），叩击痛（＋），向右下肢放散至足。股神经牵拉试验阴性，直腿抬高试验：右侧 40°、左侧 60°，屈颈试验（＋），右侧跟膝腱反射减弱，右小腿外侧皮肤感觉减弱，右足蹈趾背伸力减弱。腰椎活动度：前屈 30°、后伸 15°、左右侧屈各 20°、旋转 20°。脉沉弦细，舌苔微白根腻。

［辅助检查］自带 CT 示：腰 3～4、腰 4～5、腰 5～骶 1 椎间盘突出。

［诊断］腰椎间盘突出症。

［治则］通督活血，舒筋祛痛。

［处方］腰痛Ⅰ号加桑寄生 30g、羌活 15g、独活 15g、土鳖虫 15g、仙灵脾 20g、巴戟天 20g、鸡矢藤 20g、刘寄奴 15g、蜈蚣 2 条。7 剂，水煎服。

骨金丹胶囊，每次 6 粒，每日 3 次，口服。

7 月 5 日复诊。

症状减轻，但足麻仍然。前方改仙灵脾 30g，加黄芪 30g、木瓜 20g。7 剂，水煎服。

骨金丹胶囊，每次 6 粒，每日 3 次，口服。

经随访，患者腰痛及右腿麻木疼痛消失。

病案 6

蔡某，女，71 岁。

2011 年 8 月 10 日初诊。

［主诉］腰、膝痛 9 年。

［现病史］患者因 9 年因扭伤前出现腰及右下肢疼痛，活动受限。曾在多家医院诊疗，症状时有好转。曾行腰椎 MRI 检查诊断为"腰椎间盘突出症"，为进一步治疗故来我院就诊。

［查体］脊柱腰椎生理弯曲减小，无左右侧弯畸形，腰 3～骶 1 棘突及椎旁右侧 2.0cm 处压痛（＋），叩击痛（＋），向右下肢放散至足。股神经牵拉试

验阴性，直腿抬高试验：右侧 40°、左侧 60°，屈颈试验（＋），右侧跟膝腱反射减弱，右小腿外侧皮肤感觉减弱，右足踇趾背伸力减弱。腰椎活动度：前屈 30°、后伸 15°、左右侧屈各 20°、旋转 20°。脉沉缓无力，舌苔厚腻。

［辅助检查］MRI 示：腰 1～腰 5 椎间盘突出；腰 3～4、腰 4～5 椎管狭窄。

［诊断］腰椎间盘突出症。

［治则］通督壮腰，舒筋展痹。

［处方］腰痛Ⅰ号加桑寄生 30g、羌活 15g、独活 15g、土鳖虫 10g、仙灵脾 20g、巴戟天 20g、鸡矢藤 20g、刘寄奴 10g。7 剂，水煎服。

骨金丹胶囊，每次 6 粒，每日 3 次，口服。

8 月 18 日复诊。

症状减轻，活动较前进步。拟方如下。

腰痛Ⅰ号加桑寄生 30g、羌活 15g、独活 15g、土鳖虫 10g、仙灵脾 30g、巴戟天 20g、鸡矢藤 20g、刘寄奴 15g、蜈蚣 2 条。7 剂，水煎服。

骨金丹胶囊，每次 6 粒，每日 3 次，口服。

经治疗患者症状消失。后随访无明显不适。

验案 7

崔某，女，45 岁。

2011 年 5 月 4 日初诊。

［主诉］腰痛 4 年。

［现病史］患者因 4 年前劳累后出现腰及右下肢疼痛，活动受限。自行在家休息、理疗症状无明显好转。曾行腰椎 CT 检查诊断为"腰椎间盘突出症"，为进一步治疗故来我院就诊。

［查体］脊柱腰椎生理弯曲减小，无左右侧弯畸形，腰 4 至骶 1 棘突及椎旁右侧 2.0cm 处压痛（＋），叩击痛（＋），向右下肢放散至足。股神经牵拉试验阴性，直腿抬高试验：右侧 45°、左侧 60°，屈颈试验（＋），右侧跟膝腱反射减弱，右小腿外侧皮肤感觉减弱，右足踇趾背伸力减弱。腰椎活动度：前屈 30°、后伸 15°、左右侧屈各 20°、旋转 20°。脉沉弦细，舌苔薄白。

［辅助检查］CT 示：腰 2～骶 1 椎间盘突出。

［诊断］腰椎间盘突出症。

［治则］补益肝肾，活血化瘀，通络止痛。

［处方］腰痛Ⅰ号加桑寄生 30g、羌活 15g、独活 15g、土鳖虫 10g、仙灵脾 20g、巴戟天 20g、刘寄奴 10g、鸡矢藤 15g。7 剂，水煎服。

骨金丹胶囊，每次 6 粒，每日 3 次，口服。

5 月 12 日复诊。

腰痛减轻。脉沉弦细，舌苔薄白。拟方如下。

腰痛Ⅰ号加桑寄生 30g、羌活 15g、独活 15g、土鳖虫 10g、仙灵脾 20g、巴戟天 20g、刘寄奴 10g、鸡矢藤 15g、黄芪 20g。7 剂，水煎服。

骨金丹胶囊，每次 6 粒，每日 3 次，口服。

药后腰痛消失，无明显不适。

验案 8

丁某，男，50 岁。

2012 年 1 月 6 日初诊。

[主诉] 腰痛 1 个月。

[现病史] 患者因 1 个月前劳累后出现腰及右下肢疼痛，活动受限。曾在诊所行理疗、按摩，症状时有好转。曾行腰椎 CT 检查诊断为"腰椎间盘突出症"，为进一步治疗故来我院就诊。

[查体] 脊柱腰椎生理弯曲减小，无左右侧弯畸形，腰 4 至～骶 1 棘突及椎旁右侧 2.0cm 处压痛（＋），叩击痛（＋），向右下肢放散至足。股神经牵拉试验阴性，直腿抬高试验：右侧 40°、左侧 60°，屈颈试验（＋），右侧跟膝腱反射减弱，右小腿外侧皮肤感觉减弱，右足姆趾背伸力减弱。腰椎活动度：前屈 30°、后伸 15°、左右侧屈各 20°、旋转 20°。脉沉缓，舌苔薄白。

[辅助检查] 自带 CT 示：腰 5～骶 1 椎间盘突出。

[诊断] 腰椎间盘突出症。

[治则] 通督壮腰。

[处方] 腰痛Ⅰ号加桑寄生 30g、羌活 15g、独活 15g、鸡矢藤 15g、仙灵脾 20g、巴戟天 20g、制附子 10g、肉桂 6g、刘寄奴 15g。7 剂，水煎服。

骨金丹胶囊，每次 6 粒，每日 3 次，口服。

1 月 14 日复诊。

症状好转，腰痛轻，偶尔腿不适。前方仙灵脾改 30g，加徐长卿 15g。7 剂，水煎服。骨金丹胶囊，每次 6 粒，每日 3 次，口服。

药后腰痛及右腿疼痛消失。

验案 9

方某，女，31 岁。

2011 年 11 月 11 日初诊。

［主诉］腰腿痛 7 年。

［现病史］患者因 7 年前外伤后出现腰及左下肢疼痛，活动受限。曾在门诊理疗、按摩症状无明显好转。曾行腰椎 MRI 检查诊断为"腰椎间盘突出症"，为进一步治疗故来我院就诊。

［查体］患者扶入诊室，脊柱腰椎生理弯曲减小，无左右侧弯畸形，腰 3 至骶 1 棘突及椎旁左侧 2.0cm 处压痛（＋），叩击痛（＋），向左下肢放散至足。股神经牵拉试验阴性，直腿抬高试验：左侧 30°、右侧 60°，屈颈试验（－），左侧跟膝腱反射减弱，左小腿外侧皮肤感觉减弱，左足踇趾背伸力减弱。腰椎活动度：前屈 30°、后伸 15°、左右侧屈各 10°、旋转 20°。脉沉弦细，舌苔薄白。

［辅助检查］自带 MRI 示：腰 3 ～骶 1 椎间盘突出，腰 5、骶 1 椎管狭窄。

［诊断］腰椎间盘突出症。

［治则］通督壮腰，舒筋展痹。

［处方］腰痛Ⅰ号加桑寄生 30g、羌活 15g、独活 15g、鸡矢藤 20g、仙灵脾 20g、巴戟天 20g、制附子 10g、肉桂 6g、乳香 10g、没药 10g。7 剂，水煎服。

骨金丹胶囊，每次 6 粒，每日 3 次，口服。

11 月 19 日复诊。

症状减轻，活动进步。前方改制附子 8g，仙灵脾 25g，巴戟天 25g，加蜈蚣 2 条。7 剂，水煎服。

骨金丹胶囊，每次 6 粒，每日 3 次，口服。

药后腰腿疼痛症状消失，活动正常。

验案 10

韩某，女，37 岁。

2011 年 6 月 24 日初诊。

［主诉］腰腿痛 1 个月，近日加重。

［现病史］患者因 1 个月前外伤后出现腰及左下肢疼痛，活动受限。自行在家理疗、按摩，症状无明显好转。曾行腰椎 MRI 检查诊断为"腰椎间盘突出症"，为进一步治疗故来我院就诊。

［查体］患者被扶入诊室，脊柱腰椎生理弯曲减小，无左右侧弯畸形，腰 4 至骶 1 棘突及椎旁左侧 2.0cm 处压痛（＋），叩击痛（＋），向左下肢放散至足。股神经牵拉试验阴性，直腿抬高试验：左侧 45°、右侧 50°，屈颈试验（－），左侧跟膝腱反射减弱，左小腿外侧皮肤感觉减弱，左足踇趾背伸力减弱。腰

椎活动度：前屈 30°、后伸 15°、左右侧屈各 20°、旋转 20°。脉沉弦细，舌苔薄白。

［辅助检查］自带 MRI 示：腰 4～骶 1 椎间盘突出，腰 5～骶 1 椎管狭窄。

［诊断］腰椎间盘突出症。

［治则］通督宣痹，化瘀止痛。

［处方］腰痛Ⅰ号加桑寄生 30g、羌活 15g、独活 15g、土鳖虫 10g、巴戟天 20g、仙灵脾 20g、刘寄奴 15g、鸡矢藤 15g。7 剂，水煎服。

壮骨伸筋胶囊，每次 6 粒，每日 3 次，口服。

7 月 3 日复诊。

腰腿已不痛，左腿偶尔不适。前方加菊花 20g、蔓荆子 15g，7 剂，水煎服。

药后腰腿不痛，无明显不适。

验案 11

韩某，女，48 岁。

2011 年 8 月 12 日初诊。

［主诉］腰痛 5 个月。

［现病史］患者因 5 个月前劳累后出现腰及左下肢疼痛，活动受限。一直未系统治疗。自行在家理疗、休息症状无明显好转。曾行腰椎 CT 检查诊断为"腰椎间盘突出症"，为进一步治疗故来我院就诊。

［查体］脊柱侧弯，腰部活动受限，腰骶部压痛阳性，左臀上压痛阳性，直腿抬高试验：左侧 30°、右侧 60°，左小腿腓肠肌压痛阳性。脉沉弦细，舌苔薄白。

［辅助检查］CT 示：腰 4～5 椎间盘突出。

［诊断］腰椎间盘突出症。

［治则］活血化瘀，通督壮腰，舒筋祛痛。

［处方］腰痛Ⅰ号加桑寄生 30g、羌活 15g、独活 15g、土鳖虫 10g、鸡矢藤 20g、仙灵脾 20g、巴戟天 20g、制川乌 6g。7 剂，水煎服。

骨金丹胶囊，每次 6 粒，每日 3 次，口服。

8 月 20 日复诊。

症状明显好转，已不痛，但偶尔左臀上轻痛。前方加补骨脂 20g，7 剂，水煎服。

药后腰腿及左臀上疼痛消失。

验案 12

乔某，男，55 岁。

2011 年 4 月 13 日初诊。

[主诉] 下腰痛、右膝痛 1 年。

[现病史] 患者因 1 年前劳累后出现腰及双下肢疼痛，活动受限。自行在家休息、理疗，症状时好时坏。曾行腰椎 CT 检查诊断为"腰椎间盘突出症"，为进一步治疗故来我院就诊。

[查体] 患者步入诊室，脊柱腰椎生理弯曲减小，无左右侧弯畸形，腰 3～骶 1 棘突及椎旁右侧 2.0cm 处压痛（+），叩击痛（+），向右下肢放散至足。股神经牵拉试验阴性，直腿抬高试验：右侧 40°、左侧 50°，屈颈试验（+），右侧跟膝腱反射减弱，右小腿外侧皮肤感觉减弱，右足踇趾背伸力减弱。腰椎活动度：前屈 35°、后伸 15°、左右侧屈各 20°、旋转 20°。脉沉弦，舌苔薄白。

[辅助检查] CT 示：腰 1～骶 1 椎间盘突出。

[诊断] 腰椎间盘突出症。

[治则] 壮腰健肾，活血化瘀，通经止痛。

[处方] 腰痛 I 号加桑寄生 30g、羌活 15g、独活 15g、土鳖虫 10g、仙灵脾 20g、巴戟天 20g、鸡矢藤 15g、蜈蚣 2 条、苏木 10g。7 剂，日 1 剂，水煎服。

骨金丹胶囊，每次 6 粒，每日 3 次，口服。

4 月 22 日复诊。

症状减轻，活动较前进步。前方加制附子 10g。7 剂，日 1 剂，水煎服。

药后下腰痛及右膝痛减轻，无明显不适。

验案 13

史某，女，69 岁。

2011 年 10 月 24 日初诊。

[主诉] 腰腿痛 6 年多，近日加重。

[现病史] 患者因 6 年前劳累后出现腰及右下肢疼痛，活动受限。自行在家休息、理疗，症状时好时坏。曾行腰椎 CT 检查诊断为"腰椎间盘突出症"，为进一步治疗故来我院就诊。

[查体] 患者被扶入诊室，脊柱腰椎生理弯曲减小，无左右侧弯畸形，腰 3～骶 1 棘突及椎旁右侧 2.0cm 处压痛（+），叩击痛（+），向右下肢放散至足。股神经牵拉试验阴性，直腿抬高试验：右侧 20°、左侧 50°，屈颈试验（+），

右侧跟膝腱反射减弱，右小腿外侧皮肤感觉减弱，右足踇趾背伸力减弱。腰椎活动度：前屈 35°、后伸 15°、左右侧屈各 20°、旋转 20°。脉沉缓，无苔。

［辅助检查］CT 示：腰 2～骶 1 椎间盘突出。

［诊断］腰椎间盘突出症。

［治则］补肾壮腰。

［处方］腰痛Ⅰ号加桑寄生 30g、羌活 15g、独活 15g、鸡矢藤 15g、仙灵脾 30g、巴戟天 20g、土鳖虫 10g、蜈蚣 2 条、官桂 6g。7 剂，日 1 剂，水煎服。

骨金丹胶囊，每次 6 粒，每日 3 次，口服。

药后腰腿疼痛明显减轻。

验案 14

孙某，女，45 岁。

2011 年 5 月 13 日初诊。

［主诉］腰痛 10 年。

［现病史］患者因 10 年前劳累后出现腰及右下肢疼痛，活动受限。一直未系统治疗，自行在家休息、理疗，症状未见明显好转。自带腰椎 MRI 检查诊断为"腰椎间盘突出症"，为进一步治疗故来我院就诊。

［查体］脊柱腰椎生理弯曲减小，无左右侧弯畸形，腰 3～骶 1 棘突及椎旁右侧 2.0cm 处压痛（＋），叩击痛（＋），向右下肢放散至足。股神经牵拉试验阴性，直腿抬高试验：右侧 30°、左侧 60°，屈颈试验（＋），右侧跟膝腱反射减弱，右小腿外侧皮肤感觉减弱，右足踇趾背伸力减弱。腰椎活动度：前屈 30°、后伸 25°、左右侧屈各 20°、旋转 20°。脉沉涩，舌苔白腻。

［辅助检查］自带 MRI 示：腰 3～骶 1 椎间盘突出。

［诊断］腰椎间盘突出症。

［治则］健肾壮腰，通督活血。

［处方］腰痛Ⅰ号加桑寄生 30g、羌活 15g、独活 15g、土鳖虫 7.5g、仙灵脾 20g、巴戟天 20g、制附子 10g、肉桂 10g、蜈蚣 2 条。7 剂，日 1 剂，水煎服。

骨金丹胶囊，每次 6 粒，每日 3 次，口服。

5 月 22 日复诊。

症状减轻，后背已不发凉。前方加鸡矢藤 15g、鲜姜 5 片、大枣 5 枚。7 剂，日 1 剂，水煎服。

骨金丹胶囊，每次 6 粒，每日 3 次，口服。

药后腰痛症状基本消失。

【腰椎管狭窄】

腰椎管狭窄症是指因各种原因引起的骨质增生或纤维组织增生、肥厚导致腰椎椎管、神经根管变窄而出现腰腿痛及间歇性跛行等症状的一种慢性疾病，是临床上腰腿疼痛的常见病因之一，其在腰腿痛的发病仅次于腰椎间盘突出而居第二位，属中医"腰腿痛"的范畴。本病好发于 40～50 岁的男性，男女之比约为 1.8∶1，体力劳动者好发，约占 70%，发病部位以腰 4～5 及腰 5～骶 1 最多见。

1803 年 Dortal 首先发现椎管管径变小是椎管内神经受压的一个因素。1900 年 Sachs 和 Fraeke 最先提到椎管狭窄，并首次对腰骶部疼痛的患者进行切除增厚之椎板治疗而使其获愈。1910 年 Sumita 首先记载了软骨发育不良者的腰椎管狭窄症。1945 年 Sarpyener 提出了椎管狭窄症的诊断。1949 年 Boyd 指出许多间歇性跛行患者需检查运动系外疾病。1953 年 Schlesinger 和 Taverus 对椎管狭窄症做了比较全面的论述。1954 年荷兰神经外科医生 Verbiest 提出了"发育性椎管狭窄症"的命名，并指出本病的下肢痛及感觉运动障碍都具有"间歇性"这一特征，引起了临床和基础理论学者的重视，先后出现了"脊髓性间歇性跛行""脊柱性间歇性跛行"及"马尾性间歇性跛行"等名称。其后 1964 年 Brish 和 1966 年 Jaffe 等具体描述了间歇性跛行与椎管狭窄有关。1976 年出现了腰椎管狭窄症的国际分类法（6 类）。1978 年 Helfat 通过对 130 例腰椎管狭窄症的病因分析认为，单纯发育因素引起症状者极少见，多数是由于发育和退变混合因素，并指出中央椎管狭窄影响马尾，侧隐窝狭窄影响神经根。国内 20 世纪 70 年代中期开始对本病普遍重视，随着医学技术的不断发展，CT 及 MRI 的广泛应用，本病的诊断及治疗水平有了显著提高。

椎管主要是指硬膜囊所占据的骨性段和骨连接段的骨纤维性管道，其前壁为椎体、椎间盘和后纵韧带，侧壁为椎弓根、后关节和黄韧带的侧分，后壁为椎体和黄韧带。成年人椎管的骨性形状，腰 2 和腰 3 椎管呈圆形，腰 4 椎管呈三角形，腰 5 椎管呈三叶形，此处椎管狭窄主要是马尾神经受累。

神经根管是指神经根自硬膜囊之分出处，到出椎间孔的一段骨纤维性管道，其内侧段为侧隐窝，外侧段为椎间孔。侧隐窝的前壁是椎体和纤维环的后外侧及椎管内静脉丛，外侧壁为椎弓根的内侧面，与椎间孔相连续，内侧为硬膜囊之外缘，后壁为上下关节突和黄韧带的内侧分。神经根在此隐窝内由上向下外斜行入椎间孔。椎间孔从腰 1 至骶 1 管径逐渐变小而管道变长，管内含有脊神经前后根、神经节和节段性动静脉血管。神经根管各壁组织的增厚或形态改变，都可压迫神经根，产生椎管狭窄症状。

（一）病因病机

1. 西医学理论

西医学认为本病的发病原因主要如下。

（1）先天性因素：指椎管本身由于先天或后天发育因素，如先天性椎弓根短小、椎板肥厚、椎弓根内移等使管腔变窄，容积减少。若再遇各种外来因素则极易产生马尾或神经根的压迫症状。

（2）脊柱退行性变：椎间盘退变后椎间盘及小关节的退变致椎间盘向后膨隆，椎间隙变窄，椎体后缘及上下小关节增生肥大，关节囊松弛，黄韧带肥厚，椎体失稳、滑脱，加之椎体后缘增生，黄韧带肥厚，以上各种因素均可使椎管及神经根管的形态发生改变，对硬膜囊及神经根产生压迫。

（3）脊椎滑脱：包括退变引起的假性滑脱和脊柱崩裂或腰椎峡部不连引起的真性滑脱，因上下椎管前后移位，使椎管进一步变窄，同时脊椎滑脱，可促进退行性变，更加重椎管狭窄。主要压迫马尾或侧隐窝内的神经根。

（4）外伤性因素：指造成椎管形态改变的各种损伤，如脊椎的骨折与脱位，外伤后硬膜外血肿机化、粘连或硬膜外脂肪变性和纤维化等。

（5）医源性因素：除因为手术操作失误外，多由于脊柱融合术后引起棘间韧带和黄韧带肥厚或植骨部椎板增厚，尤其是后路椎板减压后再于局部行植骨融合术，其结果使椎管变窄压迫马尾或神经根，引起腰椎管狭窄症。

（6）其他因素：如畸形性骨炎、氟骨症、骨质疏松症、老年性驼背、脊柱侧弯、强直性脊柱炎、椎管内静脉曲张、硬膜外软组织变性，以及腰椎特异性或非特异性炎症，椎管内或管壁上的赘生物等均可引起椎管狭窄。

2. 中医学理论

中医学认为，本病的发病原因包括两个方面。

（1）内因：肾气不足。包括先天肾气不足与后天肾精失养。肾藏精、主骨生髓，主人体的生长发育。肾主生髓长骨的作用主要是通过对精的调节而实现的。肾所藏之精，包括先天之精与后天之精。《灵枢·经水》曰："人始生，先成精，精成而脑髓生，骨为干，脉为营，筋为刚，肉为墙，皮肤坚而毛发长，谷入于胃，脉道以通，血气乃行。"以上说明骨的生长、发育等均依赖于肾中精气的充养。若禀赋不足及后天失养导致肾精亏虚，则肾脏不能发挥主骨生髓及主生长发育的功能，导致骨骼生长、发育紊乱，出现形态及功能上的改变。

《素问·上古天真论》曰："三八肾气平均，筋骨劲强""四八筋骨隆盛，肌肉满壮；五八肾气衰，发堕齿槁；六八阳气衰竭于上""七八肝气衰，筋不能动，天癸竭，精少，肾脏衰，形体皆极；八八则齿发去"。随着年龄的增长，肾中精气逐渐衰竭，因而不能发挥主骨生髓的生理功能。《素问·脉要精微论》曰："腰者肾之府，转摇不能，肾将惫矣……骨者髓之府，不能久立，行将振掉，骨将惫矣。"《诸病源候论》也指出："夫腰痛，皆由伤肾气所为。"《千金方》曰："肾虚，役用伤肾是以痛。"腰者，一身之要也，是人体活动之枢纽，故易产生劳损，过劳则伤肾，导致肾气不足。以上都说明年龄及慢性劳损是导致肾气不足、肾府失养，从而出现腰腿痛等症的重要原因。

病情迁延日久，久病入络，督脉失调，出现肾虚血瘀之病理变化，可影响二便功能。

（2）外因：急慢性损伤、外感风寒湿邪。

①损伤：腰部的各种急慢性损伤可伤及腰部经脉，局部出现气血瘀滞的病理状态。尤其是急性损伤造成的椎管内外软组织的损伤出血，或发生机化粘连，均可在原有狭窄的解剖基础上，使椎管容积进一步减小，从而出现椎管狭窄的症状。因此，腰部的各种急慢性损伤既是本病的原发因素，也是本病重要的诱发因素。

②外感风寒湿邪：《素问·痹论》曰："风寒湿三气杂至，合而为痹也""痛者，寒气多也，有寒故痛也"。《素问·调经论》曰："寒湿之中人也，皮肤不收，肌肉坚紧，荣血泣，卫气去，故曰虚。"《素问·痹论》曰："痹在于骨则重，在于脉则血凝而不流，在于筋则屈不伸，在于肉则不仁，在于皮则寒。"以上说明风寒湿邪乘虚侵犯腰背经络，导致气血瘀滞，营卫不得宣通，故有不通则痛的诸种症状，并扼要地概括了本病的症状特点。可见，风寒湿之邪内侵是引起本病的又一重要外因。

（二）诊断要点

本病多发生于中老年男性，多有慢性腰腿痛病史，表现为慢性持续性下腰痛，有的放射到下肢，疼痛在直立、行走时加重，卧床休息后减轻，咳嗽或打喷嚏症状不加重。疼痛可以是单侧或双侧，也可左右交替出现。间歇性跛行是本病的特点，站立或行走时，腰腿麻木，疼痛无力，逐渐加重，以至不能继续行走，蹲下或休息片刻后上述症状消失，但继续行走则上述症状重复出现。腰椎外观无明显畸形，腰椎前屈不受影响。取过伸位及侧屈位半分钟左右可诱发症状，腰椎前屈时症状消失。可有相应神经节段的肌力及感觉减退，下肢肌肉萎缩，可有腱反射改变，直腿抬高及加强试验多不典型或为阴性。严重者可有二便障碍，鞍区麻木。

本病常合并其他的腰椎退变性疾病，主要包括腰椎间盘突出症、腰椎滑脱、腰椎退变性侧弯、颈腰综合征等。借助影像学检查可以帮助诊断。

（1）X线平片：是诊断腰椎管狭窄症的基本影像学检查，可以观察骨性结构的变化，如关节突肥大、峡部不连、椎弓根变短及椎板增厚等，可以反映脊柱序列改变、纤维软组织的肥厚钙化以及有无腰椎滑脱。正位X线平片可测量双侧椎弓根之间距离，当小于18mm时考虑为椎管狭窄；利用侧位片测量矢状径大小即椎体后缘至椎板与棘突交界处的距离，小于13mm时考虑椎管狭窄。动力位X线平片检查还能判断腰椎的稳定性，排除其他骨性疾病。

（2）椎管造影：是确定椎管狭窄比较有价值的方法，可以从正、侧、斜多方位观察椎管狭窄情况，尤其对诊断中央型狭窄椎管横径、前后径改变价值较大。目前常用造影剂为水溶性碘造影剂。

（3）CT检查：对腰椎管狭窄症的诊断最有价值，特别是对侧隐窝狭窄和椎间孔狭窄的诊断，更具优越性。CT可清楚显示椎管横断面形状，并可直接测量其矢状径及面积，观察有无黄韧带肥厚、关节突增生、椎间盘突出，为椎管狭窄的诊断提供了直接依据。

（4）MRI检查：可以进行三维立体成像，能清晰分辨出椎管内各组织及其受压情况。作为一种无创手段，MRI能精确反映硬膜囊的确切矢状径和横径，并能反映受压部位、程度和致压物质的性质，在鉴别诊断方面也有一定意义，可以清楚地显示椎管内肿瘤、血肿等病变。

（5）电生理检查：可以为鉴别腰椎管狭窄提供一定的帮助。刺激腰椎管狭窄患者的腓神经和胫神经，可见小腿的肌肉运动反应波幅减低，而传导速度和潜伏期却很少有变化或无变化。

（三）鉴别诊断

1. 腰椎间盘突出症

多见于青壮年，起病较急，有反复发作、时轻时重的特点。腰痛并向下肢放射，咳嗽、排便等情况时症状加重。腰椎生理弯曲变小或消失，腰部活动受限明显，直腿抬高试验多为阳性。相应棘突旁多有深压痛并向下肢放射，而椎管狭窄症多见于中老年人，发病较缓慢，可有急性发作。多有持续性下腰痛和腿痛，腹压增加时下肢疼痛不明显，有间歇性跛行。腰部活动不受限。只是后伸试验阳性，腰椎无明显侧弯，直腿抬高试验多为阴性。症状与体征分离是本病的一大特点。若二者同时存在时多忽视椎管狭窄，应行 CT 或 MRI 及造影以明确诊断。

2. 血栓闭塞性脉管炎

发生于中小动脉（同时累及静脉及神经）的慢性进行性节段性炎症性血管损害，病变累及血管全层，导致管腔狭窄、闭塞。两者相同的是都有"间歇性跛行"症状，但脉管炎患者足背动脉和胫后动脉搏动减弱或消失，椎管狭窄症者则搏动良好。

3. 脊髓空洞症

由于各种先天或后天因素导致产生进行性脊髓病的脊髓空穴样膨胀，临床表现为节段性、分离性感觉障碍，节段性肌肉萎缩和传导束性运动、感觉及局部营养障碍。病变累及延髓者称为延髓空洞症。高发年龄 31～50 岁，儿童和老年人少见。自 MRI 广泛应用于临床后，国内外报道病例数均明显增加。脊髓空洞症患者多伴有痛、温觉分离症状，易于区别。

4. 周围神经炎

该病系由各种原因所致的中毒与各种感染后所引起的末梢神经炎性改变，表现为受损神经支配范围内的感觉、运动及自主神经功能异常，多发性或单一性，对称性或非对称性，是神经系统较常见的疾病。任何年龄均可发病。一般无脊髓受压及腰部疼痛等症状。

5. 肿瘤性病变

脊柱肿瘤患者的早期几乎没有任何症状。当椎体有严重破坏或肿瘤突破椎体发生楔形变压迫邻近的软组织、神经和脊髓时，即会出现以腰背痛，腿痛为主的类似腰椎管狭窄的症状。但一般肿瘤引起的腰痛常常非常剧烈，难以忍受，不随体位的变化而变化，逐步加重，尤其以夜间疼痛加重。肿瘤还有原发肿瘤的症状或手术史，伴有短期内全身消瘦，体重明显下降。通过影像学检查，可明确椎体骨质破坏的形态、部位等，多数患者就可明确诊断。

6. 脊柱骨折

通常有明显的外伤史，出现腰腿痛需警惕出现骨折后遗症或者发生了新鲜骨折。通过 X 线或其他相关检查可建议鉴别。

（四）治疗方法

1. 中药疗法

本病属本虚标实之证，以肾虚为本，外感风寒湿邪及外伤为标。根据临床表现，本病可分为急性发作期和缓解期。急性期以标实为主，治以祛邪为主，兼以补肾。缓解期以本虚为主，治以补肾为主，兼以活血通络。临床上常将本病分为以下四型：风寒湿型，外伤血瘀型，肾阳虚型及肾阴虚型。

（1）中药汤剂内服

①风寒湿型

[症候] 平素有慢性下腰痛，不能远行，阴雨天症状加剧，腰部冷痛，转侧不利，虽卧床亦不能减轻，酸胀重着，拘急不舒，得温则症状减轻，舌质淡，苔薄白，脉沉细。风邪偏重者，腰腿痛以酸为主，下肢麻木，苔薄白，脉浮缓。寒邪偏重者，腰腿痛以疼痛为主，遇寒则增，得热则缓，脉沉细，苔白舌淡。湿邪偏重者，腰背痛且有沉重麻木感，阴天更甚，神情疲惫，腰溶溶如坐水中，脉象多濡缓。

[治则] 祛邪通络，佐以养血益肾。

[处方] 独活寄生汤加减。独活 30g、麻黄 10g、桂枝 12g、秦艽 20g、当归 20g、没药 15g、牛膝 15g、三七（冲）3g、骨碎补 30g、桑寄生 20g、熟地黄 20g、杜仲 10g、蜈蚣 2 条、甘草 6g、五加皮 15g。水煎服，日 1 剂。

[加减] 偏于风胜者，加乌梢蛇、防风、威灵仙；偏于寒胜者，加制川乌、干姜、细辛；偏于湿胜者，加泽泻、木瓜、防己、薏苡仁；若风寒湿邪郁久化热者，去麻黄、桂枝、杜仲，熟地黄易生地黄，加泽泻、牡丹皮、豨莶草、黄柏。

②瘀血型

［症候］平素慢性下腰痛、腿痛及间歇性跛行，因腰部扭闪及劳累而症状突然加剧，腰部剧痛，痛连下肢，转侧不利，屈伸受限，尤以后伸受限为甚，步履艰难。舌质紫暗，脉沉涩。

［治则］行气活血，化瘀止痛。

［处方］身痛逐瘀汤加减。秦艽15g，川芎15g，没药15g，桃仁15g，红花15g，独活15g，香附15g，延胡索20g，牛膝15g，当归20g，鸡矢藤30g，地龙10g，赤芍15g，麻黄6g，桂枝6g。水煎服，日1剂。

③肾阳虚型

［症候］间歇性跛行，腰腿酸软，绵绵作痛，喜按揉，身体疲倦，腰膝无力，遇劳更甚，卧则渐轻，面色㿠白，精神萎靡，气短，手足不温，小便清利。舌质淡，脉沉细无力。

［治则］温补肾阳，活血通络。

［处方］右归丸化裁。熟地黄30g，骨碎补30g，山茱萸15g，菟丝子20g，杜仲20g，鹿角霜20g，当归15g，熟附子10g，狗脊15g，五加皮15g，没药10g，泽兰10g。水煎服，日1剂。

④肾阴虚型

［症候］腰腿酸痛，间歇性跛行，心烦失眠，口燥咽干，面色潮红，五心烦热，耳鸣耳聋。舌质红，脉象细数。

［治则］滋补肾阴，活血通络。

［处方］左归丸化裁。熟地黄30g，山药30g，骨碎补20g，枸杞子20g，山茱萸15g，鹿角胶15g，牛膝20g，当归20g，麦冬20g，知母10g，黄柏10g，牡丹皮10g，豨莶草20g，鸡矢藤20g。水煎服，日1剂。

（2）中成药：以上各型均可配合服用通督活络丸1丸，日3次；或腰腿痛宁胶囊，6粒，日3次。

（3）中药外用

外敷膏药：外用祛风散寒、活血理气、消肿止痛膏药，如消肿止痛膏，狗皮膏药。

中药热敷：局部可选用舒筋活血类中药塌渍，加以神灯理疗，每次15分钟，日1次。（腰痛塌渍方：丹参15g，当归15g，乳香10g，没药15g，红花10g，穿山甲10g，桃仁10g，栀子10g，大黄5g，合欢皮15g等共研细末，用蜂蜜或麻油调和，敷于患处。）

2. 推拿疗法

推拿能缓解腰肌痉挛，松解软组织粘连，使腰骶角变小，恢复脊柱正常姿态。推拿还能调整血液循环，改善局部的瘀血、水肿等病理状态，加速局部炎性介质及致痛因子的运转，并相对扩大椎管，减轻压迫，消除疼痛。本病手法操作宜轻柔，切忌粗暴。

刘柏龄教授运用"三步六法"治疗腰椎管狭窄症。

具体步骤如下。

首先患者排空大小便，脱去外衣，俯卧于按摩床上，两手平放身旁，使肌肉充分放松，在舒适的体位下接受治疗，术者立于患者俯卧位的左侧，便于施术。

第一步：患者俯卧位。

按法：术者用双手拇指指腹按于患者脊柱两侧足太阳膀胱经线上，自上而下，腰骶部着力大些，反复数次。

揉法：术者右手虎口张开，于患者腰部两侧肾俞穴施行揉按，且应逐渐用力。

搽法：术者用右手背或掌指关节突出部于患者腰骶部施行搽法。

弹拨法：术者用弹拨法弹拨腰背部腧穴，以三焦俞、肾俞、气海俞、大肠俞和关元俞为重点。弹拨力以逐渐加重为宜。

第二步：患者仰卧位，屈髋屈膝。

术者双手扶患者双膝，稍用力下按，渐次用力，再左右旋转摇晃双膝以带动腰部活动。

第三步：患者俯卧位，腹部加薄软枕。

术者双手弹压患者骶部（以纠正腰骶角过大），并平推腰腿，以患者有灼热感为佳。最后点按腧穴，拿捏叩击腰腿，结束手法。

施术时间共约20分钟。每日1次，14次为1疗程，共行2个疗程。腰骶角过大者，手法结束后可用腰围固定，平时注意加强腰背肌及腹肌的功能锻炼。

3. 针灸疗法

针灸治疗本病时，以补肾壮腰、通经活络、散瘀止痛为原则。

（1）取穴：主穴取双侧腰夹脊穴（病变椎体上、下棘突间旁开1.5cm），配穴取腰阳关、肾俞、患侧环跳及患肢受累神经干上的穴位。

（2）操作：患者取俯卧位或侧卧位，穴位常规消毒后，进针深浅度视患者体质胖瘦而定，配穴常规操作，主穴、肾俞、腰阳关加艾灸治疗，毫针刺法，捻转补泻法，留针 20 分钟，每日 1 次，10 次为 1 个疗程。治疗过程中可以给予电针治疗。

4. 穴位注射疗法

常用穴位有环跳、承扶、肾俞、委中、承山、阳陵泉、殷门等。常用药液有维生素 B_1、维生素 B_{12}、当归注射液等。每次选 3～4 个穴。

5. 牵引

牵引治疗本病的主要机制是可以调整腰椎间隙宽度，减轻椎管内压力，扩大椎管容积，改善局部血液循环。除此之外，牵引还可以有效缓解椎管外肌肉、筋膜等软组织的痉挛，使脊柱恢复软组织支柱所维持的力学平衡和稳定机制，两者共同作用从而缓解神经根压迫，消除充血水肿等。

患者仰卧位腰椎牵引，牵引时间为 20 分钟。目前牵引疗法已成为治疗本病的较常用方法之一。

6. 功能锻炼

在腰椎管狭窄症状有所缓解后，可行腰屈曲、腰背肌及腰肌功能锻炼（抬腿、"五点支撑"或"燕飞"），腰椎屈曲可使后方椎间隙变大，椎管容量和横截面积相对增大，可以减轻腰椎退变组织（如黄韧带等）对马尾神经的压迫。腰背肌肌力增强可加强脊柱的稳定性，减轻脊柱退行性变的速度，腰肌肌力增强，可以增加腰椎前韧带，后韧带及侧韧带的力量，避免椎间盘受压迫突破人体正常韧带、肌肉的保护。加强腰部肌肉的锻炼可以预防和延缓腰椎病的发生和发展并治疗早期腰椎管狭窄，可抵抗神经组织所受椎管内机械性压力。功能锻炼是缓解腰椎管狭窄症状的有效措施。

（五）预防与护理

1. 未病先防

（1）生活方面：生活要有规律；坚持从事腰背肌锻炼，增强体质；保持良好精神状态；居住应避免潮湿，防冷暗，通风透光；要有良好的饮食习惯，注意营养之调摄；女士尽量穿平底鞋，不穿高跟鞋。睡床要软硬适中，避免床过硬或过软，使腰肌得到充分休息。搬抬重物时应先下蹲、用腰时间过长时应改变腰的姿势，防止腰部肌肉等组织发生劳损。

（2）工作方面：从事坐位工作的人，对腰部损伤最大，可定时活动，减少腰部肌肉的劳损，可经常做抱膝等动作。保持脊柱略微向前屈曲的体位为佳，尽量避免向后仰伸的动作。正确调节工作台的高度和电脑与双眼的角度。

（3）体育锻炼：坚持做腰部保健运动，经常进行腰椎各方向的活动，使腰椎始终保持生理应力状态，加强腰肌及腹肌练习，增强腰椎的稳定性，使其对腰的保护能力加强，防止腰椎发生退行性改变。坚持腰背部的适当锻炼和按摩。如仰卧起坐和打太极拳等，经常参加体育锻炼，增强体质。

2. 既病防变

（1）早期诊断：定期复查腰椎 CT 或 MRI，及时了解疾病发展情况，采取相应措施及时治疗。

（2）早期治疗：如发现本病，应根据具体的影像学资料，及时采取相应的治疗方法，如推拿，休息等。

（3）已病防变：对于本病的可能并发症如肌肉萎缩，截瘫等，如确诊本病或发作时应针对性地预防，应用营养神经的药物或对应的中药汤剂。

（4）愈后防复：服用补肝肾，强筋骨药物增强机体免疫力；纠正非生理地劳动体位；防御风寒湿邪侵袭，积极有效进行运动锻炼。

3. 护理

本病在急性发作时，应注意卧床休息，缓解期应加强功能锻炼。生活中要注意劳逸结合，适当休息，避免做一些易损伤腰部的动作。注意休息及腰部保暖，以防风寒湿邪侵袭诱发和加重本病。饮食上注意调补肝肾，勿过食寒凉和辛燥之品。

（六）临证验案

验案 1

计某，女，67 岁。

2012 年 4 月 21 日初诊。

［主诉］腰痛 3 年，伴双下肢疼痛麻木 3 个月。

［现病史］缘于 3 年前无明显诱因出现腰痛，自行休息按摩后，腰痛症状减轻，每遇阴雨天气，腰痛症状加重，3 个月前无明显诱因出现双下肢疼痛麻木，并且行走约 300m 后出现腰痛和双下肢疼痛麻木酸胀，蹲下休息后上述症状缓解，仍可继续行走。现症：腰痛伴双下肢疼痛麻木，面色苍白，精神不

振，四肢发凉。

[查体] 腰椎生理曲度变直，腰3～5棘突和棘突旁开2cm压痛阳性，叩击痛阳性，无明显放射痛，腰椎活动受限，双侧小腿前外侧皮肤感觉减退，左侧膝腱反射减弱，右侧膝腱反射正常，双侧跟腱反射正常，病理反射未引出，脉沉细无力，舌淡微白苔。

[辅助检查] 吉林省中医院2012年4月21日腰椎MRI示：腰椎生理曲度变直，腰椎各椎体增生，腰3～5节段关节突内聚，黄韧带肥厚，相应水平椎管狭窄。

[诊断] 腰椎管狭窄症。

[治则] 温补肾阳，散痛通络。

[处方] 熟地黄30g，鹿角霜20g，肉苁蓉15g，仙灵脾15g，熟附片7.5g，山茱萸15g，鸡矢藤15g，川杜仲15g，紫丹参15g，醋延胡索15g，枸杞果15g，肉桂粉（分3次冲）5g，煨干姜7.5g。水煎服，日1剂，嘱服1周。

4月28日复诊。

口服中药汤剂1周后患者自述症状减轻，尿急、畏冷好转，仍有全身乏力。治按前方减肉桂、干姜，加人参15g，白术20g，黄芪20g，嘱服2周。

5月10日三诊。

口服中药汤剂2周后患者自述腰已不痛，腿痛明显减轻，汗少、力疲亦轻。嘱按前方继服月余，诸症悉退。

随访诸症均除，连服3～6个月以资巩固，随访未见复发。

验案2

刘某，男，62岁。

2000年6月8日初诊。

[主诉] 腰腿痛1年余。

[现病史] 缘于1年前无明显诱因出现腰部疼痛，继之两腿痛，左腿为著，走路时两小腿症状加重，挺胸直腰时，小腿疼痛尤甚，间歇性跛行，尿急、畏寒，自汗。经过某医院推拿、理疗，服用骨刺消痛液等效不显。舌质淡，脉沉细无力。

[查体] 轻度驼背，腰部活动受限，且牵涉小腿疼痛，下腰广泛压痛。腰骶部为著，直腿抬高试验阳性，两小腿腓肠肌压痛阳性，蹈指背伸无力。

[辅助检查] 自带腰椎CT示：腰骶椎间盘变性，椎管狭窄。

[诊断] 腰椎管狭窄症。

［治则］补肾壮督壮腰。

［处方］熟地黄30g，鹿角霜20g，鸡矢藤20g，肉苁蓉15g，仙灵脾15g，熟附片10g，山茱萸20g，枸杞子15g，骨碎补15g，川杜仲20g，紫丹参15g，淮山药15g，广陈皮15g。7剂，日1剂，水煎服。

6月15日复诊。

用药后症状减轻，唯有自汗和全身乏力，治按前方减山药、陈皮，加人参15g，白术20g，嘱服药10天。

6月25日三诊。

腰已不痛，腿痛明显减轻，汗少，力疲亦轻。嘱按前方继续服用月余。

药后诸证悉退，随访未见复发。

验案3

田某，男，37岁。

2011年11月5日初诊。

［主诉］腰腿疼2年余。

［现病史］缘于2009年无明显诱因出现腰腿疼，曾到当地医院就诊，具体诊断不详，经过保守治疗，腰腿疼有所缓解，2010年到我院刘老处就诊，腰腿疼减轻后停药，现上述症状复发，故来诊。

［查体］脊柱侧弯，腰椎活动受限，腰3～5棘突和棘突间压痛阳性，左臀上部压痛阳性，左直腿抬高试验阳性，加强试验阳性，病理反射未引出。脉象沉弦细，舌苔薄白。

［辅助检查］自带腰椎CT示：腰2～骶1腰椎间盘突出，腰4～骶1水平椎管狭窄。

［诊断］腰椎管狭窄症。

［治则］补益肝肾，活血化瘀，通络止痛。

［处方］鸡血藤25g，骨碎补20g，狗脊20g，杜仲20g，鹿角霜20g，肉苁蓉15g，枸杞15g，延胡索15g，豨莶草15g，牛膝15g，泽泻15g，丹参15g，明天麻15g，砂仁5g，桑寄生30g，羌活15g，独活15g，土鳖虫10g，仙灵脾20g，巴戟天20g，刘寄奴10g，鸡矢藤15g。5剂，日1剂，水煎服。

骨金丹胶囊，每次8粒，每日3次，口服。

11月10日复诊。

用药后腰痛症状减轻，脉象沉弦细，舌苔薄白，治按前方加黄芪20g，继续口服骨金丹胶囊，嘱服药5天。

11月15日三诊。

腰腿痛明显减轻。嘱按前方继续黄芪改为30g，加蜈蚣2条，服用5剂。

随访诸证悉退，仅在天气变化时偶有腰痛等不适症状。

验案4

杨某，男，49岁。

2011年4月1日初诊。

［主诉］腰痛伴右下肢麻木，行走不利6个月。

［现病史］患者缘于6个月前无明显诱因出现腰痛症状，继之出现右下肢麻木，间歇性跛行，逐渐自觉发凉，曾到住所附近诊所外用膏药和神灯治疗，未见明显缓解，二便正常，舌苔薄厚腻，脉沉弦紧。

［查体］腰椎生理曲度变直，无明显侧弯畸形，腰4～骶1棘突压痛阳性，叩击痛阳性，并放射至右小腿。直腿抬高试验：左侧80°、右侧40°，右跟腱反射减弱。右小腿前外侧和右足背皮肤感觉减弱，鞍区无麻木感，病理反射未引出。

［辅助检查］自带腰椎MRI示：腰椎各椎体及小关节增生退变。腰3～骶1椎间盘突出，腰4～骶1椎管狭窄。

［诊断］腰椎管狭窄症。

［治则］补益肝肾，活血祛瘀，通经止痛。

［处方］鸡血藤25g，骨碎补20g，狗脊20g，杜仲20g，鹿角霜20g，肉苁蓉15g，枸杞15g，延胡索15g，豨莶草15g，牛膝15g，泽泻15g，丹参15g，明天麻15g，砂仁5g，桑寄生30g，羌活15g，独活15g，土鳖虫10g，仙灵脾20g，巴戟天20g，刘寄奴10g，鸡矢藤15g，制附子（先煎30分钟）10g。5剂，日1剂，水煎服。

骨金丹胶囊，每次6粒，每日3次，口服。

配合运用刘老"三步六法"行推拿治疗日1次，每次20分钟。

4月6日复诊。

用药后疼痛略减轻，舌苔白腻，脉沉弦紧。仍以上方加仙灵脾30g、制川乌（先煎30分钟）5g、肉桂10g、海风藤15g。5剂，日1剂，水煎服。

继续服用骨金丹胶囊。

4月11日三诊。

服药后腰腿疼痛基本消失。近日不慎扭伤，略感腰部不适。舌苔微黄腻，脉沉弦紧。拟服下方，方药如下。

鸡血藤 25g，骨碎补 20g，狗脊 20g，杜仲 20g，鹿角霜 20g，肉苁蓉 15g，枸杞 15g，延胡索 15g，豨莶草 15g，牛膝 15g，泽泻 15g，丹参 15g，明天麻 15g，砂仁 5g，桑寄生 30g，羌活 15g，独活 15g，土鳖虫 10g，仙灵脾 30g，鸡矢藤 15g，制川乌（先煎 30 分钟）5g。5 剂，日 1 剂，水煎服。

药后诸症均除，黄腻苔已退，续予骨金丹胶囊连服 1 个月以资巩固，随访未见复发。

验案 5

张某，女，31 岁。

2011 年 8 月 26 日初诊。

[主诉]腰痛伴行走不利 6 个月。

[现病史]患者缘于 6 个月前不慎跌倒出现腰痛，右小腿疼痛，右足麻木，间歇性跛行，曾自行针灸按摩等保守治疗，有所缓解，但反复发作，二便正常，舌苔薄白，脉沉弦细。

[查体]腰椎生理曲度变直，无明显侧弯畸形，腰椎广泛压痛和叩击痛，并放射至右小腿，腰椎活动尚可。直腿抬高试验：左侧 80°、右侧 30°，右跟腱反射减弱。右小腿前外侧和右足背皮肤感觉减弱，病理反射未引出。

[辅助检查]自带腰椎 MRI 示：腰 3～5 椎间盘突出，腰 4～5 椎管狭窄。

[诊断]腰椎管狭窄症。

[治则]通督壮腰。

[处方]鸡血藤 25g，骨碎补 20g，狗脊 20g，杜仲 20g，鹿角霜 20g，肉苁蓉 15g，枸杞 15g，延胡索 15g，豨莶草 15g，牛膝 15g，泽泻 15g，丹参 15g，明天麻 15g，砂仁 5g，桑寄生 30g，羌活 15g，独活 15g，苏木 10g，仙灵脾 20g，巴戟天 20g，鸡矢藤 15g，官桂 7.5g。5 剂，日 1 剂，水煎服。

骨金丹胶囊，每次 6 粒，每日 3 次，口服。

针刺夹脊穴，加肾俞、志室、太溪、委中。

9 月 1 日复诊。

用药后无效，舌苔白腻，脉沉缓无力。拟服下方，方药如下。

鸡血藤 25g，骨碎补 20g，狗脊 20g，杜仲 20g，鹿角霜 20g，肉苁蓉 15g，枸杞 15g，延胡索 15g，豨莶草 15g，牛膝 15g，泽泻 15g，丹参 15g，明天麻 15g，砂仁 5g，桑寄生 30g，羌活 15g，独活 15g，土鳖虫 10g，仙灵脾 30g，巴戟天 20g，肉桂 10g，鸡矢藤 20g。10 剂，日 1 剂，水煎服。

继续服用骨金丹胶囊和针刺治疗。

9月11日三诊。

服药后腰腿疼痛略减轻。舌苔薄白，脉沉弦紧。拟服下方，方药如下。

熟地黄50g，鸡血藤30g，鸡矢藤15g，骨碎补30g，川杜仲20g，狗脊30g，延胡索15g，徐长卿15g，川续断20g，蜈蚣2条，鹿角霜20g，仙灵脾20g，巴戟天20g，怀山药20g，炒白术15g，肉苁蓉15g，紫丹参15g，土鳖虫10g，制乳香15g，制没药15g，鸡矢藤15g，制川乌（先煎30分钟）5g。5剂，日1剂，水煎服。

舒筋片，5片，日3次，口服。

腰椎间歇牵引，20分钟，日1次。

治疗后诸症均除，薄白苔已退，续予舒筋片连服2周以资巩固，随访未见复发。

验案6

孙某，男，49岁。

2011年10月14日初诊。

[主诉]腰痛伴行走不利1年。

[现病史]患者缘于1年前无明显诱因出现腰痛，右小腿酸痛，曾自行针灸按摩，口服止痛药，有所缓解，但每遇劳累加重。二便正常，舌苔薄白，脉沉缓。

[查体]腰椎生理曲度变直，无明显侧弯畸形，腰椎无明显压痛和叩击痛，无放射痛，腰椎活动尚可，双直腿抬高试验阴性，右跟腱反射减弱。右小腿前外侧和右足背皮肤感觉减弱，病理反射未引出。

[辅助检查]自带腰椎MRI示：腰椎各椎体均有不同程度的增生，腰1～骶1椎间盘突出，腰4～骶1椎管狭窄。

[诊断]腰椎管狭窄症。

[治则]通督壮腰，舒筋通痹。

[处方]熟地黄30g，鹿角霜20g，鸡矢藤20g，肉苁蓉15g，仙灵脾15g，熟附片10g，山茱萸20g，枸杞子15g，骨碎补15g，川杜仲20g，紫丹参15g，淮山药15g，广陈皮15g，鸡矢藤20g，肉桂10g，桑寄生30g，羌活15g，独活15g，巴戟天20g，制附子（先煎30分钟）10g。7剂，日1剂，水煎服。

骨金丹胶囊，每次6粒，每日3次，口服。

10月21日复诊。

用药后腰痛明显缓解，腿痛不减，舌苔白腻，脉沉缓。拟服下方，方药如下。

黄芪 50g，当归 20g，川芎 15g，怀牛膝 15g，白术 20g，苍术 20g，天麻 15g，延胡索 20g，鸡矢藤 20g，仙灵脾 20g，补骨脂 20g，苏木 15g，制乳香 15g，制没药 15g，官桂 10g，制川乌(先煎 30 分钟)6g。7 剂，日 1 剂，水煎服。

舒筋片，每次 8 片，每日 3 次，口服。

10 月 28 日三诊。

服药后 3 天，患者自觉发热，腰腿疼痛明显减轻。舌苔薄白，脉沉缓。拟服下方，方药如下。

黄芪 30g，当归 20g，川芎 15g，桑寄生 30g，羌活 15g，独活 15g，天麻 15g，延胡索 15g，仙灵脾 20g，补骨脂 20g，苏木 15g，制乳香 15g，制没药 15g，肉桂 6g，白术 20g，苍术 20g，制附子(先煎 30 分钟)10g。7 剂，日 1 剂，水煎服。

舒筋片，每次 8 片，每日 3 次，口服。

药后诸症均除，续予服用舒筋片连服 4 周以资巩固，随访未见复发。

按语：刘老认为腰椎管狭窄的发病原因包括两个方面。①内因：肾气亏虚。②外因：急慢性损伤、外感风寒湿邪。

随着年龄的增长，肾中精气渐衰竭，因而不能发挥主骨生髓的生理功能。《素问·脉要精微论》曰："腰者肾之府，转摇不能，肾将惫矣……骨者，髓之府，不能久立，行将振掉，骨将惫矣。"《诸病源候论》也指出："夫腰痛，皆由伤肾气所为"。《千金方》曰："肾虚，役用伤肾是以痛。"腰者，一身之要也，是人体活动之枢纽，故易产生劳损，过劳则伤肾，加之外伤后延误治疗或治而不愈而成慢性劳损及感受外邪，造成肾虚不固，血瘀气滞，而致腰腿部经脉痹阻，不通则痛，为本虚标实之证。治疗上应以补益肝肾，祛瘀止痛兼以治标的原则，故其治以补肾通督为法，自拟"补肾通督壮腰汤"。方用熟地黄为君药，以其甘温滋肾以填精，此本阴阳互根，于阴中求阳之意；鹿角霜、仙灵脾、肉苁蓉、熟附子、紫肉桂温补肾阳、强腰壮督而祛寒；山茱萸、枸杞子之养肝血，助君药滋肾养肝；鸡矢藤、紫丹参通经活络而住痛，杜仲、骨碎补补肝肾壮筋骨，淮山药、广陈皮补中益脾以辅佐君药，发挥其补肾肝、益脾胃、通经活络之力。在治疗过程中，益以参术之补元气、强脾胃，于是先天之肾气得补，后天之脾气将复，自汗身疲无不瘥矣，此用方之妙哉。疼痛甚者选用延胡索、当归、赤芍药、白芍药以活血止痛，偏寒者加制川乌、制草乌，偏气血虚者加黄芪、党参以补气养血，扶正与逐邪并进，方能达满意疗效。同时可配合针灸、推拿、牵引等。针刺夹脊穴，加肾俞、志室、太溪、委中等穴位以补肝肾；采用腰椎间歇牵引具有使椎间隙增宽，减轻腰肌痉挛，促使关节突紊乱，改变神经根与椎间管位置的疗效，还有利于改善腰部血液循环，不易产生疲劳。多法合用，相得益彰，从而提高疗效。刘老独创的"三步六法"将中医手法科学有机的组合，掖法、按法、揉法、拿法等的综合运用，能够起到活血舒筋，疏散瘀血，松解粘连，扩大椎间隙，促使腰椎平衡协调，从而使症状得到有效缓解。该法操作简便，配以中药汤剂内服，可以达到强筋骨、补肝肾的效果，能够缓解椎管狭窄引起的症状，提高患者的生活质量，值得在临床上推广应用。

【急性腰扭伤】

急性腰扭伤，俗称闪腰，是腰部肌肉、筋膜、韧带等软组织因外力作用突然受到过度牵拉而引起的急性撕裂伤，常发生于搬抬重物、腰部肌肉强力收缩时。多系突然遭受间接外力所致。急性腰扭伤可使腰骶部肌肉的附着点、骨膜、筋膜和韧带等组织撕裂。

（一）病因病机

本病多见于青壮年。主要因肢体超限度负重，姿势不正确，动作不协调，猛烈提物，活动时没有准备，活动范围过大等。一旦出现腰扭伤，患者立即出现腰部疼痛剧烈，腰部僵直，弯曲与旋转困难、肌肉痉挛，咳嗽或打喷嚏会使疼痛加剧，难以行走，有的患者尚需家属搀扶，或抬至附近医院急诊。X线检查可见脊柱变直或有保护性侧凸。

刘老认为，腰为肾所居之处，故《素问·脉要精微论》云："腰者肾之府，转摇不能，肾将惫矣"。《素问·骨空论》云："督脉为病，脊强反折""腰不可以转摇，急引阴卵"。《灵枢·经脉》云："膀胱足太阳之脉……是动则病冲头痛，目似脱，项如拔，脊痛，腰似折"。肾脉贯脊抵腰中，督脉亦贯脊入腰，膀胱之脉贯脊抵腰中。可见，腰痛与肾、督、足太阳等经脉有密切关系。

（二）诊断要点

患者有明显外伤史；腰部一侧或两侧剧烈疼痛，疼痛为持续性，活动时加重，休息后也不能消除，咳嗽、大声说话，腹部用力等均可使疼痛增加；腰肌和臀肌痉挛，或可触及条索状硬物，损伤部位有明显压痛点，脊柱生理弧度改变；在棘突两旁骶棘肌处，两侧腰椎横突处或髂棘后有压痛处，多为肌肉或筋膜损伤；腰部活动受限，不能翻身、坐立和行走，常保持一定强迫姿势以减少疼痛。一般无下肢放射痛，部分患者有下肢牵涉性痛，直腿抬高试验阳性，但加强试验则为阴性。X线检查腰椎会有侧弯畸形。

（三）治疗方法

急性腰肌扭伤俗称"闪腰""岔气"，是腰痛中最常见的疾病，刘老运用一针一牵三扳法治疗配合中药治疗本病疗效显著，兹介绍如下。

1. 一针一牵三扳法

（1）一针法：先用三棱针将唇系带之粟粒大小的硬结刺破，然后将上唇捏起，用毫针刺人中穴。针尖斜向上，重刺激，留针15分钟，每5分钟捻转1次。针刺后嘱患者深呼吸，活动腰部。往往针后立见功效。

（2）一牵法：患者俯卧位。术者立于患者足侧，以双手握住患者双踝上，把双腿提起，使腰部后伸，缓缓用力牵伸（与助手行对抗牵伸），重复3次。

（3）三扳法

一扳：俯卧位。①扳肩压腰法：术者一手以掌根按压患者第4、5腰椎，一手将肩扳起，与压腰的手交错用力，对侧再做一次。②扳腿压腰法：术者一手以掌根按压患者第3、4腰椎，一手将一侧大腿外展抬起，与压腰的手上下交错用力，对侧再做一次。③双髋引伸压腰法：术者一手以掌根按压患者第3、4腰椎，一手与前臂同时将双腿抬高，先左右摇摆数圈，然后上抬双腿，下压腰部，双手交错用力。

二扳：侧卧位。①腰部推扳法：患肢在上屈曲，健肢在下伸直，术者立其背后，助手立其胸前，双手扶持胸背部，二人协同向相反方向推和扳，使患者腰部获得充分的旋转活动。此法重复3次。②单髋引伸压腰法：术者一手用力按压腰部，一手握持患者大腿下端并外展40°；后方拉，使腰髋过伸30°；后再做屈膝、屈髋动作，如此交替进行，重复3次。

三扳：患者仰卧位，屈髋屈膝。术者双手握其双膝，过屈贴近胸前，先做左右旋转摇动，然后推动双膝，使腰及髋、膝过度屈曲，反复数次。

术后嘱患者卧床休息30分钟再活动。

2. 中药内服

刘老认为急性腰扭伤可分为气滞腰痛和血瘀腰痛。气滞腰痛多表现为腰痛突然，不敢俯仰转侧，甚则深呼吸、咳嗽时亦牵掣作痛。此因闪腰岔气所致，气机闭塞不通，经络受阻，故腰痛突然不敢转侧。血瘀腰痛多表现为腰痛如刺，日轻夜重，痛有定处，大便多秘结，此因外伤闪挫，经脉血瘀不通而痛。

方用腰痛Ⅰ号，以通督壮腰，舒筋止痛。方药如下。

鸡血藤 25g，骨碎补 20g，狗脊 20g，杜仲 20g，鹿角霜 20g，肉苁蓉 15g，枸杞 15g，延胡索 15g，豨莶草 15g，牛膝 15g，泽泻 15g，丹参 15g，天麻 15g，砂仁 5g。

方中杜仲补肝益肾，是治疗腰痛之要药；狗脊、肉苁蓉、鹿角霜增强补肾强筋之力；骨碎补、鸡血藤、不但补骨续筋，而且和血养血；配丹参、牛膝、以活血通络；豨莶草强健筋骨，祛除风湿；泽泻、天麻渗湿息风止痛；加入延胡索以镇痛；砂仁以调中和胃。

（四）预防与锻炼

刘老认为，外伤性腰痛是可以预防的。他强调，每个人都应加强劳动保护，安全作业及用机械化、半机械化代替重体力劳动。对腰痛已愈的患者要避免复发，平时坚持腰背肌功能锻炼，从"动"的观点出发治疗慢性腰痛能取得很好的效果。长期卧床休息或长期用腰围或脊柱支架的方法（脊柱稳定性不良者除外），是不适宜腰痛治疗的。

（五）临证验案

验案 1

王某，女，47 岁。

2012 年 11 月 3 日初诊。

［主诉］腰部疼痛 3 天。

［现病史］3 天前不慎扭伤腰部后致腰部疼痛，活动受限。

［查体］上唇系带可见"暴伤点"，腰部生理曲度变直，腰骶部棘突压痛（＋），无明显放射痛，腰部活动受限，双下肢皮肤感觉正常，双下肢股四头肌、胫前肌、腓肠肌肌力Ⅴ级，双侧直腿抬高试验（－），加强试验（－），双侧膝腱、跟腱反射正常，双巴宾斯基征（－）。舌质暗红，苔薄白，脉沉弦。

［辅助检查］自带腰椎 CT 提示：腰椎 3～5 椎体骨质增生，腰 3～骶 1 椎间盘突出。

［诊断］急性腰扭伤。

［治则］活血化瘀，通督壮腰。

［处方］腰痛Ⅰ号加桑寄生 30g、羌活 15g、独活 15g、鸡矢藤 15g、仙灵脾 30g、巴戟天 20g、制附子（先煎）10g、土鳖虫 15g、地龙 20g、肉桂 6g、蜈蚣 2 条。前药水煎，取汁 300ml，每次服 150ml，日 2 次口服。

一针一牵三扳法，术后让患者卧床休息 30 分钟再活动。2 天后再次治疗。治疗后症状体征消失，活动自如。

验案 2

唐某某，男，38 岁。

2012 年 6 月 11 日初诊。

［主诉］腰部疼痛，活动受限 10 天。

［现病史］10 天前因工作时扭伤腰部，致腰部疼痛，活动受限，经休息后症状不缓解。

［查体］上唇系带可见"暴伤点"，腰部生理曲度变直，腰骶部棘突压痛不明显，腰部活动明显受限，双下肢皮肤感觉正常，双下肢股四头肌、胫前肌、腓肠肌肌力 V 级，双侧直腿抬高试验（－），加强试验（－），双侧膝腱、跟腱反射正常，双巴宾斯基征（－）。舌质红，苔薄白，脉沉弦细。

［辅助检查］腰椎正侧位 X 线片：腰椎生理曲度变直，并向右侧弯。

［诊断］急性腰扭伤。

［治则］理气活血，通督壮腰。

［处方］腰痛Ⅰ号加桑寄生 30g、羌活 15g、独活 15g、鸡矢藤 15g、仙灵脾 30g、巴戟天 20g、制附子（先煎）10g、土鳖虫 15g、地龙 20g、肉桂 6g、蜈蚣 2 条。前药水煎，取汁 300ml，每次服 150ml，日 2 次口服。

一针一牵三扳法，术后让患者卧床休息 30 分钟再活动。

治疗 1 次后，休息 3 天腰部疼痛消失，腰部活动自如。

验案 3

苏某，男，24 岁。

2012 年 8 月 24 日初诊。

［主诉］腰部疼痛，活动不利 20 天。

［现病史］20 天前扭伤后致腰部疼痛，活动不利。

［查体］上唇系带可见"暴伤点"，患者腰骶部棘突右侧压痛（＋），腰部活动受限，双下肢皮肤感觉正常，双下肢股四头肌、胫前肌、腓肠肌肌力 V 级，直腿抬高试验（＋），加强试验（－），双侧膝腱、跟腱反射正常，双巴宾斯基征（－）。舌质暗红，苔薄白，脉弦沉无力。

［诊断］急性腰扭伤。

［辅助检查］自带腰椎 CT 提示：腰椎生理曲度变直，腰 4～骶 1 椎间盘突出。

［治则］活血止痛，通督壮腰。

［处方］腰痛 I 号加桑寄生 30g、羌活 15g、独活 15g、鸡矢藤 15g、仙灵脾 30g、巴戟天 20g、制附子（先煎）10g、土鳖虫 15g、地龙 20g、肉桂 6g、蜈蚣 2 条。前药水煎，取汁 300ml，每次服 150ml，日 2 次口服。

一针一牵三扳法，术后让患者卧床休息 30 分钟再活动。

治疗 5 天后，再次就诊，给予治疗后患者腰痛消失，活动自如。

验案 4

宋某某，男，20 岁。

2012 年 9 月 1 日初诊。

［主诉］腰部疼痛 15 天。

［主诉］因搬重物时扭伤腰部，致腰痛 15 天，经休息后疼痛不缓解。

［查体］上唇系带可见"暴伤点"，患者腰骶部棘突压痛（+），腰部活动受限，双下肢皮肤感觉正常，双下肢股四头肌、胫前肌、腓肠肌肌力 V 级，直腿抬高试验（－），加强试验（－），双侧膝腱、跟腱反射正常，双巴宾斯基征（－）。舌质红，苔薄白，脉沉弦。

［辅助检查］腰椎 CT 提示：腰 3～5 椎间盘突出。

［诊断］急性腰扭伤。

［治则］理气活血止痛，通督壮腰。

［处方］腰痛 I 号加桑寄生 30g、羌活 15g、独活 15g、鸡矢藤 15g、仙灵脾 30g、巴戟天 20g、制附子（先煎）10g、土鳖虫 15g、地龙 20g、制乳香 10g、制没药 10g。前药水煎，取汁 300ml，每次服 150ml，日 2 次口服。

一针一牵三扳法，术后让患者卧床休息 30 分钟再活动。

治疗后 7 天，再次就诊，前方改制附子 15g，加肉桂 6g，服用 7 剂。

治疗后患者腰痛消失，活动自如。

验案 5

申某某，女，44 岁。

2012 年 11 月 3 日初诊。

［主诉］腰部疼痛，活动受限 7 天。

［现病史］因扭伤腰部致腰部疼痛，活动受限 7 天，经局部理疗症状未见

明显缓解。

［查体］上唇系带可见"暴伤点"，患者腰骶部棘突压痛（＋），左臀部压痛（＋），腰部活动受限，双下肢皮肤感觉正常，双下肢股四头肌、胫前肌、腓肠肌肌力Ⅴ级，直腿抬高试验（－），加强试验（－），双侧膝腱、跟腱反射正常，双巴宾斯基征（－）。舌质红，苔薄白，脉沉弦。

［辅助检查］腰椎CT提示：腰3～5椎间盘膨隆。

［诊断］急性腰扭伤。

［治则］活血止痛，通督壮腰。

［处方］腰痛Ⅰ号加桑寄生30g、羌活15g、独活15g、鸡矢藤15g、仙灵脾30g、巴戟天20g、制附子（先煎）10g、土鳖虫15g、广郁金10g、广没药6g。前药水煎，取汁300ml，每次服150ml，日2次口服。

一针一牵三扳法，术后让患者卧床休息30分钟再活动。2天后再次治疗。

治疗7天后，患者腰痛消失，活动自如。

验案6

齐某，男，45岁。

2011年7月11日初诊。

［主诉］腰部疼痛，活动受限7天。

［现病史］因抬重物扭伤腰部，致腰部疼痛，活动受限7天。

［查体］上唇系带可见"暴伤点"，患者腰骶部棘突压痛（＋），腰部活动受限，双下肢皮肤感觉正常，双下肢股四头肌、胫前肌、腓肠肌肌力Ⅴ级，直腿抬高试验（－），加强试验（－），双侧膝腱、跟腱反射正常，双巴宾斯基征（－）。舌质红，苔白腻，脉沉弦细。

［辅助检查］腰椎CT示：腰椎骨质增生。

［诊断］急性腰扭伤。

［治则］活血止痛，通督壮腰。

［处方］腰痛Ⅰ号加桑寄生30g、羌活15g、独活15g、鸡矢藤15g、地龙15g、刘寄奴15g、土鳖虫15g。前药水煎，取汁300ml，每次服150ml，日2次口服。

一针一牵三扳法，术后让患者卧床休息30分钟再活动。2天后再次治疗。

7月16日复诊。

上方去刘寄奴、地龙，加苏木15g、蜈蚣2条。

治疗后，患者腰痛消失，活动自如。

验案 7

刘某，男，19 岁。

2011 年 5 月 30 日初诊。

[主诉] 腰部疼痛，活动受限 1 个月。

[现病史] 因运动时扭伤腰部致腰部疼痛，活动受限 1 个月。

[查体] 上唇系带可见"暴伤点"，患者腰骶部棘突压痛（+），腰部活动受限，双下肢皮肤感觉正常，双下肢股四头肌、胫前肌、腓肠肌肌力 V 级，直腿抬高试验（-），加强试验（-），双侧膝腱、跟腱反射正常，巴宾斯基征（-）。舌质淡，苔薄白，脉沉迟。

[诊断] 急性腰扭伤。

[辅助检查] 腰椎 X 线片示：腰椎生理曲度变直。

[治则] 通督壮腰，理气止痛。

[处方] 腰痛 I 号加桑寄生 30g、羌活 15g、独活 15g、红花 15g、桃仁 10g、仙灵脾 30g、巴戟天 20g、地龙 20g、土鳖虫 15g、官桂 10g。前药水煎，取汁 300ml，每次服 150ml，日 2 次口服。

一针一牵三扳法，术后让患者卧床休息 30 分钟再活动。2 天后再次治疗。

治疗 5 天后，患者腰痛消失，活动自如。

验案 8

李某某，男，59 岁。

2012 年 10 月 27 日初诊。

[主诉] 腰部疼痛，活动受限 15 天。

[现病史] 因扭伤致腰部疼痛，活动受限 15 天。

[查体] 上唇系带可见"暴伤点"，腰部生理曲度变直，腰骶部棘突压痛（+），腰部活动受限，双下肢皮肤感觉正常，双下肢股四头肌、胫前肌、腓肠肌肌力 V 级，双侧直腿抬高试验（-），加强试验（-），双侧膝腱、跟腱反射正常，双巴宾斯基征（-）。舌质暗红，苔薄白，脉沉弦细。

[辅助检查] 自带腰椎 CT 示：腰椎 3 ～ 5 椎体骨质增生。

[诊断] 急性腰扭伤。

[治则] 通督壮腰，舒筋止痛。

[处方] 腰痛 I 号加桑寄生 30g、羌活 15g、独活 15g、鸡矢藤 15g、仙灵脾 30g、巴戟天 20g、制附子（先煎）10g、土鳖虫 15g、苏木 15g、蜈蚣 2 条。前药水煎，取汁 300ml，每次服 150ml，日 2 次口服。

一针一牵三扳法，术后让患者卧床休息 30 分钟再活动。2 天后再次治疗。

治疗 7 天后，症状体征消失，活动自如。

验案 9

韩某，女，50 岁。

2012 年 4 月 13 日初诊。

[主诉] 腰痛、双脚麻木 1 个月。

[现病史] 因搬重物扭伤腰部，致腰痛、双脚麻木 1 个月。

[查体] 上唇系带可见"暴伤点"，腰部生理曲度变直，腰骶部棘突压痛（+），无明显放射痛，腰部活动受限，双下肢皮肤感觉正常，双下肢股四头肌、胫前肌、腓肠肌肌力 V 级，双侧直腿抬高试验（±），加强试验（-），双侧膝腱、跟腱反射正常，双巴宾斯基征（-）。舌质暗红，苔薄白，脉沉弦细。

[辅助检查] 自带腰椎 CT 提示：腰椎 3 ～ 5 椎体骨质增生。

[诊断] 急性腰扭伤。

[治则] 通督壮腰，舒筋止痛。

[处方] 腰痛 I 号加桑寄生 30g、羌活 15g、独活 15g、鸡矢藤 15g、仙灵脾 30g、巴戟天 20g、制附子（先煎）10g、刘寄奴 15g、肉桂 6g。

上药水煎，取汁 300ml，每次服 150ml，日 2 次口服。

一针一牵三扳法，术后让患者卧床休息 30 分钟再活动。2 天后再次治疗。

治疗 7 天后，症状体征消失，活动自如。

验案 10

崔某，女，55 岁。

2012 年 8 月 24 日初诊。

[主诉] 腰痛 1 个月。

[现病史] 因扭伤腰部，致腰痛 1 个月。

[查体] 上唇系带可见"暴伤点"，胸腰部压痛（+），腰部背伸活动受限，双下肢皮肤感觉正常，双下肢股四头肌、胫前肌、腓肠肌肌力 V 级，双侧直腿抬高试验（±），加强试验（-），双侧膝腱、跟腱反射正常，双巴宾斯基征（-）。舌质暗红，苔薄白，脉沉缓无力。

[辅助检查] 自带腰椎 CT 提示：腰椎骨质增生，腰 4 ～骶 1 椎间盘突出。

[诊断] 急性腰扭伤。

[治则] 通督壮腰，舒筋止痛。

[处方]腰痛Ⅰ号加桑寄生 30g、羌活 15g、独活 15g、鸡矢藤 15g、仙灵脾 30g、巴戟天 20g、制附子（先煎）10g、土鳖虫 10g、地龙 20g、柴胡 10g、肉桂 10g。前药水煎，取汁 300ml，每次服 150ml，日 2 次口服。

一针一牵三扳法，术后让患者卧床休息 30 分钟再活动。2 天后再次治疗。

治疗 5 天后，症状体征消失，活动自如。

验案 11

崔某某，女，40 岁。

2011 年 5 月 16 日初诊。

[主诉]腰部疼痛，活动受限 1 天。

[现病史]因走路时跌倒致腰部疼痛，活动受限 1 天。

[查体]上唇系带可见"暴伤点"，腰骶部棘突压痛（+），腰部活动受限，双下肢皮肤感觉正常，双下肢股四头肌、胫前肌、腓肠肌肌力Ⅴ级，双侧直腿抬高试验（－），加强试验（－），双侧膝腱、跟腱反射正常，双巴宾斯基征（－）。舌质暗红，苔薄白，脉沉弦。

[辅助检查]自带腰椎 MRI 示：腰椎骨质增生，腰椎生理前屈减小。

[诊断]急性腰扭伤。

[治则]活血化瘀，散瘀去痛。

[处方]当归 20g，丹参 20g，乳香 15g，没药 15g，桑寄生 30g，羌活 15g，独活 15g，鸡矢藤 15g，红花 15g，桃仁 15g，杜仲 20g，狗脊 20g，制香附 15g，萆薢 10g。前药水煎，取汁 300ml，每次服 150ml，日 2 次口服。

一针一牵三扳法，术后让患者卧床休息 30 分钟再活动。2 天后再次治疗。

治疗后，症状体征消失，活动自如。

验案 12

陈某，男，45 岁。

2012 年 8 月 29 日初诊。

[主诉]腰痛 3 天。

[现病史]因活动时扭伤腰部致腰痛 3 天。

[查体]上唇系带可见"暴伤点"，腰骶部棘突压痛（+），腰部活动受限，双下肢皮肤感觉正常，双下肢股四头肌、胫前肌、腓肠肌肌力Ⅴ级，双侧直腿抬高试验（+），加强试验（－），双侧膝腱、跟腱反射正常，双巴宾斯基征（－）。舌质暗红，苔薄白，脉沉弦紧。

[辅助检查]自带腰椎 MRI 示：腰 4～骶 1 椎间盘突出。

［诊断］急性腰扭伤。

［治则］通督壮腰，舒筋止痛。

［处方］腰痛Ⅰ号加桑寄生 30g、羌活 15g、独活 15g、鸡矢藤 15g、仙灵脾 30g、巴戟天 20g、制附子（先煎）10g、土鳖虫 15g、苏木 10g、肉桂 6g。前药水煎，取汁 300ml，每次服 150ml，日 2 次口服。

一针一牵三扳法，术后让患者卧床休息 30 分钟再活动。2 天后再次治疗。

治疗 5 天后，症状体征消失，活动自如。

验案 13

常坤，男，43 岁。

2012 年 6 月 15 日初诊。

［主诉］腰痛 15 天。

［现病史］因腰部扭伤致腰痛 15 天。

［查体］上唇系带可见"暴伤点"，腰部生理曲度变直，腰骶部棘突压痛（+），腰部活动受限，双下肢皮肤感觉正常，双下肢股四头肌、胫前肌、腓肠肌肌力Ⅴ级，双侧直腿抬高试验（±），加强试验（-），双侧膝腱、跟腱反射正常，双巴宾斯基征（-）。舌质暗红，苔薄白，脉沉缓无力。

［辅助检查］自带腰椎 CT 示：腰 3～骶 1 椎间盘突出。

［诊断］急性腰扭伤。

［治则］通督壮腰，舒筋止痛。

［处方］腰痛Ⅰ号加桑寄生 30g、羌活 15g、独活 15g、鸡矢藤 15g、仙灵脾 30g、巴戟天 20g、制附子（先煎）10g、土鳖虫 15g、苏木 15g。5 剂，日 1 剂，水煎服。

一针一牵三扳法，术后让患者卧床休息 30 分钟再活动。2 天后再次治疗。
复诊。

患者腰部疼痛明显减轻，舌苔薄白，脉沉弦细。上方去鸡矢藤、苏木，加徐长卿 15g、刘寄奴 10g、蜈蚣 2 条。3 剂水煎服。

经治疗，症状体征消失，活动自如。

验案 14

郑某某，女，34 岁。

2012 年 9 月 3 日初诊。

［主诉］腰部疼痛 2 天。

［现病史］2 天前不慎扭伤腰部致腰部疼痛，经卧床休息后疼痛未见缓解。

［查体］上唇系带可见"暴伤点"，腰部生理曲度变直，腰骶部棘突压痛（＋），无明显放射痛，腰部活动受限，双下肢皮肤感觉正常，双下肢股四头肌、胫前肌、腓肠肌肌力Ⅴ级，双侧直腿抬高试验（＋），加强试验（－），双侧膝腱、跟腱反射正常，双巴宾斯基征（－）。舌质暗红，苔薄白，脉沉涩无力。

［辅助检查］自带腰椎CT提示：腰4～骶1椎间盘突出。

［诊断］急性腰扭伤。

［治则］通督壮腰，舒筋止痛。

［处方］腰痛Ⅰ号加桑寄生30g、羌活15g、独活15g、鸡矢藤15g、仙灵脾30g、巴戟天20g、制附子（先煎）10g、土鳖虫15g、刘寄奴10g、肉桂6g。5剂，日1剂，水煎服。

9月8日复诊。

腰部疼痛减轻，舌苔薄白，脉沉缓。上方去桑寄生、羌活、独活、仙灵脾、巴戟天、土鳖虫、刘寄奴，改制附子12g、肉桂10g，加白蒺藜20g、乌梢蛇20g、补骨脂30g、莪术10g、牛膝15g、徐长卿15g。3剂，日1剂，水煎服。

一针一牵三扳法，术后让患者卧床休息30分钟再活动。

治疗后，症状体征消失，活动自如。

验案15

王某某，男，40岁。

2011年11月2日初诊。

［主诉］腰部疼痛5天。

［现病史］因5天前不慎扭伤腰部致腰部疼痛，未经治疗，疼痛逐渐加重。

［查体］上唇系带可见"暴伤点"，腰部生理曲度变直，腰骶部棘突压痛（＋），无明显放射痛，腰部活动受限，双下肢皮肤感觉正常，双下肢股四头肌、胫前肌、腓肠肌肌力Ⅴ级，双侧直腿抬高试验（－），加强试验（－），双侧膝腱、跟腱反射正常，双巴宾斯基征（－）。舌质暗红，苔白腻，脉沉缓。

［辅助检查］自带腰椎CT提示：腰椎骨质增生。

［诊断］急性腰扭伤。

［治则］通督壮腰，舒筋止痛。

［处方］腰痛Ⅰ号加桑寄生30g、羌活15g、独活15g、鸡矢藤15g、仙灵

脾 20g、土鳖虫 15g、地龙 20g、制乳香 15g、制没药 15g。5 剂，日 1 剂，水煎服。

一针一牵三扳法，术后让患者卧床休息 30 分钟再活动。2 天后再次治疗。

11 月 9 日复诊。

症状减轻，活动受限缓解，舌苔薄白，脉沉弦细。上药去地龙，加巴戟天 20g、官桂 6g。

［治疗效果］症状体征消失，活动自如。

验案 16

徐某某，女，60 岁。

［主诉］腰部疼痛 1 天。

［现病史］因扭伤腰部致腰部疼痛 1 天。

［查体］上唇系带可见"暴伤点"，腰骶部棘突压痛（＋），腰部活动受限，双下肢皮肤感觉正常，双下肢股四头肌、胫前肌、腓肠肌肌力Ⅴ级，双侧直腿抬高试验（±），加强试验（－），双侧膝腱、跟腱反射正常，双巴宾斯基征（－）。舌质暗红，苔薄白，脉沉弦。

［辅助检查］自带腰椎 CT 提示：腰 3～骶 1 椎间盘突出。

［诊断］急性腰扭伤。

［治则］通督壮腰舒筋止痛。

［处方］腰痛Ⅰ号加桑寄生 30g、羌活 15g、鸡矢藤 20g、仙灵脾 20g、巴戟天 20g、土鳖虫 15g、地龙 20g。5 剂，日 1 剂，水煎服。

一针一牵三扳法，术后让患者卧床休息 30 分钟再活动。2 天后再次治疗。

［治疗效果］治疗后，症状体征消失，活动自如。

按语：中医对急性腰扭伤有较深刻的认识，《金匮翼》上说："瘀血腰痛者，闪挫及强力举重得之。……若一有损伤，则血脉凝涩，经络壅滞，令人卒痛不能转侧，……"故有"闪腰"之称。《医部全录》说："腰脊者，身之大关节也，故机关不利而腰不可以转也。"又有"椎骨错缝"之称。

腰段脊柱介于固定的胸段和骶段之间，既承受着身体二分之一的体重，又从事着各种复杂的运动，而周围只有一些肌肉、筋膜、韧带等组织，无骨性结构保护。在腰部承重和运动时，过度的负重、不良的弯腰姿势所产生的强大拉力和压力，容易引起腰部的肌肉、筋膜、韧带损伤。

治疗采用推拿、针灸、理疗、中药内服等非手术方法，以促进血液循环，缓解腰肌痉挛与腰部疼痛症状，恢复腰部功能。

中医认为此病多由急性损伤造成局部气血阻滞，经络不通所致，许多经脉都循行于腰部，《素问·刺腰痛论》就有足太阳、足少阳、足阳明、足少阴、足厥阴等经脉病变导致腰痛的记载。不同经脉损伤，疼痛部位不一，治疗时亦应采用不同腧穴。督脉循行于后正中线，后溪穴借手太阳小肠经与督脉脉气相通，故可取人中、龈交、龈交异点、头部腰痛区、后溪等穴治疗督脉性腰扭伤效好；足太阳膀胱经循行于腰部督脉两侧，手、足太阳膀胱经相交结，两经同气相求，故取足太阳膀胱经首穴睛明穴与手太阳小肠经之后溪、养老穴治疗足太阳膀胱经性腰扭伤效好；足少阳胆经循行于季胁部，足厥阴经别"合于少阳，与别俱行"，手、足少阳经相交结，两经同气相求，故取足少阳胆经之头临泣、跗阳穴，足厥阴肝经之行间穴及手少阳三焦经之外关穴治疗足少阳胆经性腰扭伤效好；手阳明经筋"绕肩胛，挟脊内"，位于督脉与足太阳膀胱经之间，故取手三里、合谷穴可治疗靠近督脉部的腰扭伤效好；取腰眼穴、扭伤穴治疗局部疼痛；耳针、鼻针、第二掌骨侧全息穴均为全息用穴，腰痛点为治疗腰痛奇穴，临床证明效果都很好。急性腰扭伤患者因疼痛可引起肌肉保护性痉挛，不对称的肌痉挛可引起脊柱生理曲线的改变。腰脊柱多向患侧倾斜。因此，临床上常用一些整复手法进行复位。在整复手法的选用上，各医家常有自己的惯用手法。

刘老运用一针一牵三扳法，其作用机制如下。

大凡急性腰扭伤患者，几乎都在上唇系带上出现"暴伤点"，该点位于督脉循行路线的尾端。《难经·二十八难》记载，督为阳脉，起于前后二阴之间的会阴穴，上行合并脊柱之中，继而上行至风府穴入属于脑，又经过头顶的百会穴，由鼻柱之中间至上齿龈之"龈交穴"而出。"暴伤点"的出现，可能是由于腰肌扭伤后，行于腰部正中的督脉经气受到损伤，督脉总督一身之阳经，为"阳脉之海"，阳经受损，均可反映于督脉。《素问·骨空论》云："督脉为病，脊强反折"，腰痛似折，不可俯仰。而"龈交"乃督脉之端，督伤经阻，结聚于该穴，遂现"经结"（即"暴伤点"）于斯，针之以宣通经气，同时配刺"人中穴"，此穴亦督脉之络也，是治疗腰脊背痛项强之要穴。点刺"暴伤点"有活血祛瘀、行气止痛之效，符合《内经》"菀陈则除之"的治疗原则。另外《灵枢·终始》有"病在上者，高取之"，《玉龙歌》有"脊背强痛泻人中，挫闪腰痛亦可针"。故配合针刺"人中穴"亦增强疗效，而"人中穴"亦督脉之络也。如此，可以激发督脉之经气，并借以调节诸阳之气，使气血流畅，从而改善损伤局部的气血瘀滞状态，于是经气通，血脉和，通则不痛。复以手法牵伸理顺腰肌筋络，舒散筋结，宣通郁闭之气，再用扳、压法以解除骨节间微有错落（小关节紊乱）、不合缝者之虞。

十七、增生性骨病论治

刘老认为本病好发于中老年人，以肾气虚等内在因素为根本，以小外伤的积累为诱因。于20世纪60年代研制出骨质增生丸，并根据不同情况进行施治。

（1）颈椎肥大性脊椎病，也称颈椎肥大性脊椎炎，包括在广义的颈椎病范畴。本病又因肾虚颈部劳损，外伤等导致椎间软骨盘退行性变，椎间隙变窄，椎体前后缘处骨质增生。临床表现颈部不适，僵硬，发板或酸痛，严重者可引起神经根的刺激症状，出现肩臂痛，手指麻木，或手部肌肉萎缩。

治疗以补肾通经络，止麻痛为主。方用熟地、鸡血藤、骨碎补、丹参、泽兰叶、红花、桂枝、姜黄、天麻、葛根、当归、川芎等药水煎服；配用透骨草、威灵仙、五加皮、制川乌、制草乌、半夏、山楂、乌梅、细辛、红花等药为粗末装布袋内扎口，放水盆内熬沸后熨熰颈部、肩部，每次1小时以上，每日2～3次。

（2）增生性脊椎炎，又称肥大性或退行性脊椎炎，是一种常见的慢性腰背痛病。引起本病的主要原因是肾虚不能化精生髓而充骨，致使骨本身发生退变。

治疗以健肾壮腰为主，首选骨质增生丸，或用壮腰健肾丸，健步虎潜丸等。兼风寒湿者，配用独活寄生汤。兼外伤有瘀者，用补肾活血汤或身痛逐瘀汤。亦可外用熨熰药治之。

（3）增生性关节炎，又称骨关节炎。治疗宜补肾、壮骨、舒筋。首选骨质增生丸或服健步虎潜丸。局部用熨熰药。兼外伤者配用活血丸或身痛逐瘀汤。

注意预防本病的发生与发展，本病的预防甚为重要。颈椎，晚婚节育，防止肾气早衰，预防颈部的过度疲劳及外伤；不宜睡高枕。腰椎，防止房劳伤肾；防止腰背外伤及劳损，纠正不正确的劳动姿势；坚持经常性腰背肌锻炼。关节，防止骨关节损伤，防止膝、踝关节因长期负重而劳损；避免作业环境潮湿和持续性震动；及时治疗外伤，注意休息；坚持体育锻炼，增强关节灵活性与抗损伤、抗病能力。骨质增生是中老年人的一种常见病，这是因为随年龄的增长，骨关节发生退行性变，是人体衰老的必然结果。新陈代谢是生命的基本特征，衰老是客观规律，是不可避免的，但它如同人的寿命可以延长一样，这种退变也是可以推迟发生的。人的衰老主要是肾气衰。因为肾为先天之本，是人体生命活动的动力源泉。肾主骨生髓，肾精不足则齿摇发堕，腰脊酸软无力，生命活动逐渐低下。因此，预防退行性变乃致衰老的关键在于防止肾气早衰。适当的药物治疗和体育锻炼是很重要的。

刘老认为预防和治疗骨质增生应首选补肾精，健脾胃，通经络，活气血的药物，不可大量或长期应用抗风湿药物或酒剂，认为这类药物不仅能损及阴阳而且还有尅伐胃气之弊，不但不能抗衰老，反而会加速衰老。更反对将激素类药物（泼尼松、可的松、地塞米松等）作为抗风湿的首选药，认为这是一个非常严重的医疗上的失误。刘老在治疗数千例股骨头无菌性坏死的患者中，发现90%以上是因为误用大量激素或含激素类药物造成的。这应该起医界同道的注意。

至于体育锻炼，刘老认为应采取适当的锻炼方式，如太极拳、广播体操。身体欠佳者可以户外散步或适当活动关节。不论身体状况如何，中老年人都不宜跑步锻炼，以免顿挫损伤关节，或能自我按摩更为有利，但锻炼必须循序渐进，轻柔适度，不宜操之过急，更不能间断，要坚持经常锻炼，久而久之，自见功效。

值得一提的是，刘老遵照《素问·上古天真论》所说"三八肾气平均，筋骨劲强，……四八筋骨隆盛，肌肉满壮，五八肾气衰，发堕齿槁"，及《素问·脉要精微论》"腰者，肾之府，转摇不能，肾将惫矣。……骨者，髓之府，不能久立，行将振掉，骨将惫矣"的论述。体会到肾与骨、骨与髓内在的生理、病理变化，充分地揭示了由骨质增生而引起的腰腿痛的内在因素是由肾气虚不能生髓充骨而致骨的退变——骨质增生。他紧紧抓住这一机制，经过反复医疗实践，从多次成功的经验和失败的教训中，摸索出对本病的治疗规律，从而研制出治疗骨质增生的"骨质增生丸"处方，这样使"骨质增生"从"不治"向可治方面转化，前进了一步。

骨质增生丸由熟地黄、肉苁蓉、仙灵脾、骨碎补、鹿衔草等七味药组成，制成浓缩丸剂。该成果1987年获长春发明一等奖、1991年获吉林省科技进步一等奖、1992年获国家中医药管理局科技进步三等奖。

临证验案举例如下。

王某，男，54岁，职员。

1998年4月19日初诊。

[主诉]腰痛2年余。

［现病史］无明显诱因，不能久坐，平卧翻身困难，尤其晨僵较明显。

［查体］脊柱腰段生理弯曲减小，腰部活动轻度受限，腰肌略紧张，腰1～5棘间及棘旁均有压痛，直腿抬高试验（−）。脉象虚弦，舌苔薄白。

［辅助检查］X线摄片示：腰1～5椎体后缘均显唇样增生改变，第5腰椎骶化。

［诊断］增生性（退行性）脊椎炎，第5腰椎骶化。

［辨证分析］此系肝肾两虚，筋骨失养而退变，又兼经络（督脉与足太阳膀胱经）不畅，故腰痛不已。

［治则］补肝肾，强筋骨，活血通络。

［处方］熟地黄30g，仙灵脾20g，肉苁蓉20g，骨碎补20g，鸡血藤20g，鹿衔草20g，莱菔子10g。制成浓缩丸，每次服5g，每日2～3次，嘱服2周。

5月5日复诊。

服药2周，腰痛减轻，晨僵缓解，按原方再服2周。

5月22日三诊。

患者自述腰已不痛，有时酸楚，晨僵显著好转。嘱继服药4周。诸症悉退。

按语：骨质增生也叫骨刺、骨赘，多发生在负重大，活动多的部位，最常累及脊椎，尤其是腰及颈椎，发生在下肢者（髋、膝、踝及跟骨）较上肢为多。其临床表现常是逐渐出现症状，最初自觉关节僵硬、酸痛，尤其休息之后反应较明显，但在活动后僵硬现象消失为其特征。经过一段时间，关节边缘或多或少地发生"骨唇"或"骨刺"形成（在X线检查时可发现），这时不仅疼痛加重，而且关节活动时发生粗糙感，以后关节的运动幅度逐渐减小，但始终不会引起真正的骨性强直，目前本病统称"骨性关节炎"或"退行性骨关节炎"。

本病的真正原因至今尚不甚完全明了。笔者认为是骨本身的退行性改变，也就是以"肾气虚"的内在因素为根本，以日常的小外伤积累为诱因。因此，治疗本病应当以使肾气充盈，骨得到坚实、健壮和旺盛的活力为原则。故运用"肾主骨""肾之合骨也""肾生骨髓"和"治肾亦即治骨"的理论为指导。在不断的实践中，探索、筛选以入肾充髓治骨为主的数种中药，制成"骨质增生丸"，临床应用，疗效颇为满意。

十八、风湿病论治

类风湿关节炎属痹证范畴，临床上发病率很高，之前其治疗方法及疗效均不十分满意，刘老经过多年摸索总结出治疗痹证的有效药物，并自主研出疗效较高的"白山蘑菇药"。该药以长白山特产的黄蘑、榛蘑为主要原料，配合麻黄，桂枝、地枫皮、千年健、独活、防风、乌梢蛇等药组成。应用于临床，收效颇著。刘老认为，类风湿关节炎，从临床特征看，隶属中医学"痹证""历节病"范畴。其病因正如《素问·痹论》云："风寒湿三气杂至，合而为痹也。"一般多为风与寒（湿）合，湿与热合，寒与湿合，在劳累、受潮、外伤、饮酒、汗出、产后调理不当的不利因素下，使卫气不固，营卫失调，痹邪乘虚而袭。邪侵经络，寒滞血脉，湿聚成痰，瘀血痰浊，流注关节，结于经遂留而不去，病程缠绵或郁久化热，致骨节红、肿、热、痛、屈伸不利，甚至强直。治疗应以通经活络，化湿散寒，宣通气血，调和营卫为基本法则。

临证验案举例如下。

王某某，男性，17岁，学生。

2009年10月28日初诊。

［主诉］自述全身各关节痛已有3个月余。

［现病史］缘由3个月前劳动后汗出遇凉（冷水浴）所致。初觉手、足小关节痛，继而全身多关节疼痛，以晨间为著，近日腰膝疼痛，手不能全握、僵硬，夜不能寐。曾服过吲哚美辛、吡罗昔康和天麻丸等药，疗效不显。

［查体］形体消瘦，呈慢性病容，面无华色，神疲乏力，舌质淡红，苔薄白，中心黄腻，脉弦数。指、腕及足踝、膝关节呈对称性肿胀，关节功能不同程度受限，体温37.8℃，白细胞12.4×10^9/L，中性粒细胞70%，淋巴细胞18%，单核2%，血沉55mm/h，类风湿因子试验阳性。

［诊断］痹证（类风湿关节炎）。

［处方］服白山蘑菇药，每次1丸，每日3次。

连服10日复诊，自述疼痛减轻，已能入睡。继续服药1个月。

12月10日再诊。

自述全身关节疼痛基本消除，唯手指仍觉板硬，持物无力。体温36.5℃，各关节肿胀消退，活动不受限。血、尿、肝功能正常，血沉18mm/h，类风湿因子试验阴性。

继续服药2周巩固。1年后复查未复发。

十九、先天性髋关节脱位论治

婴幼儿先天性髋关节脱位是临床上比较常见的疾病。如不及时进行治疗，会给患者造成终身性的残废，走路跛行。现代治疗多采用手法复位石膏固定或手术切开复位，由于石膏固定需 9 个月时间，患儿痛苦大，护理不便，于是刘老根据石膏固定的原理结合中医学传统手法创制出蛙氏外固定器应用于临床。从而使患儿摆脱了"九月石膏苦"的痛苦。

验案举例如下。

张某，女，1.5 岁。

1981 年 4 月 25 日初诊。

[现病史] 其母代述，患儿会走路较晚，且跛行。

[查体] 跛行右腿较左腿短缩 1.5cm。艾利斯征阳性，骨盆负重试验阳性，望远镜试验阳性。

[辅助检查] X 线摄片：右股骨头骨骺核较小，位于髋臼外上方，帕氏方格位于右股骨头外上 1/4 外方，右 Shenton 线不连续。

[诊断] 右髋关节脱位（先天性）。

[治疗] 按手法复位做术前准备，首先给予全麻，麻醉生效后，行手法复位（常规髋关节脱位整复法），然后用蛙氏固定器固定。拍 X 线片复查右股骨头在髋臼内，证明复位良好。维持固定半年，复查见位置良好，嘱加强功能锻炼。

又固定 3 个月。拍 X 线片复查，见股骨头位于髋臼，Shenton 线连续，去除固定，练习行走，1 年后复查，已正常行走。

二十、跟痛症论治

跟痛症是中老年人常见的疾病，其病程缠绵，临床上多认为乃肝肾阴虚致病，其治疗亦只重补益肝肾，其收效多不甚理想。刘老根据此情况，进行系统研究，总结临床治验，认为跟痛症除由肝肾阴虚而致外，其他外感六淫亦可使人发病，故经常分为以下几型进行治疗。

1. 虚损型

本型以老年、产妇和身体素虚患者多见，中老年足跟痛患者占大多数。其特点是病程长，绵绵作痛，有的伴有全身虚弱症状，以全足跟痛为著，患者大体有两类情况，其一为久病卧床，有全身筋骨痿弱的现象，动则无力，行走、站立足跟不敢着地，有空虚感；其二是年龄偏高，足跟绵绵作痛，不能久行、久立，全身骨质有疏松现象。前一种是以遭受疾病耗伤气血或废用性改变为主要矛盾；后一种则如《素问·上古天真论》所说："丈夫……三八肾气平均，筋骨劲强，故真牙生而长极……五八肾气衰，发堕齿槁。"是以人体由盛到衰的退化现象为主要矛盾。足跟位于骨骼之末，承担全身的重量，又是肝肾经循行环绕之处，由于体弱或年老，肝肾阴液亏耗，肝肾阴液不足则经脉失养，故病变从生，而出现疼痛。其轻者，一经全身调节可自行痊愈；重则症状持续加重，缠绵不愈。治疗应本着"虚者补之"的原则，以补肝肾为主，佐以引经活血之剂。

验案举例如下。

钱某，女，72岁。

2003年6月8日初诊。

[主诉] 双足跟疼痛3月余。

[现病史] 缘于3个月前无诱因出现足跟隐隐作痛，症状逐渐加重，近日行走、站立疼痛愈剧，不能坚持正常工作。有慢性肾炎病史。

[查体] 慢性病容，舌红，脉细。双足跟外形正常，足跟局部压痛。

[实验室及其他检查] 血常规正常。尿常规蛋白（++）。X线摄片：跟骨骨质疏松，无骨破坏现象。

[诊断] 跟痛症（虚损性）。

[辨证分析] 素患肾炎，耗伤肾阴，久而不愈，水不涵木，肝肾俱虚，筋骨失养，肝脉失养，又因全身重力下迫于跟骨，骨失承重，从而出现足跟疼痛。

[治则] 补益肝肾。

[处方] 熟地、肉苁蓉、肉桂、白芍、龟甲、石决明、当归、丹参、鸡血藤、香附、杜仲、伸筋草，水煎服，连用6剂。

不负重，休息。

6月17日复诊。

自述疼痛减轻，前方加黄芪、党参，再服5剂，已能自如行走，改用六味地黄丸半月告愈。

2. 损伤型

本型患者多可有清楚外伤史或有喜爱跑跳史，痛点以跟腱抵止点为著，

国医大师 刘柏龄

发病后足跟可呈牵扯样疼痛或针刺样疼痛，跛行，行走时足跟着地时缺乏弹性，后跟有局限性肿胀，压痛（＋）。实验室检查血象偏高或正常；X线侧位摄片见软组织阴影增浓或跟骨结节有撕脱现象。由于损伤局部脉络破损，气滞血瘀，致使血脉运行受阻或血液停留积聚，津液外渗而致肿胀，治宜活血渗湿。

验案举例如下。

黎某某，男，28岁。

2001年9月10日初诊。

［现病史］右足跟挫伤肿胀疼痛2个月，不能久立、行走。

［查体］右足跟后侧肿胀、有波动、压痛，踝部活动近正常。

［实验室及其他检查］血沉30mm/h，白细胞12×10⁹/L。X线摄片：足跟处软组织影增宽，骨质正常。

［诊断］跟痛症（损伤型）。

［辨证分析］足跟伤筋，由于失治，病情趋于加重，瘀血积聚而化水，停于足踝，出现不通则痛的症状。

［治则］以疏导为法，投以行气活血，渗湿止痛之品。

［处方］当归、赤芍、桃仁、红花、香附、泽泻、牛膝、龙胆草、薏苡仁、千年健、地龙，水煎服。连用5剂，局部外敷消肿膏，配合制动休息，肿痛即消，再2剂处理善后，痊愈。

3. 骨质增生型

本型较多见，多发于40岁以上患者。疼痛似钝挫或针刺，轻者不能久立、行走，重者不能负重，寒冷刺激或劳累后疼痛加重。本型患者为肝肾阴虚，髓不养骨之重，兼由积累劳损刺激而致。肝肾阴液不足，髓不养骨，骨代谢失常，不能按常道分布，故而生赘。赘为异常之物，刺挫经脉，则产生疼痛，治疗以补益肝肾为主，掺用渗湿活血之剂。

验案举例如下。

孙某，男，61岁。

2002年12月8日初诊。

［现病史］右足跟疼痛3个月，近日不敢行走，动则痛甚，素有骨质增生病史。

［查体］足底以跖腱膜止点为中心压痛。脉象沉弦，舌苔薄白。

[辅助检查] X线摄片：跟骨骨质疏松，足跟底部有 0.8cm×1.1cm 骨刺。

[诊断] 跟痛症（跟骨刺）。

[治则] 补骨填髓，活血通经。

[处方] 红花、泽泻、鸡血藤、香附、桃仁、萹蓄、地龙，水煎冲服骨质增生丸日 2 次。

连用半月疼痛减轻，继续服药 1 周，疼痛消失，活动自如。

4. 邪毒注骨型

本型青少年多见，跟骨结核、骨髓炎多属此型。临床证见足跟肿胀、疼痛、压痛，有发热或慢性结核病史。如有破溃则长期不愈，有稀薄分泌物或较稠脓汁。关节功能多不受影响，或见全身慢性消耗病容。脉见细弱无力，舌淡红苔白。本型多由于疔毒、麻疹、伤寒、肺痨、肠痨等病后，余毒未尽，久而不解，深蕴于内，注毒于骨；或因跌仆内挫，气凝血滞，经络壅塞，积瘀成痛、疽、流痰，借伤顺经脉流注入骨，繁衍聚毒为病。实验室检查血象偏高，血沉增快。X线摄片示骨质密度减低、破坏或骨质硬化。有时可见死骨或空洞。巢氏《诸病源候论》曰："此由寒气客于经络，折于气血，血涩不通，乃成疽。……甚久疽者，发于身体闲处，故经久积年，致脓汁不尽。"说明病变来源于六淫外邪，致气血瘀滞经脉，运行不周结而成疽。治应疏通脉络，解毒除邪。

验案举例如下。

黄某，男，10 岁。

1993 年 6 月 26 日初诊。

[主诉] 右足跟肿痛破溃流脓 6 个月。

[现病史] 缘于 6 个月前右足部扭伤，当时肿胀但能行走，1 个月后红肿疼痛加重，足跟局部破溃，有脓汁流出，经治不效而就医。

[查体] 患儿慢性病容，贫血貌，右足跟肿胀，内侧有破溃窦道，窦道有脓汁，其周缘皮肤暗褐，局部压痛，窦道用探针探查，可触及不平骨面。脉细弱，舌淡苔白。

[实验室及其他检查] 白细胞 13.2×10^9/L，血沉 25mm/h。X线摄片：右跟骨有虫蚀样破坏区，间有散在钙化现象。

[诊断] 右跟骨骨髓炎。

[辨证分析] 本患初因损伤致使脉络损伤，血溢于外，阻于经脉，复因邪

毒积蓄，化热酿脓而成痈疽。

［治则］治宜除邪通瘀，扶正解毒。

［处方］金银花、玄参、连翘、蒲公英、紫花地丁、大黄、桃仁、红花、黄芪、党参、香附等水煎服，窦道用育红纱条换药。

连续用药月余窦道愈合，继续用药半月，基本痊愈，随访2年未复发。

5. 风湿束骨型

患者多有感受风寒外邪病史，复因夜露寒湿或涉水、冰冷潮湿等，其表邪未解，邪毒深入侵及于骨而发病。常见于风湿性骨炎、类风湿关节炎等。特点是发病急，患者多很快出现足跟疼痛，下肢沉重，行走困难，继之出现肿胀，甚或不能行走，筋脉挛急，肌腠酸痛以及乏力，自汗、全身酸痛等。实验室检查白细胞增高，类风湿因子阳性，抗"O"偏高。张景岳说："阴寒之气客于肌肉筋骨之间，则凝结不散，阳气不行，故痛不可当""寒则血凝，凝则脉不通，不通则痛矣"。本病为阴寒之邪深入使筋挛而骨束，同时寒邪凝结阻于脉络而不通，营卫之气不能循常道流通，阳气不振，寒邪难除。治疗应以祛邪散寒为主，佐以疏通经络。

验案举例如下。

吴某，男，32岁。

2001年9月29日初诊。

［现病史］双足跟痛1个月，缘于1个月以前劳累后涉水而致感冒，继之出现足跟痛伴有全身不适、乏力。不能行走，足跟后侧肿胀尤甚。

［查体］双足跟肿胀，压痛，皮色及温度正常。舌淡，苔腻，舌体胖大，脉紧数。

［实验室及其他检查］白细胞14×10^9/L，类风湿因子阳性。X线摄片：双跟骨骨质疏松，余正常。

［诊断］足跟痛（风寒束骨型）。

［辨证分析］此缘由感受寒湿，寒气入肾沿经流注足跟而发病，寒邪直侵入骨，寒阻经脉而不通则痛；湿遇寒则凝于经脉而不行，津液不化，渗注而肿。

［治则］温经化痰除湿。

［处方］薏苡仁、苍术、防己、茯苓、鸡血藤、红花、桃仁、泽泻、山慈菇、黄柏、豨莶草、茜草、桂枝等水煎服

连用10剂，诸症皆息，巩固用药半月，病告痊愈，半年后复查未见复发。

二十一、脑震荡论治

脑震荡后遗症是以头部受到外伤后遗留下一时难以治愈的，以症状命名的疾病。头部损伤的发病率在临床上仅次于四肢，严重者多有后遗症状。刘老认为"头为诸阳之首，位居至高，内涵脑髓，脑为元神之府，以统全身"，故头部外伤后遗症常表现为中枢神经系统症状。初期表现为短时间失去知觉，并伴有呕吐、头痛、近事遗忘症等；神经系统检查无病理反射，脑脊髓液检查及其他常规化验均在正常范围内。后期有头昏目眩、恶心、失眠、耳鸣、纳呆、记忆力差、性情改变等，这些症状虽然临床表现有所不同，但其间有着内在的联系，症状亦常交错在一起。故刘老在临床中针对脑震荡后遗症的特点，以重镇安神为总的治疗原则，设朱珀散（全蝎 2.5g，朱砂 1.0g，琥珀 2.5g，共为细面，每服 2g，日 3 次）应用于治疗始终，同时依据临床表现进行分型治疗，其效果显著。

1. 瘀阻经络型

表现为眩晕、头痛、恶心、烦心等。此乃髓海震伤，气血运行不畅，瘀阻于经络，复感外邪，潜踞脑府，精明受扰，致使脏腑气血不得上注清窍而致。治疗首当清解外邪，佐以升清降浊，逐瘀之法。药用丹参、钩藤、天麻、川芎、谷精草、蔓荆子、旋覆花、菊花、白芷、防风、细辛、薄荷等，水煎冲服朱珀散，每日 2～3 次。一般应用 5～7 剂。方中菊花、白芷、防风、蔓荆子、薄荷、细辛具有入清窍宣散结作用；配合钩藤、天麻醒脑；谷精草、旋覆花升清降浊，使清洁开豁，耳目益聪；丹参佐川芎疏通瘀阻以达血活风散。瘀血重者加桃仁、红花，狂躁者加磁石。

验案举例如下。

高某某，男，43 岁，工人。

[现病史] 半月前从高架上跌堕伤及头部，当即昏迷，不省人事，头面部及左肩擦伤，局部渗血，经医院抢救并对症治疗。2 周后检查无脑实质病变，出院休息治疗。患者遗有头痛、眩晕、恶心、烦闷，左眼视物不清，不能安睡，且睡时多梦等症状，经用西药无效。

[查体] 患者精神萎靡，眼睑及双手震颤；血压 17.3/12.0kPa，眼底检查未见出血，两侧瞳孔不等大，左侧瞳孔对光反射迟钝，视物模糊，左头部有擦伤结痂，颈软，四肢运动正常，腹部无包块，肝脾未触及，膝、腱反射稍

活跃，无踝阵挛。舌质淡红，苔薄白，脉浮滑。

[诊断] 脑震荡后遗症（瘀阻经络型）。

[处方] 丹参 25g，钩藤 20g，天麻 5g，川芎 15g，谷精草 15g，蔓荆子15g，菊花 15g，白芷 15g，薄荷 5g，桃仁 15g，红花 5g，细辛 2.5g，水煎冲服朱珀散。

连服 3 剂，头痛消失，视物渐清晰，余症仍存，上方加磁石 20g，水煎冲服朱珀散。连用 4 剂，诸症骤减，唯有头晕而沉重，睡眠欠佳，不思饮食，脉弦而虚。前方加佛手 15g，山药 15g，白术 15g。连服 3 剂，症状消失告愈，复查再未复发。

2. 瘀阻清窍型

表现为头微痛伴有沉重感，不寐或夜寐不实、多梦，脉虚弦，舌质淡，无苔，并有颧红，五心烦热，此为瘀阻清窍，髓不养脑。治疗宜育阴镇静，安神通络清脑。药用龟甲、龙骨、石决明、磁石、白芍、菊花、没药、桃仁、红花、神曲等水煎冲服朱珀散，每日 2～3 次。方中龟甲、龙骨、白芍、石决明、磁石育阴镇静，可使散乱失养之经脉得充，归于常道；菊花清脑明目；没药、桃仁、红花能疏经通络，清除残留瘀疾；神曲助胃气。头痛不减者加川芎，心烦加炒枣仁。

验案举例如下。

王某，男 36 岁。

[现病史] 7 日前头部被木棍击伤，当即昏迷，不省人事 2 小时，醒后遗有头痛、眩晕、不寐、呕吐，经用西医学手段检查无脑实质病变。经用安眠镇静西药效果不理想。

[查体] 精神不振，颧红。血压 16.0/10.8kPa，眼底检查正常，瞳孔等大同圆，对光反射良好，四肢活动自如，无项强，腱反射亢进，脉滑，舌淡苔腻。

[辅助检查] 颅骨 X 线摄片：左侧颅骨外板凹陷性骨折。

[诊断] 脑震荡后遗症（瘀阻清窍）。

[治则] 逐瘀降浊。

[处方] 丹参 25g，钩藤 20g，天麻 15g，川芎 15g，旋覆花 15g，白芷10g，竹茹 15g，半夏 15g，水煎冲服朱珀散。

连用 3 剂，已不吐，能睡片刻。遵上法加当归 20g、黄芪 20g，水煎服。

连用 4 剂而愈。

3. 正气虚弱型

表现为睡眠不实，头沉而晕，气短懒言，不欲饮食，乏力，脉虚缓。此为邪除正气虚弱，清阳不升，中气不足。治当补中益气，升阳健脾。药用黄芪、党参、白术、茯神、炒枣仁、菊花、佛手、天麻、柴胡、升麻等水煎冲服朱珀散，每日 2～3 次。方中黄芪、党参、白术、柴胡、升麻补中益气；佛手强健胃气；茯神、炒枣仁养心安神；菊花、天麻醒脑而升清阳。

验案举例如下。

林某某，男，42 岁。

［现病史］头部被重物砸伤 3 月余，曾按脑震荡治疗。现头晕沉，全身无力，少气懒言、纳呆。

［查体］精神恍惚，语言低微无力，舌质淡，苔润腻，脉虚软无力，神经系统检查无异常改变。

［诊断］脑震荡后遗症（正气虚弱型）。

［治则］升清阳，补中益气。

［处方］人参 15g，黄芪 20g，白术 20g，茯神 15g，炒枣仁 15g，菊花 15g，佛手 20g，天麻 15g，柴胡 10g，升麻 10g，陈皮 15g，水煎服。

3 剂后，自觉有力，头晕沉明显减轻，有思饮食的感觉并能进一定量食物。前期加重黄芪重量。继续服药 5 剂，症状明显好转，5 日后诸症基本消失，唯全身乏力，将人参改为党参再服 2 剂，病告痊愈。

按语：脑的生理及其功能作用，中医学早有记载。《素问·脉要精微论》曰："头者精明之府。"《素问·灵兰秘典论》曰："心者，君主之官，神明出焉。"张隐庵注云："诸阳之神气会于头，诸髓之精气聚于脑，故头为精髓神明之府"所谓"精明""神明"是一言其体，一言其用，脑是认识世界和思维的物质基础，而脑之所以能够发挥这种作用，必靠心主及其他脏腑的精气奉养才能形，同时由于心脏对各脏腑的协调起主导作用，因此头部外伤或其他脏腑经络受到六淫七情的伤害，发生太过或不及等失调时，就可以直接的影响脑的"精明"的作用，而出现一系列紊乱症状，如头痛、眩晕、失眠等。中医学认为，心的功能包括脑的功能，故外伤性眩晕不仅脑本身受伤，且能影响心脏的正常联系，并可波及其他脏腑，从而出现一系列失调现象，如神不守舍的惊悸失眠，肝不藏魂而夜梦纷纭，脾胃失和而出现纳呆、不欲饮食等症，同时可因瘀血阻络致发剧烈的头痛，目视不清。亦可因伤外邪乘袭而入，客于躯体，致使头晕、头痛缠绵难以恢复。日本人丹波元坚谓："此非邪凑则虚之谓，言气所虚之处，邪必凑之。"另一方面，即无外邪壅滞，外伤后，脑既要维持其生理功能，又要修复和调节创伤，因之亦给身体在供给上提出较高的要求，必须补助元气，疏通经络，才能解决脑的病变，否则眩晕、头痛等症状缠绵不已，久不得愈。

临床所见本病的病情是比较复杂的，凡外伤挟有外邪的应先祛其外邪；有瘀滞的应行宣通经络；无其他外邪见证的，应既施升补又兼佐通络，这样既照顾了整体，又顾及了局部，故常可收到较为满意的效果。

二十二、骨结核论治

骨结核是较常见的一种疾病，多发生在骨与关节处，如脊柱、肩、肘、腕、髋、膝、踝、跗骨关节及手足各关节等部。中医学称为"骨痨"，因其发病后脓汁稀薄如痰，故称"流痰"。如发病部位在背部者称为"龟背痰"，发病部位在膝部者则名"鹤膝痰"等。刘老认为骨痨之疾多系正气虚衰而致，其病程长，病情缠绵，久而难愈，轻则几年，重则病致终生。病初病在骨内，其症并不明显，只是患者自觉患处隐隐作痛，局部皮色如常，不见阳症，日久则活动障碍，并有疼痛潮热、盗汗、肿胀等，中医学认为，肾主一身之骨，脾则为生诸痰之源。故治疗时应重在脾肾，其次为祛邪除痨，初起治疗应从脾肾着手，采用滋阴补肾、健脾益气之法为主，佐以抗痨消痰之剂。若已化脓，则用补托，溃后则宜培补，破溃者亦可外敷去腐生肌药物。

临证验案如下。

验案1

王某某，男，43岁。

1995年5月4日初诊。

［现病史］缘于2年前左足肿胀破溃，不能持重行走，经中西医治疗效果不佳而就诊。

［查体］慢性、消耗病容，左足肿胀，足跟及足背部有7处溃口，溃面有脓汁渗出，溃面有溃肉，破溃周缘皮肤暗褐色，舌红少津，脉细数。

［辅助检查］左跟骨骨质破坏，边缘不整，关节间隙消失。

［诊断］左跟骨结核。

［处方］熟地150g，麻黄20g，肉桂20g，鹿角25g，炮姜30g，全蝎15g，

蜈蚣 10 条，土鳖虫 15g，制附子 30g，白芥子 30g，龟甲 40g，知母 25g，红花 25g，羌活 25g，地龙 25g，当归 25g，甘草 25g，共为细面，炼蜜为丸，每丸 10g 重，每服 1 丸，1 日 2～3 次。

破溃者三仙丹［取水银 50g，火硝 35g，白矾 40g。先将火硝、白矾研细，放在碗内，将水银倒在药中，取另一个碗将此碗盖好，用纸条以面糊封好，再用盐、黄泥将碗封固，上碗底放上米粒。先温火、中火，后暴火。待上碗底米粒微黄为度（约 2 个多小时），待碗凉时再取药。用时少许外贴膏药或油纱布均可，隔日换 1 次］与拔毒散（轻粉 10g，红粉 15g，冰片 2.5g，生乳香 15g，煅石膏 50g，樟丹 5g，共研极细面，撒溃口隔日 1 次）交替应用，有腐肉时撒三仙丹，无腐肉者撒拔毒散。兼服人参养荣汤。

经治疗 2 个月，左足肿胀逐渐减消，溃口腐去新生。再经治疗月余，左足溃口多数近愈合，患者可弃拐自行走路，再以同法治疗 2 个月，患者告愈。X 线片复查，骨质破坏区已出现骨钙化，关节间有骨桥形成。经 2 年随访再未复发，已恢复正常工作。

验案 2

马某，女，25 岁，

1991 年 10 月 18 日初诊。

［现病史］2 年前腰痛，近两个月下肢时有麻木感，起床不便，右小腹近腹股沟处有肿物，其上有破溃并有脓汁流出。

［查体］第 3 腰椎处有角状后突畸形，局部皮肤颜色正常，第 2、3 腰椎棘突有深压痛和叩击痛。右髂窝有 10cm×15cm 软性漫肿区，皮肤有破溃及脓汁。按压肿胀区，破溃处脓汁流出增多。双下肢感觉异常，运动功能正常。

［实验室及其他检查］血沉 30mm/h；白细胞 $13×10^9$/L。X 线摄片：第 2、3 腰椎间隙变窄，第 2 腰椎下缘、第 3 腰椎上缘骨质破坏，未见明显死骨。

［诊断］第 2、3 腰椎结核。

［治则］补肾化痰抗痨。

［处方］熟地 150g，麻黄 20g，肉桂 20g，鹿角 25g，炮姜 30g，全蝎 15g，蜈蚣 10 条，土鳖虫 15g，制附子 30g，白芥子 30g，龟甲 40g，知母 25g，红花 25g，羌活 25g，地龙 25g，当归 25g，甘草 25g，共为细面，炼蜜为丸，每丸 10g 重，每次服 1 丸，每日 2～3 次。

溃面以轻粉 10g，红粉 15g，冰片 2.5g，生乳香 15g，煅石膏 50g，章丹 10g，共为极细面，上撒少许，外贴拔毒膏。

经 1 个月的治疗，自觉腰痛减轻，活动轻便，血沉 20mm/h，继续服上丸药 2 个月，外用散剂，右髂窝破溃皮肤已愈合，肿物消失。X 线摄片示：第 2、3 腰椎病灶稳定，破坏骨质出现硬化现象。继续按上述方法治疗 6 月，自觉症状消失，破溃处皮肤完全愈合。X 线摄片示：第 2、3 椎骨间已有骨桥形成，患者诸症消失，恢复正常工作。经随访 3 年未复发。

二十三、颈部淋巴结结核论治

颈部淋巴结结核比较多见，中医学称为"瘰疬"。常法治疗，轻者尚可收效，重笃者多易溃穿，形成瘘管，经常流脓水，有时延窜胸腋，臭秽不堪。古人认为瘰疬为痰核内结而成，常法均以化痰为治，刘老以常法为准绳，认为瘰疬为久病之至，单以化痰难除瘰疬之根结，尚需软坚、消肿、解毒、散结为同用，方可奏效。故总结出夏枯草、白芥子、甘草、海藻、当归、玄参、贝母、生牡蛎、陈皮等相配伍的海藻甘草合剂为口服剂和松香、乳香、没药、血竭、银珠、铜绿、生半夏、龙白泉粉（即越砥石，又称磨刀石）、轻粉、杏仁、巴豆、木鳖子、蓖麻仁等组成的龙泉膏为外贴剂治疗瘰疬，多收显效。

临证验案如下。

验案 1

李某，女，36 岁，农民。

1989 年 3 月 21 日初诊。

［现病史］年前左颈侧发现如蚕豆大肿物，渐渐增大，曾在局部按结核进行链霉素局部注射治疗，内服多种维生素、鱼肝油丸等，肿胀块仍继续发展。1 年前经外科作淋巴结切除手术，术后疮口不愈合，经常流清液和稀脓，臭味很大。经外敷药膏后，疮口逐渐缩小，但周围小的肿块又渐增大。曾做细菌培养检查，见大量结核菌，又经注射链霉素及维生素 B，但效果不佳。午后潮热，月经闭止 8 月余，身倦气短，饮食减少。

［查体］体温 36.6℃，发育尚好，营养欠佳，颜面苍白，颌下淋巴结及颈部淋巴结均肿大，左侧耳后及乳突下分别有一个鸡蛋大肿块，边缘清楚，周围还有 4 个小肿块。靠近锁骨内侧之肿块疮口未全愈合，有臭味清液流出。舌苔薄白，脉细数。

［诊断］瘰疬（颈部淋巴结结核）。

［辨证分析］颈项结核累累，此起彼落，溃久不敛，经闭食少，潮热脉数，此乃肾阴亏损，血海空虚，肝旺克脾，气郁痰凝所致。

［治则］养阴化痰，抑肝扶脾。

［处方］海藻甘草合剂原方加酒芍15g，丹皮、地骨皮、柴胡各10g，水煎300ml，早晚饭后各服150ml，连进3剂。

局部外贴龙泉膏，3天换一次。

复诊。

潮热稍减，食纳略增，但肿块无缩小，疮口未见明显收敛。盖症因虚损过甚，非补正气之不足，攻结聚之坚痰不能收功。处方以海藻甘草合剂原方倍加海藻5g、生牡蛎10g，另加党参、黄芪、白术各15g，柴胡7.5g，水煎服。

局部仍贴龙泉膏。

三诊。

诸症大减，肿块渐消，脓液转稠，疮口缩小。仍按前方加鸡内金30g，山慈菇、血竭、青皮各25g，香附20g，共为末炼蜜成丸服之，1料药后，结核完全消散，疮口愈合。

验案2

何某，女，28岁，工人。

1990年11月17日初诊。

［现病史］1年前右颈发现如胡桃大之肿块，不红不痛，曾诊断为"右颈淋巴结结核"，服异烟肼，注射链霉素，效果不显著。近3个月来，结核逐渐增大，其周围又见3个小肿块。潮热，盗汗，口干，咳嗽，食少乏力，经闭3个月。

［查体］发育尚好，营养不良，颜面萎黄，两侧扁桃体稍肿大，右上颈淋巴结如鸡蛋大，周围3个小肿块，如棋子样相连，按之坚硬，但不疼，推之稍移动。苔薄白腻，脉弦。

［诊断］瘰疬（右颈淋巴结结核）。

［辨证分析］耳下瘰疬，推之动，按之有根，脉见弦象，属于足少阳经所发。今见咳嗽口干，潮热盗汗，经闭食减，乃肝、脾、肾精血俱亏，木火凌肺灼津，气郁痰凝则结核成矣。

［治则］拟养阴疏肝，开郁化痰之法以治之。

［处方］海藻甘草合剂原方加煅龙骨、天花粉、天冬、地骨皮各15g，柴胡10g，薄荷7.5g，水煎300ml，早晚饭后各温服150ml。连服3剂。

局部外贴龙泉膏。

6日后复诊，潮热、盗汗、咳嗽均减，唯肿核如故。处方以海藻甘草合剂原方去白芥子，倍加生牡蛎 10g、海藻 5g，另加党参、天冬、桔梗各 5g，柴胡 10g、鳖甲 20g。如法水煎服 8 剂。

局部仍贴龙泉膏。

半月后复查，诸症均减，局部大的结核渐软缩小，周围之小结核已基本消散，无新生结核现象。将前方药量加倍，另加血竭、香附各 25g，共为细末，炼蜜为丸，每丸重 15g。早晚饭后用开水送服 1 丸，继续贴膏。

追访，药服至大半，病已痊愈。

按语：本病的治法，当与一般疮疡痈毒有所区别。疮疡多属实热，未溃者宜凉血解毒，或以苦寒攻毒，已溃者宜托里排脓，脓散毒解则愈。然瘰疬则不然，此始于真阴先亏，相火燔蒸，熏迫津液，怫郁凝聚，日积月累，乃成此病。故若初无痰火诸症，形体如故，而单见结核者，治当以消痰软坚，解郁散结为大法；若溃而久不收敛者，则应重在补益气血，生肌排脓为主。

海藻与甘草配伍相反，同用于临床，多较为慎重，而古人立方则常有之，如李东垣之散肿溃坚方，清代余景和更常沿用。余临证体会，凡结核坚硬如石，消溃艰难，或此消而彼起者，非取其反不足以攻凝结之坚痰，并用之从无不良反应，比以往应用消核散、海菜丸等药之功效尤著。在应用时，当掌握其正确比量，即 4 与 2 之比（海藻 4 份、甘草 2 份），或 5 与 2 之比亦可，此乃取其守不胜攻之意。

二十四、皮肤结核论治

皮肤结核，属瘰证范畴，其病程缠绵，治愈困难，刘老认为，此系风湿搏于血气，蕴结生热，蒸于皮肤而成。其肤色呈现紫红而有累累如珠状之硬结节者，乃因时日过久，气郁甚而血凝深，血气搏聚，而成痰结。故其治法，内宜通经散瘀，达郁解凝，化痰逐风；外宜化瘀散肿，解毒杀虫。刘老按此法辨证治疗收到较好效果。

临证验案如下。

王某，男，32 岁。

2001 年 4 月 21 日初诊。

[主诉] 左臀部皮肤粗糙增厚，刺痒、有硬结 1 年余。

[现病史] 1 年前左臀部皮肤发现一指头大小硬块，刺痒，而后病变逐渐增大，皮肤粗糙增厚，出现黄豆大小的硬结，刺痒难耐，尤以夜间较重，抓破后流紫黑色血水。曾诊为"皮肤结核"，经治不效，半年前逐渐加重，现已

扩展至大半个臀部，刺痒不堪。

[查体] 左臀部见无痛性约为硬结节，皮肤呈紫红褐色，向周围蔓延，稍有痒感，呈不规则形，约为 15cm×15cm，表面粗糙不平，部分萎缩皱褶，触及无痛感，无裂口及溃疡。

[辅助检查] 取组织经病理检查为结核改变。

[诊断] 左臀皮肤结核。

[治则] 散肿除痨。

[处方] 夏枯草 30g，金银花 25g，连翘 15g，玄参 15g，大贝母 15g，乳香 15g，没药 15g，白鲜皮 15g，牛膝 15g，木瓜 15g，石斛 10g，丹皮 10g，苍术 10g，防风 10g，甘草 10g。水煎 300ml，早晚饭前各服 150ml，连服 4 剂。并嘱其服药后忌食一切腥辣等物。

另以煅石膏 200g，乳香 100g，没药 100g，雄黄 100g，轻粉 50g，红粉 50g，枯矾 50g，以上 7 味药共为细末，用凡士林调成 50% 软膏，涂予患处，每日 2 次。

3 日后复诊，自觉好转，瘙痒基本消失，无不良反应。病变处范围边缘稍有缩小，颜色变淡，唯软硬无大变化。按前方减木瓜、防风、苍术，加生牡蛎 20g，水煎连进 4 剂。外敷膏药同前。

继续用药 10 日后，局部感觉很好。病变处范围显著缩小，小部分硬结变软，有的硬结已经基本消散，皮肤皱褶。紫红色变皮肤中约有 1/3 变为接近正常皮色。

又用药 20 天后复诊，症状基本消失，局部皮肤颜色恢复正常，扪之无硬结存在。停药观察 2 个月未见复发，随访 1 年未复发。

按语：本病发病原因不外乎外在风邪所客，内在气郁痰结，总因其血气不和所生。治疗中，以夏枯草为主药，是取其慢泻肝经郁火，并有疏散气结之功，又与金银花、连翘、甘草等药合用，其解毒之力尤著；玄参、石斛能滋水制火；大贝母能散郁清金，白癣皮、防风、木瓜去湿热，疗风痹，止痒通经而调和营卫；苍术于此方中不仅用以健胃理脾，且能解痰火气血之郁，佐乳没善通十二经脉，调气活血；丹皮可泻血即伏火，和血、凉血而生血，破积血以通经脉；使牛膝以助药下行，直达病所。后加散结软坚的牡蛎，使收满意疗效。

二十五、湿疹论治

湿疹是一种临床上较常见的顽固性皮肤病，治法颇多，但效果多不甚理想。明代薛己说："瘙痒或脓水浸淫者，消风除湿。痒痛无脓者，祛风润燥。痒痛或发寒热者，表散之。"根据这个原则，刘老对不同病情进行辨证治疗，使难疾变为可医。湿疹系全身疾病在局部的反映，其治疗当从整体出发，特别是慢性、顽固性湿疹，单纯使用外治法往往容易复发，应用外治的同时应该佐以内服清热、利湿、祛风之药，如薏苡仁、白鲜皮、乌梢蛇、生甘草、贡白术等。其收效多显著。湿疹病的适当护理，更是治疗中的重要一环。如室温不宜太热、太冷，避免不必要的风吹日晒；禁食鱼虾及辛辣酒类等刺激性食物；注意二便的通畅；患部切忌用过热的水或肥皂水淋洗；禁用手搔抓患部，以防扩大、蔓延。如系下肢湿疹，则应注意适当休息。

临证验案如下。

验案 1

朱某，女，3 个月。

1996 年 7 月 10 日初诊。

［现病史］患儿于 1 个月前突然发热，哭闹。持续 2 天后，发现两耳流黄水，后耳郭及面部出疹。先起红色丘疹，而后发展成水疱，擦破流黄水，以后形成黄痂。近来向下蔓延，现双上肢及双下肢均有上述改变，经外用甲紫等药物治疗，未见好转。

［查体］面部右侧潮红糜烂，大量黄色渗液，两耳郭皮肤肥厚，有黄色痂皮，外耳道有少量稀液，头部有散在指甲大发赤区，上附鳞屑，双上臂、肩头及双下肢大腿内侧有丘疹，其糜烂与结痂相杂病损区。

［诊断］婴儿湿疹。

［处方］煅石膏 100g，白及 50g，密陀僧 35g，轻粉 25g，枯白矾 15g，共极细面，临用时以香油调敷，有脓水淋滴处，以药粉干撒，每日 4 次。涂药后当晚瘙痒已止，患儿能安静入睡。

翌日检查，糜烂面已结痂，经治 3 天，水疱完全消失，鳞屑痂皮脱落，皮肤恢复正常。

验案 2

李某某，男，22 岁。

1999 年 11 月 30 日初诊。

[现病史] 患者 9 个月前双下肢内侧出现对称性疱疹，瘙痒，抓破流水，于 7 个月前曾入院治疗有所好转。2 个月前病变复发，局部瘙痒甚剧，流脓水，灼热，痛痒相兼，入院治疗，经用中西医药内服外敷，时好时发，效果不佳。遂就诊。

[查体] 患者双下肢小腿内侧见 15cm×15cm 区域皮肤肥厚变硬，苔藓化，为灰暗色，内有小丘疹，覆盖糠样鳞屑，很大部分有津水流出，呈片状浸淫向周围蔓延，局部热痒甚。

[诊断] 下肢慢性湿疹。

[处方] 该症乃湿热过盛注于下肢，独施外用药难收良效，故投内服药剂：薏苡仁 30g，白鲜皮 20g，乌梢蛇 15g，贡白术 15g，生甘草 10g。水煎 200ml，分 2 次服，1 日 2 次，连服 4 剂。

外用煅石膏 100g，白及 50g，密陀僧 35g，轻粉 25g，枯白矾 15g，红粉 5g，共为极细面；用凡士林调成 50% 软膏，涂布敷疮上，敷料盖覆，每日 3 次。

翌日检查，局部色素变浅，丘疹大部消失，津水显著减少，灼热痛痒已显著减轻。经治疗 6 天，局部皮肤平坦，颜色正常，鳞屑消失而痊愈。

二十六、癣病论治

牛皮癣是一种比较常见的顽固性皮肤病，其发病部位多为颈项及股内侧、肘膝的屈侧以及小腿等处，余则如会阴、生殖器等亦不为少见。病发首先出现皮肤瘙痒，不久在瘙痒的皮肤表面发生顽固的改变，随之即出现有粟粒或豆粒大慢性炎症，色呈淡褐，或似蔷薇色小丘疹，且表面常有糠皮状鳞屑，患处及周围皮肤均有色素沉着，病灶渐渐增大相互融合形成斑片，呈苔藓样病变。归属中医学癣病一证。

癣病正如巢元方所描绘："癣病之状，皮肉癥疹如钱大，渐渐增长，或圆或斜，痒痛。有匡郭，里生虫，搔之有汁。此由风湿邪气客于腠理，复值寒湿，与血气相搏，则血气痞涩，发此病也。""干癣，但有匡郭，皮枯索，痒，搔之白屑出是也，皆是风湿邪气客于腠理，复值寒湿，与血气相搏所生。若其风毒气多湿气少，则风沉入深，则无汁而为干癣也，其里亦生虫。""湿癣者，亦有匡郭，如虫行，浸淫，赤，湿，痒，搔之多汁或疮，是其风毒浅，湿多风少，故为湿癣也，其里亦有虫。"清陈实功认为"顽癣乃风热湿虫四者为患，其形大小圆斜不一"。《医宗金鉴》认为癣证"其名有六，一曰干癣，搔痒则起白屑，索然凋枯；二曰湿癣，搔痒则出黏汁，浸淫如虫行；三曰风癣，即年久不愈之顽癣也，搔则痹顽，不知痛痒；四曰牛皮癣，状如牛领之皮，厚而且坚；五曰松皮癣，状如苍松之皮，红白斑点相连，时时作痒；六曰刀癣，轮廓全无，纵横不定"。综上历代对癣的认识，刘老概括癣具有传染性、顽固性、易复发性，治疗时用一方一法而难收效，或虽按常法治疗，部分患者亦可暂时收效，但多易复发。故集古代之经验，融近时之诸长，将本病治疗归纳为如下两种方法。

（一）内治法

以理湿散风解毒清热通络为主。常用方剂如下。

1. 宣风换肌散

治年久之风癣。

黄芪、当归、甘草各 50g，黄芩、黄连、牛蒡子、防风、白芷、荆芥穗、乌蛇肉、川芎各 25g；羌活、苍术、何首乌各 15g，全蝎 10 只，以上诸药共为细面，每服 10g，每日 2 次，用黄酒调温服。

2. 地黄饮子

治血燥痒甚不得眠。

生地、熟地、何首乌各 15g，当归 10g，丹皮、玄参、蒺藜、僵蚕各 7.5g，红花、甘草各 2.5g，用水煎 300ml，早晚各服 150ml。

3. 散风苦参丸

功效理湿散风解毒，用于脾肺风湿过盛而肿痛者。

苦参 200g，大黄、独活、防风、枳壳、玄参、黄连各 100g，黄芩、栀子、菊花各 50g。以上诸药共为细末，炼蜜为丸如梧桐子大，每服 30 丸，开白水送下，每日 3 次。

4. 防风通圣散

治风毒积热疮肿，脉弦洪实数或浮紧，气血盛实者宜之。

当归、川芎、芍药、酒军、防风、薄荷、麻黄、连翘、芒硝、石膏、黄芩、桔梗各 50g，滑石、甘草、荆芥穗、白术、栀子各 25g，以上诸药共为细面，每服 10g，开白水送下。

5. 除湿胃苓汤

治湿癣经年不愈者。

苍术、白术各 20g，陈皮，赤苓、泽泻各 15g，防风、厚朴、猪苓、山栀、木通、滑石各 10g，灯心、甘草各 7.5g，水煎 300ml，早晚饭前各温服 150ml。

（二）外治法

以收湿止痒解毒为主。常用方剂如下。

1. 青黛散

治顽癣、湿疹、肿痛痒，搔破流津水者用之。

煅石膏 200g，滑石 200g，青黛 100g，黄柏 100g。以上诸药共为细面，干搽或凡士林调 50% 软膏涂患处，每日 2 次。

2. 特效灵

治干癣、顽癣，肿痒甚，经年不愈者用之。

土槿皮 150g，蛇床子 100g，百部草 50g，白鲜皮 50g，木鳖子 7 个，大枫子 7 个，巴豆仁 5 个，樟脑 15g，雄黄 25g，轻粉 25g，枯矾 25g，川乌 10g，草乌 10g，陈醋 2000ml。上药共为粗末，用纱布袋装好扎口放在陈醋内浸泡 3 天可用，每日 2 次涂患处。

3. 松香膏

治一切干湿顽癣。

松香 400g，雄黄 200g，乳香 150g，没药 150g，铜绿 150g，轻粉 50g，枯矾 50g，章丹 50g，红粉 25g。上药共为细面，湿癣干搽，干癣用凡士林调 50% 软膏涂患处，每日 2 次。

（三）临证验案

雷某某，男，20 岁。

1999 年 1 月 14 日初诊。

［现病史］2 年前四肢出现银白色鳞屑疹，微痒。曾长期多次用芥子氮硫酸软膏以及采用牛奶发热等疗法治疗，时好时发，疗效不巩固。近日症状加重而就诊。

［查体］胸腹及四肢有散在圆形皮疹，周围境界清楚，上附银白色鳞屑，硬脂斑现象（+），薄膜现象（+），露滴现象（+），双小腿前侧有黑色陈旧性皮疹搔痕。舌质红苔薄，脉弦细。

［诊断］牛皮癣。

［治则］祛湿疏风，活血解毒止痒。

［处方］黄芪15g，丹参15g，乳香15g，没药15g，苍术15g，赤芍15g，生地15g，薏苡仁20g，木通10g，甘草10g，水煎300ml，早晚各服150ml。外涂松香膏，每日2次。

5日后复诊，症状缓解，已不痒。继续用前药，10天后再诊，诸症明显减轻，自述口干，前方加重石斛、薏苡仁用量水煎口服，外涂松香膏，每日2次。先后用药40天，症状基本消失。经临床随访1年未见复发，告愈。

二十七、血栓闭塞性脉管炎论治

血栓闭塞性脉管炎，由于血管被阻塞的远端肢体多发生坏死（干性坏疽），故一般治疗多采取手术截肢，患者致残性及复发性较大，为难治病症。临床表现为肢体远端动脉搏动消失或极弱，肢体末梢皮色苍白、疼痛（呈剧痛或刀割样），甚者末梢肢体变黑、坏死，在坏死与健康移行部有红晕。此多为气血瘀滞而致，瘀久则生热化火，火煎津液则干涸坏死。治疗宜消瘀散结，活血通络。药用当归尾、鸡血藤、忍冬藤、赤芍、红花、桃仁、丹皮、土鳖虫、穿山甲、薏苡仁、升麻、甘草、水蛭。上肢加桂枝、姜黄，下肢加牛膝、木瓜。

临证验案如下。

李某某，男，50岁。

2001年7月28日初诊。

［主诉］右足痛半年，足小趾末端变黑半月。

［现病史］半年前无诱因出现右前足疼痛，夜间尤甚，经服止痛药效果不佳，近1个月加剧，疼痛难忍，半月前右小趾逐渐变黑，皮肤干皱，因不愿接受截肢手术而就诊。

［查体］患者痛苦面容，右足小趾色黑，皮肤干皱，无恶臭，右足跗关节以下皮肤苍白，动脉搏动极弱，足跗关节处皮肤发红，按压剧痛。

［诊断］右足脉管炎。

［治则］活血化瘀，通络止痛。

［处方］当归尾15g，鸡血藤20g，忍冬藤20g，赤芍15g，红花15g，桃仁15g，丹皮15g，土鳖虫15g，穿山甲15g，薏苡仁25g，升麻5g，甘草10g，牛膝15g，水蛭15g，水煎服。

同时嘱患者戒烟。

经用 3 剂药后，疼痛减轻，右足远端皮肤温度增高，皮肤有增红的现象，按前方继续用药，根据兼证进行加减，先后用药 40 余剂，患者右足疼痛消失，小趾皮色近于正常。

二十八、静脉炎论治

静脉炎是一种临床较为常见的多发疾病，表现为沿静脉走行疼痛。由于静脉血管有炎性改变，刺激血管发生痉挛、肿胀，故触及条索状物。刘老认为此系湿热瘀阻于脉道，熏蒸于肌肤，其治疗宜除湿祛瘀阻。药用红花，桃仁，薏苡仁，当归尾，鸡血藤，忍冬藤，赤芍，丹皮，土鳖虫，穿山甲，升麻，甘草。病在上肢者加桂枝、姜黄，病在下肢者加牛膝、木瓜，病在腹壁者加文术、香附。水煎服。

临证验案如下。

王某某，男，36 岁，工人。

2004 年 12 月 17 日初诊。

[现病史] 2 个月前感冒后出现右小腿疼痛，皮肤发红，不敢负重行走，经血管外科诊断为"小腿深部静脉炎"，经治效果不明显，症状逐渐加重。

[查体] 右小腿稍肿，压痛，小腿后侧可触及 20cm 长条索状物。

[实验室及其他检查] 白细胞 16×10^9/L。X 线摄片示：右胫腓骨正常，软组织影像小腿中上段增浓。

[诊断] 右小腿静脉炎。

[治则] 除湿化瘀。

[处方] 红花 15g，当归尾 25g，鸡血藤 20g，忍冬藤 50g，桃仁 15g，薏苡仁 75g，丹皮 15g，土鳖虫 15g，穿山甲 15g，木瓜 15g，牛膝 10g，甘草 10g，水煎服。

连服 3 剂，疼痛减轻，右小腿肿胀有所消减。前方加香附 15g，改薏苡仁 100g，水煎服。连续服 5 剂，诸症明显好转，肿胀基本消退，可下地短程行走，但觉右下肢无力，条索状物变软。前方加黄芪 25g，水煎服 5 剂。病告痊愈。

医 话 随 谈

一、肾主骨理论在骨伤科疾病中的应用

肾位于腰部，脊柱两侧，左右各一。肾主藏精，主水液、主纳气，为人体脏腑阴阳之本，生命之源，称为先天之本。肾与骨的生长发育密切相关。《素问·上古天真论》曰："女子七岁，肾气盛，齿更发长……三七，肾气平均，故真牙生而长极；四七，筋骨坚，发长极，身体盛壮……丈夫八岁，肾气实，发长齿更……三八，肾气平均，筋骨劲强，故真牙生而长极；四八，筋骨隆盛，肌肉满壮；五八，肾气衰，发堕齿槁……七八，肝气衰，筋不能动，天癸竭，精少，肾脏衰，形体皆极；八八，则齿发去。"说明了肾与生长发育之间密不可分的关系。《灵枢·本神》："肾藏精。"《素问·宣明五气》："肾主骨。"《素问·六节藏象论》"肾者，……其充在骨。"《素问·五脏生成论》："肾之合骨也。"《素问·阴阳应象大论》"肾生骨髓，其体在骨。"说明肾藏精，精生髓，髓养骨，所以骨的生长、发育、修复均须依赖肾精的滋养。如果肾精不足，髓不能养骨，则骨的生长、发育、修复就会出现障碍。唐代孙思邈认为补肾药能长骨髓，在治疗骨伤科疾病时多用补肾药。蔺道人在治疗骨伤的系列药中亦多有补肾药。元代《外科集验方》中提出了"肾实则骨有生气"的论点，发展了《内经》的理论，在治疗上力主补肾治疗骨伤科疾病。

刘老在继承师门学术思想的基础上，注重汲取前贤之精华，对《黄帝内经》《伤寒杂病论》《医宗金鉴》等经典著作仔细研读，体会颇深。在实践中，首先他初步确立了"治肾亦即治骨"的学术思想。这是以"肾主骨生髓，髓充则能健骨"的理论为指导提出的。临床上肾的精气不足可见小儿的骨软无力，囟门迟闭，以及某些骨骼的发育畸形；对成人而言，肾精不足，骨髓空虚，不能养骨，易致下肢痿弱而行动困难，或骨质疏松、脆弱，易于骨折等。

《诸病源候论·腰背病诸候》云："肾主腰脚""劳损于肾，动伤经络，又为风冷所侵，气血搏击，故腰痛也"。《医宗必读》认为腰痛的病因"有寒、有湿、有风热、有挫闪、有瘀血、有滞气、有积痰，皆标也，肾虚其本也"，所以肾虚者，易发生腰部扭闪和劳损等，从而出现腰酸背痛、腰脊活动受限等症状。又如骨伤折断，必内动于肾，因肾生精髓，故骨折后如肾精不足，则无以养骨，骨折难以愈合。临床治疗时，必须用补肾之法以续骨、接骨，即"治肾亦即治骨"也。在此理论基础上，结合现代疾病的特点，刘老创制了治疗骨伤科疾病的一系列方法和药物。

总之，随着年龄的变化，骨的状况与肾之精气的盛衰变化密切相关。现代有些研究也证实了这一点。有研究者对2886例年龄在3～89岁的健康人及322例属肾虚证的患者进行了骨矿含量测定，结果表明随着年龄的变化，正常人骨矿含量变化规律与《素问·上古天真论》所述的骨骼生长、发育及骨的劲强、脆弱的变化规律基本一致；肾虚组的桡、尺骨骨矿含量均低于正常组；男女两性肾虚病发病率随年龄增大而增加。这虽不足以说明"肾主骨"的机制，但也可算是一个佐证。就临床所见表明，对每个人来说，随年龄变化表现出的肾之虚实及其对骨的影响差异甚大；也正因为这种差异，使我们看到了保养肾精对防止发生骨病的重要性。有研究者认为中医的"肾"包括西医学所称的肾、垂体、甲状腺、甲状旁腺和性腺的某些生理功能；肾的羟化酶系统及各内分泌腺所分泌的相应激素属于"肾精"的重要部分，为中医"肾主骨"的部分物质基础。

也有研究资料表明，肾虚时有免疫功能下降、内分泌系统功能紊乱、微量元素改变的情况。有研究者认为，微量元素锌、锰不仅与内分泌系统密切相关，锰还直接参与钙磷代谢，同时锌、锰又通过影响蛋白质合成而对骨骼的发育产生作用。并且，他们通过测定证实补骨脂、肉苁蓉等补肾中药的锌、锰含量都很高，认为这是补肾中药可治疗肾虚证的重要因素。这些相关的现代研究成果，均有助于证实"肾主骨"理论确有其物质基础。

20世纪60年代，刘老对"肾主骨"和"治肾亦即治骨"的理论，进行了深入研讨。他认为保养肾的精气，是抵御病邪、防治骨病、骨折、延缓衰老的重要措施。如女子七七、男子八八以后，肾脏衰、精少、筋骨、肌肉得不到很好的濡养，因而形体皆极，骨质脆弱，易发生骨折，且折后愈合较慢。临床上女性绝经后发生骨质疏松、男性好发骨质疏松的年龄与《素问·上古天真论》所述："男不过尽八八，女不过尽七七，而天地之精气皆竭矣"的年龄段相吻合。因此，早期调养，保精气，壮筋骨，对防治老年"骨属屈伸不利"和骨折等病患是非常重要的。

1. 骨质增生病的防治

刘老认为本病好发于中老年人，以肾气虚等内在因素为根本，以小外伤的积累为诱因。于20世纪60年代研制出骨质增生丸，并根据不同情况进行施治。

（1）颈椎肥大性脊椎病，也称颈椎肥大性脊椎炎，包括在广义的颈椎病范畴。本病又因肾虚颈部劳损，外伤等导致椎间软骨盘退行性变，椎间隙变窄，椎体前后缘处骨质增生。临床表现颈部不适，僵硬，发板或酸痛，严重者可引起神经根的刺激症状，出现有肩臂痛，手指麻木，或手部肌肉萎缩。

治疗以补肾通经络，止麻痛为主。方用熟地、鸡血藤、骨碎补、丹参、泽兰叶、红花、桂枝、姜黄、天麻、葛根、当归、川芎等药水煎服；配用透骨草、威灵仙、五加皮、制川乌、制草乌、半夏、山楂、乌梅、细辛、红花等药为粗末装布袋内扎口，放水盆内熬沸后熨熁颈部、肩部，每次1小时以上，每日2～3次。

（2）增生性脊椎炎，又称肥大性或退行性脊椎炎，是一种常见的慢性腰背痛病。引起本病的主要原因是肾虚不能化精生髓而充骨，致使骨本身发生退变。

治疗以健肾壮腰为主，首选骨质增生丸，或用壮腰健肾丸，健步虎潜丸等。兼风寒湿者，配用独活寄生汤。兼外伤有瘀者，用补肾活血汤或身痛逐瘀汤。亦可外用熨熁药治之。

（3）增生性关节炎，又称骨关节炎。治疗宜补肾、壮骨、舒筋。首选骨质增生丸或服健步虎潜丸。局部用熨熁药。兼外伤者配用活血丸或身痛逐瘀汤。

注意预防本病的发生与发展，本病的预防甚为重要。颈椎，晚婚节育，防止肾气早衰，预防颈部的过度疲劳及外伤；不宜睡高枕。腰椎，防止房劳伤肾；防止腰背外伤及劳损，纠正不正确的劳动姿势；坚持经常性腰背肌锻炼。关节，防止骨关节损伤，防止膝、踝关节因长期负重而劳损；避免作业环境潮湿和持续性震动；及时治疗外伤，注意休息；坚持体育锻炼，增强关节灵活性与抗损伤、抗病能力。骨质增生是中老年人的一种常见病，这是因为随年龄的增长，骨关节发生退行性变，是人体衰老的必然结果。新陈代谢是生命的基本特征，衰老是客观规律，是不可避免的，但它能象人的寿命可以延长一样，这种退变也是可以推迟发生的。人的衰老主要是肾气衰。因为肾为先天之本。是人体生命活动的动力源泉。肾主骨生髓，肾精不足则齿摇发堕，腰脊酸软无力，生命活动逐渐低下。因此，预防退行性变乃致衰老的关键在于防止肾气早衰。适当的药物治疗和体育锻炼是很重要的。

刘老认为预防和治疗骨质增生应首选补肾精，健脾胃，通经络，活气血的药物，不可大量或长期应用抗风湿药物或酒剂，认为这类药物不仅能损及阴阳而且还有尅伐胃气之弊，不但不能抗衰老，反而会加速衰老。更反对将激素类药物（泼尼松、可的松，地塞米松等）作为抗风湿的首选药，认为这是一个非常严重的医疗上的失误。刘老在治疗数千例股骨头无菌性坏死的患者中，发现 90% 以上是因为误用大量激素或含激素类药物造成的。这应该起医界同道的注意。

至于体育锻炼，刘老认为应采取适当的锻炼方式，如太极拳、广播体操。身体欠佳者可以户外散步或适当活动关节。不论身体状况如何，中老年人都不宜跑步锻炼，以免顿挫损伤关节，或能自我按摩更为有利，但锻炼必须循序渐进，轻柔适度，不宜操之过急，更不能间断，要坚持经常锻炼，久而久之，自见功效。

值得一提的是，刘老遵照《素问·上古天真论》"三八肾气平均，筋骨劲强，……四八筋骨隆盛，肌肉满壮。五八肾气衰，发堕齿槁"，及《素问·脉要精微论》"腰者，肾之府，转摇不能，肾将惫矣。……骨者，髓之府，不能久立，行将振掉，骨将惫矣"的论述。体会到肾与骨、骨与髓内在的生理、病理变化，充分地揭示了由骨质增生而引起的腰腿痛的内在因素是由肾气虚不能生髓充骨而致骨的退变——骨质增生。他紧紧抓住这一机制，经过反复医疗实践，从多次成功的经验和失败的教训中，摸索出对本病的治疗规律，从而研制出治疗骨质增生的"骨质增生丸"处方，这样使"骨质增生"从"不治"向可治方面转化，前进了一步。

骨质增生丸由熟地黄、肉苁蓉、仙灵脾、骨碎补、鹿衔草等七味药组成，制成浓缩丸剂。该成果 1987 年获长春发明一等奖、1991 年获吉林省科技进步一等奖、1992 年获国家中医药管理局科技进步三等奖。

2. 颈腰椎病的治疗

颈腰椎病是临床常见病及多发病，其发病原因多为年老体弱，肝肾不足，颈腰椎部筋脉失养；或长期颈腰椎部慢性劳损，致使颈腰椎部经络阻滞，血流不畅；以及素体虚弱，气血不足，腠理不固，外邪滞留经脉，气血运行不畅，而致本病。在长期的临床实践中，研制出治疗颈、肩、腰腿痛新药"壮骨伸筋胶囊"，此药2000年获吉林省科技进步二等奖、2003年获中华中医药学会科学技术三等奖。

3. 骨质疏松症的防治

骨质疏松症的发生、发展与脾肾密切相关，年迈体虚，或他病日久，房劳过度，禀赋不足，肾精亏虚，无以养骨，骨枯随减，经脉失荣，气血失和而致本病；同时，脾胃功能不足，不能化生水谷精微，气血生化失源，无以化精生髓，髓枯骨痿，经脉失和，而发本病。

刘老以补肾壮骨，健脾益气为法，研制出了治疗骨质疏松的"健骨宝胶囊"。应用于临床十余年，取得了较好的疗效。并在1999年获吉林省科技进步三等奖。

在药物治疗的同时，刘老还强调营养与体育锻炼，饮食中要有足够的蛋白质、钙盐以及各种维生素。尤其中老年人应每天坚持喝牛奶，因为牛奶中含有大量的蛋白质、钙盐等对人体有益的物质，可以预防骨质疏松症的发生。鼓励患者做适当的体育锻炼，以刺激成骨细胞的活动，有利于骨质的形成。

二、略论骨折与脱位的认知

骨折与脱位是骨伤科临床的常见病。随着我国社会主义建设事业的发展，机械化生产大兴，高空作业盛行，交通运输发展空前，骨折与脱位患者激增，且伤情越来越复杂。大量的复合伤、危重伤，急需高水平的骨伤科医师来救治。因此，这必须引起广大骨伤科医师的重视，以进一步提高认识和技术上精益求精；同时还必须了解骨折与脱位辨证与治疗的机制、方法的渊源、发展与现状，以适应社会发展的需要和骨伤科技术的继承与发展。

（一）概念的确立

骨折与脱位的基本概念，我国医学家很早就有认识。公元前16世纪的甲骨文就有疾手、疾肘、疾止（指、趾）、疾骨等骨伤病的病名；公元前11世纪的《周礼·天官》记载了"折疡"；汉代郑玄注为腕折；《荀子·修身》有"其折骨绝筋，终身不可相及也"的记载；马王堆汉墓出土的帛书《阴阳脉死候》称开放性骨折为"折骨裂肤"，粉碎性骨折为"骨破碎"；骨折这一病名出自唐代王焘《外台秘要》（公元752年）。

脱位亦称脱臼。古有出臼、脱骱、脱骨错等多种称谓。马王堆汉墓出土医籍《阴阳十一脉灸经》记载了"肩已脱"（即肩关节脱位）；晋代葛洪《肘后救卒方》记载了"失欠颌车"；《备急千金要方》载"颌车"作"颊车"，即颞颌关节脱位，其中口腔内复位法，是世界首创，至今仍在沿用。

我国唐代以后的医籍对脱位的记载渐多，唐代王焘《外台秘要》列举了创伤14种症候类型，至此，骨折、脱位的概念，已初步确立。

（二）分类与诊断

在不断总结前人实践经验的基础上，骨折与脱位的诊断与治疗技术经隋唐的发展，有很大的提高。唐代蔺道人把骨折与脱位列入骨、关节损伤的范畴，且统称为"损伤"，把骨折又分为闭合性骨折与开放性骨折两类。并且首次把骨折分为能用手法整复者和不能用手法整复者，即我们今天所说的新鲜骨折和陈旧性骨折。"凡损，一月尚可整理，久则不可"即此意也。

蔺氏在《仙授理伤续断秘方》中，首次描写了肩关节脱位和髋关节脱位，并首次把髋关节脱位分为前脱位与后脱位二类；还记载了颅骨骨折、肋骨骨折、胫腓骨双骨折、前臂骨折、指骨（趾）骨折。

对骨折与脱位的检查诊断，蔺道人首先总结了"手摸心会"的检查法，提出检查时，要伤、健肢相对比，注意局部畸形，以手触摸骨折部位情况，了解变位方向等。强调检查后要认真思考"忖度"骨折移位程度、方向、力量等。还指出要"揣摸""捻捺""相度骨缝""忖度便知大概"等一系列检查诊断的方法和要求。这些指导骨折与脱位分型分类和分期辨证诊断的方法为蔺道人首创，对我国骨伤科的发展，做出了重要贡献。

明清时期骨折与脱位诊疗技术的发展，表现在临床局部检查、功能检查和体征检查方面。

临床局部检查首重摸法，此法是唐代蔺道人"相度损处"局部检查法的发展，且在明清时期，临床检查法的内容更加充实。《医宗金鉴·正骨心法要旨》认为："虽在肉里，以手扪之，自悉其情。……正骨者，须心明手巧，既知其病情，复善用夫手法，然后治自多效。……手法者，诚正骨之首务哉。"以手摸之，可查知骨折脱位的各种情况，江考卿还提出检查骨摩擦音以鉴别骨折，如"凡打伤跌肿，肉中之骨不知碎与不碎，医生以手轻轻摸肿处，若有声音，其骨已破"（《江氏伤科方书》）。这种以手触摸，听骨摩擦音的骨伤科检查方法，至今仍是临证的常用方法。

功能检查是依据伤肢的正常生理功能特征，对复位效果进行鉴别，其法是运用摸法检查局部畸形是否已得到纠正。另对一些肌肉丰厚的部位，还可依其原来的生理功能、活动范围来检查复位效果。《普济方》运用"伸舒扯拽"手法对股骨或胫腓骨骨折复位后，要求"脚跟对齐""脚头抵正"，"脚跟对齐"表明伤肢无短缩，"脚头抵正"表明下肢已达到中立位，旋转移位已纠正。

体征检查是针对某些特殊情况，根据一些部位的生理功能及受伤后的病理表现特征，检查诊断骨折或脱位的方法。《普济方》曰："凡辨腿胯骨出（指髋关节脱位），以患人比（患侧与健侧对比），并之而不粘膝（双膝靠拢时两膝不能合在一起），便是出向内（前方脱位），如粘膝不能开，便是出向外（后上方脱位）。"因髋关节后脱位是典型的内收、内旋和短缩畸形，因此"粘膝"；相反，前脱位是外旋、外翻、较健侧长，且由于股骨头脱出于闭孔部位，伤肢内收运动被股骨头阻挡，所以"不粘膝"。这种特征，不仅可鉴别髋关节前后脱位，而且对鉴别髋关节后脱位和股骨骨折的内收移位也有意义。这种检查方法与欧洲医学家艾利斯的双膝高低对比检查髋关节后脱位法（即艾氏征）原理相似，而我国则早于欧洲人五百多年。

（三）治疗方法的发展

1. 晋及南北朝时期

骨折和关节脱位的整复固定技术始于晋代。葛洪是最早应用手法整复脱位和骨折夹板固定技术的，他首先提出下颌关节脱位的治疗方法，如"治卒失欠颌车（颊车）蹉张口不得还方：令人两手牵其颐已，暂推之，急出大指，或咋伤也。"此法是术者以双手拇指放入患者口中，牵其下颌骨治疗下颌关节脱位，方法简单实用，效果好，至今仍应用于临床。对骨折，葛洪首次提出竹板外固定法，从而开启了中医骨伤科小夹板外固定历史。他在《肘后方》中具体记载："疗腕折、四肢骨破碎及筋伤蹉跌方：烂捣生地敷之，以裹折伤处，以竹片夹裹之，令遍病上，急缚，勿令转动。"

葛洪对骨折的处理大法是先药物外敷，然后夹板外固定，这一方法在以后一千多年的中医骨伤科中一直沿用和发展。因此，在骨折与脱位治疗技术方面，他做出了开创性的贡献。

对骨折的复位，南北朝时期还应用了切开复位法，《小品方》中就记载了这方面的内容："若有聚血在折上，以刀破之。"另据《北史·长孙冀归传》载：

"子彦少常坠马折臂，肘上骨起寸余，乃命开肉锯骨。"这是对骨折扩创复位手术的记载。

骨折与脱位的治疗除整复固定外，药物治疗也占据很重要的地位，晋至南北朝时期，骨折与脱位的药物疗法有很大发展。其用药特点是重在理气活血，接骨续筋。葛洪选用续断、地黄以接骨，《小品方》还以蟹头中脑及足中肉髓敷创之中续筋，以春大豆、猪膏和涂于伤处治骨折等。另如《抱朴子·内篇》记有葛洪创用杵乌鸡和酒外敷使断折之处的接骨法至今仍在应用，且颇有疗效。

2. 隋唐时期

隋唐时期将骨折与脱位的治疗方法归纳确立为六大法，即麻醉法、清创法、复位法、固定法、练功法和用药法。

在我国应用全身麻醉的方药，当推公元 3 世纪华佗发明的"麻沸散"，后来在《肘后备急方》《刘涓子鬼遗方》等书中，也可以看到麻醉镇痛药的使用，但应用于骨折复位，则最早见于《仙授理伤续断秘方》所载"常用整骨药"，即用温酒服大草乌细末半钱作为骨折整复的麻醉药，并强调药量从小到大的安全服药法。

对开放性骨折的局部处理，最早见于《三国志·蜀书》的华佗刮骨疗毒。隋代巢元方《诸病源候论》对开放性骨折提出了清除异物的治疗，但缺乏清洗伤口的论述。至唐代蔺道人，不但提出要清创，还提出要清洗与缝合，尤其强调要"煎水洗"，以防伤口污染。对受到污染的骨，蔺氏主张"用快刀割些捺入骨"，还提出"凡伤损重者，大概要拔伸捺正，或取开捺正"。说明我国早在公元 9 世纪就形成了这种清创缝合术和切开复位术的雏形。

拔伸、捺正的正骨复位法，是我国最早、最具体的整复手法，由蔺道人第一个提出。他还强调"相度损处"即观察了解骨折的移位情况；"仔细捻捺、忖度"即仔细触摸、忖度，手摸心会之意；"正拔伸、斜拔伸"，就是根据骨折的不同移位而运用不同方式的拔伸牵引以达到骨折复位的目的；"用力收入骨"，即捺正之意，将成角、侧方移位等进行捺按矫正。

对肩关节脱位，蔺氏提出"椅背复位法"，对髋关节脱位，蔺氏首创手牵足蹬复位法，至今仍在沿用。

骨折外固定，古人早就主张就地取材。晋代葛洪行医于两广产竹之地，则提出用竹片固定骨折。而蔺氏则主张用杉树皮制成夹板，并把这种外固定装置称为"夹缚"，更指出，用杉树皮做夹板，固定时应留开一些空隙，目的是便于观察局部的血运等情况，还要求根据季节气候的不同，定期拆开夹板检查，还强调"不可惊动损处（即骨折端）"。这些方法，仍是目前临床夹缚固定时必须注意的事项。

古人对骨折的治疗，除了重视固定外，还特别注意关节的活动，强调功能锻炼。如"凡平处骨碎皮不破，用药贴，用密夹缚，大概看屈转脚凹之类不可夹，恐后伸不得。"（《仙授理伤续断秘方》）就是说，对闭合性骨折，在夹缚固定时，尽可能不要将关节固定，否则将影响关节的屈伸功能。西医学认为关节僵硬是因为关节囊反折处有粘连，而粘连的"胶汁"是浆液纤维素性渗出物的纤维蛋白。任何持久性或反复性的浆液纤维性渗出物都可能引起粘连。骨节固定后，肌肉若不活动，就会引起静脉和淋巴淤滞，循环减慢，组织发生水肿。这就是造成关节囊和肌肉粘连的浆液纤维素性液体的来源。可见，西医学也反对关节持续固定。目前对于四肢骨干骨折（关节内及近关节骨折除外），均采用不固定上下关节的夹缚方法，以利关节活动，防止僵硬。蔺氏特别强调："凡屈转（关节），……将绢片包，后时时运动，盖屈则得伸，得伸则不得屈，或屈或伸，时时为之方可。"这里有一个十分重要的经验，就是强调固定要取关节屈曲的功能位置，而长期伸直固定，屈曲就很困难。而"凡屈转，……要转动，……时时为之方可"。的观点，一直指导着我们治疗骨折的练功疗法。练功疗法是促进骨折愈合与功能恢复同时并进的理想而有效的措施。

隋唐时期对骨折与脱位的治疗受到三国、晋、南北朝实践经验积累的很大影响。其在药物治疗方面的的显著特点是运用了铜类和虫类药物。唐代张文仲《救急方》记有铜类药接骨："疗骨折，接合如故，……取钴铜错取末，……少酒服之。"陈藏器在《本草拾遗》明确记述了"赤铜屑主折伤"。蔺道人的"接骨药"用鹘鸟骨（烧存性）、古铜钱（一个，煅，醋淬七次为末）用酒调服，每次一钱。他认为"此方极验"。现代研究证明了铜在骨折修复过程中具有显著作用，可见我国的铜接骨的经验是成功而实际的。

虫类药多有较好的活血化瘀作用，《五十二病方》已用虻虫、蟅虫，《本草经》载有许多虫类药治金疮、瘀血等，至唐代应用已很普遍。孙思邈推崇《小品方》中用螃蟹接筋。《本草拾遗》认为螃蟹"能续断绝筋骨，去壳同黄，捣烂，微炒，纳入疮中，筋即连也。"蔺道人则使用地龙接骨等。

3. 宋元时期

宋元时期是我国骨伤科治疗学发展的全盛时期，不仅方法繁多，而且立法处方的原则亦全面形成。

麻醉技术有了进步，对骨折治疗的整复、固定、用药、练功四大原则进一步确立，整复技术及固定方法也有了新的发展。

宋代随军医生，已运用了切开除死骨术治疗骨折。《医说》记载："道人詹志勇……因习骑坠马，右胫折为三困（多段骨折），顿且绝，军帅命归营医救，凿出败骨数寸，半年稍愈，扶仗缓行，骨空处皆再生。"危亦林也曾凿开骨骼，钳出入骨的箭镞，在骨折复位困难时，还切开剪去骨折端尖锐部分。

宋代多用按摩（捻搓）、端捏和牵引等方法进行闭合复位。至元代危亦林，除运用蔺道人的五法之外，还创造了"悬吊"的复位技术。在他的《世医得效方》中记载了肩关节、肘关节等近关节部位骨折脱位的复位技术及髋关节、膝关节、足踝关节和脊柱骨折的复位方法。

其中值得一提的是危亦林在《世医得效方》中首次记录了脊椎骨折，并介绍了脊椎骨折的悬吊复位法，如"凡剉脊骨不可用手整顿，须用软绳从脚吊起，坠下身直，其骨使自归窠，未直则未归窠，须要坠下，待其骨直归窠"。明确指出，脊椎骨折是由于挫伤，即间接暴力引起，这种间接暴力，往往造成脊椎压缩性骨折。他认为这种骨折单纯用手法整复是不可行的，因此采取悬吊的方式，并且强调身体要"坠下身直"，表明复位必须过伸。从这一认识中可以判断出其对骨关节的结构有相当的了解，这种复位方法和原理在我国医学史上是先例，在世界医学史上也是创举，较西医学于1927年应用悬吊法治疗脊椎骨折早了600年。

这一时期的固定器材与固定技术亦有所改进，强调在夹板内以棉布、软物或桑白皮衬垫，避免压迫皮肤。可见对固定夹板的使用和装置已有丰富经验。竹片、杉木板、柳木等材料质韧、体轻且有弹性，并能塑形，适合外敷药物和练功活动。

《洪氏集验方》还介绍了用鳔胶粉加糯米粥糊于伤肢，再加小夹板固定的类似石膏绷带固定法。

值得提出的是，宋元医家特别注意"动静结合"，强调固定后"不可放定"，要经常"拽屈拽直"，否则日后会"曲直不得"。《医说》还介绍了一种"搓滚舒筋法"治疗骨折愈合后的脚筋挛缩。具体方法为"但得大竹管，长尺许，钻一窍，系一绳，挂于腰间，每坐则置地上，举足搓滚之，无计工程，久当有效。"这实际是一种机械按摩练功法。

4. 明清时期

作为历史上骨伤科发展的又一个全盛时期，明清时期无论在基础理论方面还是临床实践方面，都取得了很大的成就。明代"气血学说"的发展，成为后来中医学有关创伤和骨的病理生理理论基础。在实践方面对创伤骨病的诊断与治疗，已注意了不同部位、不同经络的辨证论治，较前有了很大的进步。另外，这一时期正骨技术的发展，固定方法与器材的革新，以及方药的选择应用，至今仍然有着一定的影响。

清明时期对骨折的治疗以闭合手法复位为主，切开复位则多用于开放性骨折和剪除碎骨。手法复位的方法和技巧发展迅速，积累了许多新的经验。

《医宗金鉴·正骨心法要旨》云："夫手法者，谓以两手按置所伤之筋骨，使仍复于旧也。"明代以后，在整骨施行手法之前，强调了解骨骼局部结构，如此才能使手法奏效。要求"必素知体相，识其部位，一旦临证，机触于外，巧生于内手随心转，法从手出"才能做到"虽在肉里，以手扪之，自悉其情"。并指出"伤有轻重，而手法各有所宜。其痊可知迟速，及遗留残疾与否，皆关乎手法之所施得宜。或失其宜，或未尽其法""法之所施，使患者不知其苦，方称为手法也"。即特别强调手法的基本功。

这一时期，把手法归纳为十大法。

（1）摸法，即"手摸心会"以了解伤情。

（2）拔伸，将骨折重叠移位拉开。

（3）搜摇动，搜即寻找，为皱缩，是指通过对骨折远端摇动，使局部肌肉皮肤由于摇动皱缩，带动骨折远端，寻找近端对合。也就是现在所说的"摇摆触碰"。

（4）屈曲伸舒，多用于近关节部位骨折或脱位，也可用于各种骨折复位后的练功。

（5）捺端，用以纠正骨折的侧方移位和旋转移位。

（6）拽提，用于骨折凹陷，以手法拽提或用绳帛系高处提者，危亦林用"悬吊法"代替人力的拽提。

（7）捏法，即拿捏之意，用拇指和四指指端对相挤压，或两手指相对拿捏挤压，使合拢的骨折断端分离。现在所称的"夹挤分骨"即是捏法的发展。

（8）接法，"使已断之骨，合拢一处复归于旧"，即"欲合先离，离而复合"的手法。

（9）按摩，"按者，谓以手往下抑之。摩者，谓徐揉摩之。"其目的在于"按其经络，以通郁闭之气，摩其壅聚，以散瘀结之肿"。

（10）推拿，推者，谓以手推之，使还旧处。拿者，或两手一手捏定患处，酌其宜轻宜重，缓缓然以服其位也。

明清医家已认识到外固定对骨折治疗的重要性，且有所革新。《普济方》记有"抱膝圈"；《医宗金鉴·正骨心法要旨》总结了10种器具，包括"裹帘、振挺、披肩、攀索、叠砖、通木、腰住、竹帘、衫篱、抱膝"。这时期外固定方法最显著的发展是运用了超关节夹板外固定法。

明清时期对于骨折和脱位的治疗用药方面也有了一些变化和改进。特点之一表现在剂型方面，内服药的剂型以丸、丹、散为主；外用药则以膏、酒、洗剂为主。另一特点是以活血化瘀、养血舒筋、补肾培元为治疗原则，并且在内服活血化瘀方药中增加了通窍药。同时还对药味组合进行了由博而约的衍变，使方药更加简练适用。如沿用至今的接骨药"紫金丹"，即来源于唐代蔺道人的常用整骨药，后在此方的基础上根据不同的证候加减化裁而成许多临床实用方剂。明代李时珍《本草纲目》对我国16世纪以前的"药物学"进行了一次最全面的总结，其中也包括骨伤科用药，促进了骨伤科药物疗法的发展。

总之，中医学发展到清代，是一次空前的大总结，《医宗金鉴》完成了这一历史使命。《医宗金鉴·正骨心法要旨》系统地总结了清以前有关骨伤科的诊治经验，对人体各个部位的骨度，损伤的内外治法，特别是手法（正骨八法）、器具等，记述颇详，既有理论，又重实践，图文并茂。对后世影响很大，已成为当今不可缺少的，非常实用的，且有较高指导意义的参考医籍。

5. 中华人民共和国成立后

新中国成立后，在政策的指引下，广大中医工作者，尤其是骨伤科工作者，努力发挥中医特色和专科特长，积极钻研骨伤科技术，积极进行科学研究，从20世纪60年代起各种类型骨折的临床愈合期即比以往缩短，有的甚至接近缩短二分之一。

运用对骨折部位正确的无损伤复位，再采用小夹板固定与功能活动相结合（动静结合），以及配合中药疗法的综合治疗方法，不但扭转了过去对骨伤科"头悬梁，锥刺骨，三个石膏苦"的印象，而且还使肢体功能可以得到迅速恢复，使不少骨折患者提前恢复了劳动能力。髋关节、肩关节脱位半年以上者，亦可得到复位，且取得良好的疗效。对软组织损伤，包括肌肉、肌腱、筋膜、腱鞘、韧带、关节囊的劳损、扭伤、错位和粘连等，采用推拿疗法，对许多非药物或手术所不能奏效的症状，往往获得手到病除的满意结果，这些巨大的成就和发展是广大骨伤科工作者不断努力的结果。

几十年来，我国骨伤科的发展是迅猛的，其成果也是巨大的。正骨手法在《医宗金鉴·正骨心法要旨》"摸、接、端、提、推、拿、按、摩"八法的基础上，由天津医院总结归纳为"手摸心会""拔伸牵引""旋转屈伸""提按端挤""摇摆触碰""夹挤分骨""折顶回旋""推拿按摩"新正骨八法。外固定器具也有了很大的改进与提高，天津研制出治疗四肢骨折的成套、塑形、柳木小夹板和纸压垫，以及治疗髌骨骨折的抓髌器，北京推出治疗骨折的外固定支架，安徽研制出微型外固定器用于尺骨骨折等，全部具备科学性和实用性，并获得国内外的公认与推广。

对骨折愈合机制骨伤科研究者们也进行了研讨。例如上海研究者根据活血化瘀及肾主骨的理论，应用同位素磷 ^{32}P 进行了跟踪观察，并用动物实验来探讨肾上腺皮质和性腺等内分泌腺对骨折愈合的影响，又以辨证论治的观点，探讨理气药物中的枸橼酸对骨折的影响和作用。天津对自然铜在骨折愈合过程中的作用进行了研究。长春突出动物药对骨折愈合机制的研究。又如上海用动物实验说明固定关节过久的危害性，以及电刺激加强肌肉收缩能促进骨痂生长等等。这些机制的研究虽是初步的，但对促进加强我国骨伤科事业发展有着重要意义。这个良好的开端在广大骨伤科工作者的共同努力下，将会取得更加新颖和突出的成就，它的发展前景更是光辉远大的。

三、骨伤科手法的渊源发展及应用

骨伤科传统的治疗方法，非常强调发挥一双手的恰当运用。

手法在骨伤科临床上应用的范围很广，如骨折、关节脱位的整复手法，软组织损伤——筋伤的散瘀活血舒筋通络的按摩手法，都起着重要的治疗作用。骨折、关节脱位，若不施行正确的整复手法，有再好的药物亦难发挥其应有的作用，故《医宗金鉴·正骨心法要旨》（以下简称《金鉴》）指出："手法者，诚正骨之首务哉！"

（一）手法的渊源与发展

用手法治疗损伤，早在我国隋代已很盛行，当时有按摩师主治"折跌"损伤。后唐代著名医学家孙思邈曾用手法治疗"失欠颊车"即下颌关节脱位，至今仍在应用。唐代蔺道人著的《仙授理伤续断秘方》是一部伤科专书，记述了骨折与关节脱位的多种整复手法，如揣摸、捻捺、拔伸、搦、捺、转动等。揣摸、捻捺即"摸法"，亦即现在所谓的"手摸心会"，是整复前后的检查手法，用以了解分析病情并检查整复后的效果。这些宝贵的实践经验，至今仍作为整复的重要原则而应用于临床。特别是"凡捺正，要时时转动使活"一法，更是整复手法的妙用之处。在实践中我们体会到，无论整复骨折或关节脱位，切忌不看伤情用力过猛，妄求速效，实际上欲速则不达，甚至起相反作用，唯独要"活"是手法的唯一要求。

自唐以后，手法治疗损伤已有很大进展，内容也较为丰富。元代危亦林的《世医得效方》记有肘、髋、踝关节脱位以及各种骨折的整复方法，他创用悬吊复位法治疗脊柱骨折，而且复位后用夹板固定以防脊柱前屈，至今仍在沿用，此法要比西医学在 1927 年开始使用同样方法早了 600 年。明代王肯堂的《证治准绳》中记载了多种整复骨折的手法，并有所创新。清代系统地总结出"摸、接、端、提、按、摩、推、拿"八法。《金鉴》对八法的适应证与作用更作了详细的论述，并对手法操作提出了很高的要求，如说："手法者，谓以两手安置所伤之筋骨，使仍复于旧也（解剖复位）。但伤有轻重，而手法各有所宜，其痊可之迟速，及遗留残疾与否，皆关乎手法之所施得宜，或失其宜，或未尽其法也。"又说："盖一身之骨体，既非一致，而十二经筋之罗列序属又各不同，故必素知其体相，识其部位，一旦临证，机触于外，巧生于内，手随心转，法从手出，或拽之离而复合，或推之就而复位，或正其斜，或完其阙，则骨之截断、碎断、斜断，筋之弛、纵、卷、挛、翻、转、离、合，虽在肉里，以手扪之，自悉其情，法之所施，使患者不知其苦，方称为手法也。"又说："盖正骨者，须心明手巧，既知其病情，复善用夫手法，然后治自多效。"至此治疗损伤的手法又有很大的改进和发展，并且大大提高了治疗效果。

上述正骨八法，除摸法重点用于诊断损伤疾病外，其他大法笔者认为接、端、提主要用于治骨，而按、摩、推、拿则用于治筋。

306

（二）手法的应用

1. 治骨手法

（1）接法：接法是正骨手法的总称。《伤科补要》中说："接骨者，使已断之骨合拢一处，复归于旧也，凡骨之断而两分，或折而陷下，或碎而散乱，或歧而旁突，相其形势，徐徐接之，使断者复续，陷者复起，碎者复完，突者复平，皆赖乎手法也。"凡是使断骨接续在一起的手法都称为接法。在《仙授理伤续断秘方》中将接骨手法分为"拔伸""捺正"两大类。"拔伸"是牵引的意思，在伤肢远端沿其纵轴以各种方法进行拔伸牵引，以矫正重迭、旋转移位之骨，亦即"欲合先离，离而复合"的接骨原则。"捺正"是指以一手或两手将断骨自高突处向下按捺平整，或使成角及侧方移位通过挤捺得到矫正。

（2）端法：是用"两手或一手擒定应端之处，酌其重轻，或从下往上端，或从外向内托，或直端、斜端也"（《金鉴》）。从下往上端是以骨折远端去凑近骨折近端，即"子骨找母骨"的手法。从外向内托是使外支旁突之骨从外向内端托，含对相挤按和屈伸、旋转以及关节脱位的"端骨缝"等技巧操作。直端是沿纵轴直牵而后顶住、捺正。斜端则是成角提牵，而后反折捺正。于此可见古人所用的端法并非是一单独的手法，从中可以衍化出"端挤提按""屈伸收展""旋转回绕"和"成角折顶"等法。

（3）提法：是将"陷下之骨，提出如旧也。……有用两手提者，有用绳帛系高处提者"（《金鉴》）。是指骨折陷下，亦即骨折端重迭移位，用手力或机械（即绳帛）沿骨纵轴方向进行提牵。实际上提法也是端法的一个步骤，因为无论什么类型的骨折，如果不能从陷下中提牵出来，是不可能使两骨折端对顶而连接的。

总之，接、端、提三法，虽然都是治骨手法，但又各不同。接是目的、标准，是总的要求，是使已断之骨合拢一处复归于旧。端的含义较深，是多个手法的综合运用。所以一般称正骨为"接骨"或"端骨缝"。实践证明若能恰当运用上述三法，确能使重迭、旋转、成角以及侧方移位之骨获得满意的复位。

2. 治筋手法

治筋手法即理筋手法或舒筋手法，是按、摩、推、拿手法的具体运用。《金鉴》把按与摸、推与拿合并叙述，认为按摩法是按、摩两类手法的总称。

按法是"以手往下抑之也"，用手法"按其经络以通郁闭之气"，摩法是"徐徐揉摩之也"，是用手法"摩其壅聚，以散瘀结之肿"。指出按摩法是"为皮肤筋肉受伤，但肿硬麻木，而骨未断折者设也。或因跌仆闪失，以致骨缝开错，气血郁滞，为肿为痛者宜用"。具有通经络、散瘀结、舒筋合骨的治疗作用。推拿法是推、拿两法的总称。推法是"以手推之，使还旧处也"。拿法是"两手或一手捏定患处，酌其宜轻宜重缓缓焉以复其位也。"推拿法的适应证是"若肿痛以除，伤痕已愈，其中或有筋急而转摇不甚便利，或有筋纵而运动不甚自如，又或骨节间微有错落不合缝者，是伤虽平，而气血流行未畅，不宜接、整、端、提等法，唯宜推拿，以通经络气血也"。如是说来，似乎手法较重，用在筋急转摇不甚便利或运动不自如的关节，以推拿法通经络，活气血以达舒筋正骨的目的。

综上所述，结合骨伤科临床实际，按摩推拿手法主要应用于治疗各种筋伤，如急慢性扭挫伤以及骨折、脱位后的功能恢复期，能使损伤迅速治愈。它的适应证是非常广泛的，对新伤瘀血肿胀阶段，应注意贯彻"促吸收"，亦即是"祛瘀生新"的原则。四肢软组织损伤时，按摩推拿施行于近端肢体，不直接按摩损伤局部，躯干软组织损伤时，则按摩其局部经络循行部位。

3. 按摩推拿手法

（1）按摩推拿手法的作用，初步认为有以下几点：①手法的动力，能增进皮肤组织的营养。②由于静脉及淋巴循环的增进，能协助消除人体的代谢废物。③由于手法外力的压迫推摩，能使血液循环旺盛，有助于损伤组织的修复。④由于循环加速，血液中氧的成分增加，营养成分的供应亦随之增加，肌肉纤维也能增长。⑤能促进肿胀加速吸收。⑥可以预防和解除粘连。

（2）按摩推拿理筋手法，在操作上一般可分为三个阶段：第一为准备阶段，是运用手法为进行治疗作准备。它具有镇痛、解痉、散瘀活血、放松紧张肌肉的作用，使手法在肌肉松弛的情况下得以顺利进行，以达到满意的治疗效果。另一方面也是使患者的肢体具有一个适应过程。如轻度按摩法（或称为抚摩法）、深度按摩法（或称推拿法）以及搓、擦、揉法等。第二是解决疾病的主要矛盾阶段，即应用手法来治疗各种软组织损伤，以达到理顺筋络，调和营卫，通经活血的目的。根据损伤的性质，若腰部扭伤，则按其扭捩的程度、暴力大小，而予以各种引伸手法，如腰部背伸法、旋转斜扳法、牵抖法等。若系骨折、关节脱位后遗关节强直，则根据其障碍程度而运用屈伸、旋转、摇晃手法来顺骨捋筋，帮助关节功能的恢复。第三阶段，在理筋手法操作以后，患者往往有一个刺激反映过程，特别是使用较重、较猛的手法解决主要矛盾以后，还可能"或有筋骨间微有错落不合缝者，是伤虽平，而气血之流行未畅"。用扣击、揉搓、运展等手法，使紧张的肢节放松，进一步推动气血的运行，是手法结束、整理收功的最后一步。

总之，按摩推拿手法的应用是由轻渐重，再由重到轻的过程。

（三）手法的使用原则

使用手法，首先要根据辨证施治的原则，因伤有重轻之别及皮肉、筋骨、关节之分，解剖位置也各有不同，故要求必须按实际情况选用相适应的手法。手法之轻重、巧拙，直接关系着损伤的恢复与否；使用正确，手法运用得好，就能取得较好的效果，否则达不到预期的目的。下面谈谈运用手法应掌握的几项基本原则。

（1）手法前，对病情要进行充分了解，如骨折的类型和移位方向；关节脱位是全脱还是半脱，脱出的方向，有无并发骨折及受伤时间等；软组织损伤之肌腱、韧带等有无断裂、粘连和粘连的程度。有了充分的了解，才能选择正确的手法。

（2）施行手法要有目的和计划，如选用何种方法，如何进行，以及患者的体位，助手如何配合，要否麻醉等都要周密考虑。心中有数，才能取得好的效果。

（3）准备好施行手法后所需的外敷药、夹板、绷带等一切应用器材。否则会顾此失彼，造成忙乱，影响疗效。

（4）手法时，用力要轻重适当。如整复骨折、关节脱位，若用力过猛、过重，则易加重周围肌肉、血管、神经损伤，甚至引起休克，旧患虽去而又增新患矣。用力过轻，则复位不易成功。故轻重必须得当。对软组织损伤的按摩推拿法，同样要注意保持适当的强度，用力要由轻到重，再逐渐减轻而结束。在手法过程中，要随时观察患者的表情，并应随时调整手法的强度，以防意外。

（5）操作时动作要熟练、灵活、敏捷，以尽量使患者不感到痛苦为原则。前人要求我们手法要达到"法使骤然人不觉，患者知痛骨已拢"的水平。

（6）医生必须思想集中，全神贯注，态度从容沉着，争取患者的信赖与合作，减少患者的紧张情绪。

（7）患者的体位要适当，保持在一定的舒适位置，使肌肉能够充分放松，便于术者操作。

（8）操作时，要注意解剖关系、经络循行的途径、血液循环和淋巴回流的方向等，达到顺骨捋筋、活血散瘀的目的。

（9）手法时，为了保护皮肤，可采用一些滑润剂，如滑石粉、松节油、舒筋油等。

（10）注意手法的禁忌证，如高热、各种皮肤病、骨关节结核、骨髓炎和恶性肿瘤，妇女妊娠和月经期皆不宜施行手法（骨折、关节脱位时，要视具体情况而定）。

（四）手法的练习

手法治病，想要起到应有的作用，达到预期的效果，必须重视手法基本功的练习。历来骨伤科学家，都非常强调这方面的训练。《金鉴》要求必须达到："一旦临证，功能于外，巧生于内，手随心转，法从手出，……以手扪之，自悉其情，法之所施，使患者不知其苦，方称为手法也。"《伤科汇纂》也提出："全凭手法及身功"的要求，强调手法与身功并重。其练习的方式有以下几个方面。

1. 练灵活、熟练、动作准度

（1）摸法的练习：达到"虽在肉里以手扪之自悉其情"的准确性。摸法的具体练习，就是要掌握正常的人体解剖知识，先在自身上练，相互间练，然后在患者身上体验，逐渐做到"手摸心会""一摸了然"的境地。

（2）按摩推拿的练习：先在沙袋上练，然后在人体上进行体验操作，熟能生巧，久则起到应有的作用。

（3）夹缚包扎练习：最好在人体上练习，掌握捆扎方法和松紧度，通过自身体会，临证才能得心应手。

2. 练力、练劲

（1）拔伸法练习：主要是练习腕和臂力，如拉滑车、钢丝弹簧扩胸器等。

（2）端提法练习：主要通过举重练习，如举杠铃、提石锁等。

（3）拿捏法练习：主要是增强指劲和腕力，如拿砂袋、拿坛口，腕部可做鲤鱼摆尾的练习。

3. 全面练习

坚持全身的体育锻炼，如太极拳、广播体操等，要持之以恒，达到体质健壮。

四、我国骨伤科手术疗法在早期的应用及对当代的贡献

我国最早是运用麻醉进行外科手术的国家。远在秦汉时期的《黄帝内经》中就记载截肢术治疗"脱疽病"；用砭石、铍针施行排脓术，以治疗化脓性膝关节炎——疵疽等化脓性疾患。这些都是中医手术疗法的萌芽。从这一源头发展到了汉代，当时的医学家华佗提出了"疾发结于内，针药所不能及者，令先以酒服麻沸散，既醉无所觉，因刳剖腹背，抽割积聚。若在胃肠，则截断湔洗，除去疾秽，既而缝合，敷以神膏，四五日瘥，不痛，一月之间即平复也"（《后汉书·华佗传》）。可见在我国汉代就已有麻醉、手术、术后观察等一整套治疗方法。尤其应用麻沸散麻醉，堪称世界上使用全身麻醉手术的先驱，要比西洋医学麻醉法早一千六百多年。它为后世的手术疗法奠定了麻醉学基础。目前我们应用的"中麻"就是在麻沸散基础上的改进方，不仅效果确实，而且安全可靠。

下面归纳一下我国骨伤科手术疗法在早期的应用及对当代的贡献。

1. 关于皮肤及创面清洁

对于所有开放性损伤的局部处理，首先即是清洁创面及其周围。早在晋代，医学家葛洪（284～363年）就于《肘后备急方》中提出"诸疮（创）先以盐汤洗"的论述。后宋代的《圣济总录》亦有"治刀斧所伤，并箭伤，先以盐水洗过"的记载。元代医学家危亦林于《世医得效方》中谓："刀斧棒杖……如伤大，先以冷盐水洗净。……若小伤，只以冷盐水略洗便敷。"现代临床上清洗创口使用的生理盐水，是 0.9% 的氯化钠注射液，此外，清创常用的药液还有肥皂水、过氧化氢溶液、苯扎溴铵、乙醇、碘酒、红汞等。清洁创口的程序是用消毒纱布盖好创面，以软毛刷沾上肥皂液，洗刷创口周围已剃去毛发的皮肤，如有油腻可用乙醚等擦拭净，洗刷后用大量生理盐水冲洗干净。周围皮肤清洁后，打开创口先用过氧化氢溶液冲洗，再用生理盐水洗擦，待创口清洁后，再进行清创处理，最后用消毒敷料包裹。正如唐代伤科专家蔺道人所说："涓片包之，不可见风着水。"由此可以想见我们现在所用的清创方法是从古代医家临床经验的基础上发展而来的，这是不容置疑的。

2. 关于摘除异物、死骨和坏死组织

异物死骨以及坏死而无活力的组织存在于体内，长期刺激，容易造成患处继发感染，致使伤口不易愈合，纵然暂时愈合，日后也会经常发作，甚至炎症发展，邪毒腐筋蚀骨，以至内攻，变化多端，产生败血症而危及生命，故要尽快地把异物或局部病灶清除。正如隋代巢元方于《诸病源候论》中指出："夫金疮，有久不瘥，脓汁不绝，肌肉不生者，其疮内有破骨、断筋、伏血、腐肉、缺刃、竹刺，久而不出，令疮不愈，喜出青汁。当破出之，疮则愈。"又："箭镞、金刃中骨，骨破碎者，须令箭镞出，仍应除碎骨尽，乃敷药。不尔，疮永不合。纵合，常疼痛。"《仙传外科集验方》亦谓："骨而成痈，故名附骨疽，留连周期，展转数岁，泛毒朽骨，出尽自愈，其不愈者，终身有之，此皆失于初也。……脓白而清者，碎骨初脱，肉深难取，脓黄而浓者，碎骨将出，肉浅可取，宜以利刀取之"。明代陈实功于《外科正宗》中也云："此已坏者，不能复活，只救将来未坏者可也，……但腐肉不痛者，逐一剪割。"明代申斗垣于《外科启玄》中云："内多有死肉停蚀好肉，苦痛难禁。若不早去，愈加腐烂。正谓之恶如野虎狼，毒似蛇蝎，有伤性命，恐致不救，当视其缓急、死骨大小，或以针刀割去，缓以腐肉锭子或末药或膏药贴之。……如去不净，亦不能得愈"。

上述中医学的病灶清除或异物摘除术，和当代的医疗主张又有什么不同？到现今我们不同样是这样认识的吗？无论是什么原因导致的局部坏死，治疗时都主张将局部充分剖开，仔细地检查各层组织，根据需要选用适当的方式，彻底地把失去活性的部分清除。如创面呈暗紫色，肌肉刺激不收缩和切割不出血，肌腱污染和挤压破损，以及与软组织完全分离的小骨片等，用刮匙刮去污染的表层或切去骨端，清洁后，回纳原位，可免造成骨缺损。经过如此处理，坏死组织得以清除，有活性的组织得以保留。去腐后，自能生新而愈合。这些认识和处理方法的发展，与我国古代手术学的启示是分不开的。

3. 关于切开排脓

化脓性感染病，若已成脓，包裹在内，应及早切开排除脓汁。中医学很早便对此有所认识。如《灵枢·痈疽》指出："发于膝，名曰疵痈，……须其柔，乃石之者生。"此处，石，即用砭石切开之意。这成了后世手术切开排脓治疗痈疽的指南。《秘传外科方》论述："凡痈疽有脓，勿忧其皮厚也，宜急破之。"《正体类要》也云："脓已成也，刺去其脓，痛自止。"申斗垣更于《外

科启玄》中从理论上阐述了及早排脓的必要性，他说："凡疮疡有脓之际，乃肉腐而成脓，是毒气侵蚀而溃也。若不速去之，恐毒气蓄而侵溃好肉。如肘、膝、枢纽关节之所，筋骨坏，废疾成矣。"《刘涓子鬼遗方》中记载了切开排脓的原则是"低位切开"，书中云："所破之法，应在下，逆上破之，令脓得易出。"切开的方法也多种多样，除了《灵枢·痈疽》提出的"砭石"和《灵枢·九针十二原》的"铍针"外，唐代孙思邈还提出使用"火针"，其于《千金翼方》中云："用铍针脓深难见，肉厚而大者，用火针。"后明代《普济方》中更详细地记载了烙法排脓引流的方法，如："烙法当用火针。似火箸磨头令尖如枣核围滑。用灯焰烧，须臾火作炬，数蘸油烧令赤。皆须近下面烙之。……并令透，则气疏达，脓水易出。……涂引脓膏药纴之，兼以膏药贴之，常使开润，勿令急燥。若其人羸瘠，勿顿出脓，徐徐令出。"《外科正宗》提出若要脓液排得通畅，则切口必须够大，同时需把脓腔内的分隔一并打通。如云："如脓深欲其口大，直针进而斜针出，划开外肉，口则大矣""凡脓涩滞者，内膜中隔不通故也"。清代《医部全录》记载了以刀切开排脓引流法："将刀头向上开之，方不致伤新肉，取出刀，再捻绵纸条润油度之，使脓水齐会，半日扯出，则脓水易干。"

今天看来，切开排脓算不上什么了不起的手术，一般的医生均可掌握和运用，但在我国古代，能够有上述的认识并且提出切开排脓的原则，应用的器械以及采用的方法都是合乎科学要求的，这些成就对后世手术疗法具有一定的影响，甚至对给予世界医学以启示。

4. 关于止血问题

《圣济总录》云："血行脉中，周流灌溉而无穷已。金刃所伤者深，则其流湍激，若海泄河决，御之至难，要在杜其冲溢之势。"人体各部组织得到损伤，布行期间的血脉必然为之损伤，以致血从伤口溢出。若大量失血，可造成气随血脱，危及生命。所以唐宗海在《血证论》中指出："刀伤乃平人被伤出血，即无偏阴偏阳之病，故一味止血为要。止得一分血，则保得一分命，其止血亦不分阴阳。""急则治其标"，所以对于创伤出血（包括手术出血），止血是当务之急。在我国古代除药物缓慢止血外，尚有一些较独特的止血方法。如清代钱秀昌在《伤科补要》中记载使用"玄参、茜草、寄奴、大黄、黄芩、黄柏、乌梅、五倍子以上等分，煎三次去渣留汁，再用旱莲草、马兰汁、皂礬、京墨、百草霜同煎浓，用好棉絮收干二汁，与陈醋同煎滚时，入磐、墨、草霜，将絮收之"，制成"止血黑绒絮"，"初伤时，将絮封上"。再如明代《仙传外科集验方》曾记载了"治金疮重者，筋断脉绝，血尽人亡。如要断血，须用绳及绢袋缚住人手臂"。这即是大血管损伤的止血带止血法。关于结扎血管止血法，早在隋代巢元方《诸病源候论》就有："当以生丝缕系绝其血脉"的论述。另如灼烙止血法，在元代、明代即已提出，且较为具体。元代危亦林在《世医得效方》中云："……人血出不止，则以火烧铜箸烙之，不止则杀人。"明代申斗垣在《外科启玄》中指出："将利刀于瘤子根底割去，即将银匙烧赤烙之，则不血出，亦不复生，数日愈矣。"此治疗方法发展至今已成为电烙止血法。

5. 关于开放截肢和关节离断术

早在秦汉时期的《黄帝内经》中即首先提出截肢疗法。如《灵枢·痈疽》曰：

"发于足趾，名脱痈。其状赤黑，死不治；不赤黑，不死。不衰，急斩之，不则死矣。"明确地指出了脱痈症状和截趾治疗指征。所以，后世举凡肢体受外伤摧残，无法复活或患某种可危及生命的疾患，用各种疗法均不能控制其恶化，则按《黄帝内经》治疗的原则——药治之，病不衰，"急斩之"，即施以截肢手术。明代陈实功在《外科正宗》中记载："……用软绢条尺许，缠裹黑色尽处好肉节上，以渐收紧扎之，庶不通血络，次用利刀放准，依节切下。"又"用利刀寻至本节缝中，将患指徐顺取下。"这便是关节离断术的雏形。中医学发展至清代，截肢术也在医籍中有所记载。薛立斋《医经原旨》云："痈色赤黑，其毒尤甚，若无衰退之状，则急当斩去其趾，庶得保生，否则毒气连脏，必至死矣。"《余听鸿医案》载："治一小童，年十五岁，因割草为土灰蛇咬伤手背，漫肿干瘪，皮皱肉黑，臭不可近，黑色渐至尺泽，踵门求治。先生曰：肌肉已死，不如去之。先用参一两，煎汤与服，待半日许，饮以麻药，用红带两条，一扎上白肉处，一扎下黑肉处，俱扎紧，中空一寸，乃黑白交界之处，以锋刃将肉割开，上止血丹，割至露骨寸许，骨已青黑，即用锉将骨四周锉断，取下其手，以止血生肌药敷之，包以玉红膏，调理一月，其肉长复。"

截肢术和关节离断术作为破坏性手术，将给患者带来一定的残疾，所以必须严肃认真地对待，严格掌握手术的指征，不可轻易实行。所以陈实功也在《外科正宗》中强调："凡治此，不可一已医治，必与高明众议，听患者愿情割取。况此症首尾吉凶，变驳难定，故不可轻易用之。"这种观点，和我们现在的认识是一致的。但是这种治疗方法在中医学中发展相当缓慢，尤其当西医学传入中国以后，竟为之所代替，这是中医学的一大损失，不能不引起我们的极大注意。

6. 关于异体骨移植手术

宋代洪迈（1123～1202年）著的《夷坚志》中记载"邢氏补颐。宴肃，字安恭，娶河南邢氏，居京师，邢生疽于颐，久之，颐颔连下腭及齿，脱落如截，自料即死。访诸外医，医曰：此易耳，与我钱百千，当可治。问何方。曰：得一生人颐，与此等者，合之则可，宴氏谢去之，儿女婢仆辈相……使试其术，是夜以帛包一物至，视之，乃妇人颐一具，肉色、阔狭、长短，勘之不少差，以药缀而封之。但令灌粥饮，半月发封，创已愈。后避乱寓会稽，唐信道与之姻。尝往拜之，邢氏口角间有赤缕如线隐隐连颐，凡二十余年乃亡。"文中记述的患者邢氏下颌生疽，病变损害之程度十分严重，以至下腭及齿脱落，其病变的性质可能系化脓性骨髓炎，亦可能系恶性肿瘤，病变将整个下颌骨破坏如截，咀嚼功能丧失，无法生存，自料即将死去，而医生巧妙地将另一具与该患者相仿的下颌骨用手术方法移植，手术不但成功了，而且还使患者生存了二十余年。

这一成功手术的记载，相距现在八百余年之久，简直可堪称奇迹。科学技术发展至今，下颌骨移植也并非易事。即使在当今世界范围内，此种病例也是屈指可数的。可见我们的祖先在骨关节移植方面，早已开创了先例。

7. 关于肠吻合及其他缝合术

隋代的《诸病源候论》中记载了我国最早的腹部外科，距今已一千三百多年。其载："夫金疮肠断者，视病深浅，……肠两头见者，可速续之。先以针缕如法，连续断肠，便取鸡血涂其际，勿令气泻，即推之内。"后世的《医宗金鉴》亦有继承发展："腹皮损破肠出者，看肠若伤一半者，可治，先以大麦煮粥，取浓汁，温洗其肠，以桑皮尖茸为线，蘸花蕊石散缝肠伤口，急于缝处涂活鸡冠血，随以清油涂肠令润将肠轻轻纳入腹中；外用生人长发密缝腹伤口之里肉，留外皮撒月白珍珠散，以待生肌敛口，……缝合勿惊笑，以米饮少少饮之，渐增，待二十日后，再吃浓粥调理而愈。"

又如《诸病源候论》云："凡始缝其疮，各有纵横，鸡舌隔角，横不相当。缝亦有法。"即是说缝合需按解剖层次，且深浅适宜，免留空隙死腔，缝线结扎的松紧要适宜。这是从临床中实践出的手术缝合方法，是合乎科学要求的，与现在的观点也是一致的。另关于①皮肤缝合："筋断有破处，……用针线缝合其皮。"（《仙授理伤续断秘方》）②肌肉缝合："治金疮，或肌肉断裂，剥取新桑皮，作线缝之。"（《太平圣惠方》）③腹壁缝合："肚皮裂开者，用麻缕为线，或捶桑白皮为线，亦以花蕊石散敷线上，须用从里重缝肚皮，不可缝外重皮，留外皮开，用药掺待生肉。"（《世医得效方》）④破唇缝合："伤破唇缺，先用油线缝合。"（《伤科补要》）

8. 关于手术器械及其他

我国医学的手术疗法，至元代已具相当规模。如元代医学家危亦林手术时所用的器械已有刀、剪、钳、凿、缝合针和夹板等，他创制的麻黄"草乌散"药物组成、用法、用量和注意事项等论述颇详，堪称世界上现存最早的、最完善的全身麻醉文献。另如他治疗脊柱骨折采用的悬吊复位法，已证实比英国医学家达维氏早了六百多年。

9. 中医手术疗法发展现今缓慢的原因

综上所述，我们回顾了我国清代以前的外科手术疗法，虽然不成系统，但在古代外科疾病的治疗中确实起到一定的作用，而且贡献斐然，其成就也是应该得到肯定的。但如今为何发展缓慢，甚至中医学的手术疗法不被承认，中医可以实施手术疗法被否认，究其原因有如下几个方面。

（1）社会制度的腐败，封建思想的束缚，极大地限制了中医学的发展。东汉末年的大医学家华佗，是一位被广大劳动人民所爱戴的民间医生，由于他不愿专为封建统治者服务而触怒了曹操，惨遭杀害，可惜他精良的医术和宝贵的医学著作，没有流传下来，造成了中医学的重大损失。又如明末清初的医学家徐大椿，清朝政府要他去太医院当医官，他不干，最后实在推脱不了，他只好愤然前往，临行时叫随从抬着棺椁以示抗议，终因气恼忧郁成疾，卒于旅途。封建社会对中医学和医者的摧残和迫害还体现在封建思想的束缚中，诸如"身体发肤受之父母不敢毁伤"等，稍有偏颇便是大逆不孝。所以在封建社会行医诊病（尤其对妇女）非常困难，严重阻碍了中医学的发展。

（2）1840年以后，西医学的传入展开了中医西医两医并存的局面。当时的西医具有两重性质。一方面，西医是近代一种自然科学。它是在西方工业革命的发展中，在其他自然科学有了显著进步的基础上逐渐发展起来的，因此它具有一定的先进性，能够解决一些实际问题。而另一方面，西医又是帝国主义者手中的一种侵略工具。美国早期传教士裨治文在称赞侵华先锋教会医生伯驾时，直言不讳地说："当西方的大炮轰不开中国门户的横栓时，他的一把手术刀劈开了中国的大门。"就是说西医传入中国，并不是一种学术交流，而是一种文化侵略。因此那时西医所行的医学教育，在给受教育者注入医学知识的同时，也注入了奴化思想，一些奴化思想严重的人，特别是社会上层人士，对西医推崇备至，对中医则持歧视、排斥态度。他们无视中医数千年来的宝贵经验，抓住中医理论的某些缺陷，予以全盘否定，把中医称为"旧医""封建医""伪科学"，声言"旧医一日不除，民众思想一日不变，新医事业一日不能向上，卫生行政一日不能进展"，主张"中国医士应全废，全国药店皆停业"。这种错误论调在当时反动政府的支持下，一时风靡全国，掀起了消灭中医的社会风潮，促成了中西医严重对峙的局面。当时虽有唐容川、朱沛文、张锡纯、恽铁樵等中西汇通派，更有张山雷、章次公、陆渊雷等积极开设中医学校、兴办医学杂志，以培养新生力量，提高医学质量，扩大中医学影响等措施与之斗争。虽然如此，中医学依然受到了很大的冲击而严重阻碍了发展的脚步。

（3）新中国成立之前的政府中掌握卫生行政大权的人，都不是真正懂得中医学的人。对中医学的伟大宝库，不真正了解，因而感情不深，所以中医事业的发展始终是缓慢的。新中国成立后，卫生工作者们认真贯彻了党的中医政策，使已处于即将被淹没的中医学得以重获新生。但如今社会对中医技术的提高仍然重视不够，更有甚者把中医开刀手术看成是离经叛道，硬给扣上了"西化"的罪名。我们从古代医学来看它的发展，《伤寒论》发展了《内经》的大法。"温病学说"是在《伤寒论》的基础上发展的。又如金元时期的四大医家或四大学派，都创立了新的学说。张洁古曾经说：远气不齐，古今异轨，古方今病不相能也。这是从发展的观点看问题。《医宗金鉴》是集清以前医学大成的一部总结性百科全书。当然我们不是说古人一切都好，现在不如古人，那是厚古薄今，但事实上我们对古人的学术思想、医学成就，到现在也没有完全弄清楚，这不能不说是一个极其严重的问题。因此，热切希望广大医务同志共同携起手来，付出更大的劳动，努力学习中医学，努力发掘中医学，特别是将要失传了的手术学。在党中央"中医、西医、中西医结合三支力量长期并存"的号召下，大长中医学的志气，发挥中医同行的积极性，为继承发扬中医学遗产，为中医的现代化而努力奋斗！

五、刘柏龄教授的"健康长寿之道"——《中华中医药报》

刘老从医六十余年，已是耄耋之年，但身体硬朗，走路稳健，头脑清晰，思维仍很敏捷。他依然像年轻人一样，从事着繁忙的医、教、研工作，尤其坚持在临床第一线毫不松懈地工作着。亲近他的同志、亲朋好友们经常问他的"养生方法"，让他谈谈"健康长寿之道"。他初步总结出三条：其一，恬淡虚无，保持乐观；其二，饮食有节，起居有常；其三，尽享天伦，其乐融融。

1. 恬淡虚无，保持乐观

总的说来，就是要心胸宽阔，精神愉快，有一个良好的心态。刘老认为，要保持良好的心态，就要正确对待自己，正确对待他人，正确对待社会。这其中最难的就是正确对待自己。人生坐标要准确，不要越位，也不要错位，要能真正地了解自己一生中究竟想干什么，能干什么和怎么干，这很重要。人的能力与追求不一样，所以一定要给自己定位准确，再去做自己想做的事情才会快乐。人贵有自知之明，"知人者智，自知者明"，明比智要难。刘老永远铭记年少时母亲经常和他说的一句话："学医，要学好医才行，必须靠技术吃饭，要记住'技术至上'，只有这样你才能一生无忧。"正是心中常记这句话，他一直准确定位自己，老老实实做人，踏踏实实做学问、行医。只要能让自己做这些事情，就是最大的快乐。

刘老非常喜欢杜甫的一句诗"细推物理须行乐，何为浮名绊此身"，此诗也道出了他的心声。也正是怀着这样的心态，他在这半个多世纪的时光中积极地行医，专心致志地搞技术、搞科学研究。淡泊名利，坦然做人。

20世纪50年代，刘老全家刚从家乡搬到长春，学院条件有限，仅分给他一个18m^{2}的小屋，一家五口人挤在这个小屋里。当时他爱人工资很少，家里生活极其拮据。但他却感到非常满足，虽生活清苦，但苦中有乐，因为有领导对自己的重视，对自己的期望和关怀。也就是在这个生活了18年的小屋里，他趴在自己的行李卷上，写出了将近20篇学术论文，其中那些颇具影响的论文，都是在这个小屋中思潮涌动，信笔拈来所完成的，他感到非常快慰。

一个人一生中不会总处于顺境，世界上的事物纷纭变化，人对事物的看法也不尽相同，生活中遇到被人猜疑、嫉妒、窃取、陷害之事，常常有之，遇到麻烦时，处于矛盾之中时，该怎么办？他常说："世事如棋，让一步不为亏我；心田似海，纳百川方见容人。"他的处事经验是在复杂的人际关系中，要待人以宽，责己从严，保持平常心态，适应环境变化，永远保持乐观情绪。正如《黄帝内经》所说的那样："恬淡虚无，真气从之，精神内守，病安从来。"

2. 饮食有节，起居有常

这是他几十年来的生活习惯。大量的医学调查数据表明，不健康的生活方式是一切疾病的罪魁祸首，他深知这一点。所以他每天都在清晨六点以前起床，然后到户外打打太极拳，并围着楼绕几圈散散步。既锻炼身体，又呼吸新鲜空气。20～30分钟后，再回房间做些上班前的准备，吃早餐，然后在七点半左右乘班车上班，投入一天紧张而充实的工作。

他的一生除了看书、医病、做学问、搞科研，就再也没有别的爱好了。什么吸烟、打麻将、玩扑克都不会，从不上手，因为他觉得那是浪费时间。下班回家后，最大的爱好还是看书，他这一辈子几乎就是手不离书，爱书成癖。在读书中，淡泊宁静，洗涤灵魂，感受美好的人生。

由于年龄和身体状况，他不断调整作息时间，量力而行，尽量不让自己累着。午间40分钟左右的午睡，这样的小憩已经足够。晚上一定要看上几档电视节目，如"新闻联播""天气预报""焦点访谈"，以及一些法律类的热点节目。之后再看一会儿书，一般在11点以前沐浴，然后入睡。因为他的心态总是处于平和状态，所以即便有点烦心的事，也要强迫自己在睡觉前尽快忘掉。忘得快则心静，心静则顺，心静如水，无忧无虑，澄清洁净，养心怡情。所以他的睡眠也就特别好。正因为他的心态好，睡眠好，一直到现在，虽然八十多岁高龄，体检各项指标都非常好，几乎没有疾病。

其实这也与他的科学饮食有关。他的饮食习惯是早餐吃饱，午餐吃好，晚餐吃少。在饮食上，他不像有的人那样为了故意保养而保养，或者这也忌口，那也忌口。刘老的观点为——什么都吃，适可而止。

饮食是一种文化，也是一种享受。并且营养是互补的，世界上没有任何一种食物能满足人的全部需要。所以什么都吃，营养才能齐全。但是一定要记住适可而止。有些东西，可以尝尝味道，吃一口半口，或者偶尔吃一次，穿插着吃，那样才科学。都说老年人应该少吃猪肉，因为其中脂肪多，胆固醇高，可是刘老每天都离不开猪肉（吃煮烂的猪肉），只是吃得不多。他还喜欢吃鱼，尤其是鱼头，同时再吃些蔬菜、水果搭配着，吃得非常健康。

3. 尽享天伦，其乐融融

这是刘老晚年家庭生活的真实写照，也是他健康长寿的重要因素。刘老共有一儿两女，如今儿女们已渐渐步入了不惑甚至知天命的年龄，孙女、外孙们有的也已成了家，有了孩子。在这个四世同堂的大家庭里，家庭和睦，感情融洽，儿女孝顺，互敬互爱，和和美美，让刘老的晚年家庭生活充满了温暖和幸福。

几乎每个周末或是大的节假日，儿孙们必须到老人家里聚聚，饭后老人家挨个问他们的工作、学习、家庭等情况，并有针对性地给他们一些鼓励，让他们努力工作、学习，为国家、为社会多做贡献。儿孙们感到老人在关心着自己，让他们倍感亲切、温暖。

刘老常说，人到晚年，一定不要闲着，生活安逸不等于饱食终日。要量力做一些事情，让自己的生活充实起来。那就是"老骥伏枥，勤于锻炼"。坚持为人民、为社会做些有益的工作。

作为终身教授的他，现在仍工作在临床第一线，每周有 3 天坐诊时间。他非常珍惜党给他这个宝贵的发挥余热的机会。在门诊工作，说是半天，有的时候一忙起来就到下午两三点钟，然而他并不觉得累，反而感到一种奉献的快乐。回到家里，他也不闲着，做一些力所能及的家务活来舒缓一天的工作压力，他觉得这也是一种非常好的体力锻炼。

人到晚年，体力日衰，除了每天必要的活动量外，最主要的是坚持脑力锻炼。如思考问题、读书、看报，使大脑充分运转。因为积极用脑，勤于思考，学习知识，脑细胞也在运动中生长，提高生命力。许多学者、艺术家、作家、科学家都是终身工作的，偷闲消极的人大脑将会逐渐萎缩，反应将会越来越迟钝，反倒容易衰老。正所谓"用进废退"。基于此，刘老仍然致力于著书、写文章、练书法、学绘画。平时有空闲也要读书、看报，关心国家大事，关心身边小事，把自己的晚年生活打理得充实、丰富、健康、快乐。

最后刘老肯定地说："长寿从何而来？靠药补、靠食疗、靠遗传，这些都只能是一些辅助的措施，实践证明：长寿关键靠自己！"

成才之路

一、刘柏龄医事传记

（一）经历简介

刘柏龄，男，1927年6月5日出生，汉族，吉林扶余人。现任长春中医药大学终身教授，主任医师，研究生导师，全国第一、二、三、四、五批具有带高徒资格的国家500名名老中医之一。

刘老出身于中医世家，16岁毕业于伪满新京（长春）国民高等学校，嗣后随叔父刘秉衡老中医学习，尽得家传，浏览众书，弱冠之年即悬壶于原籍。为了进一步提高医术水平，1955年他考入吉林省中医进修学校（长春中医学院前身），毕业后留校任教。1958年长春中医学院(先更名为长春中医药大学)成立，继续担任教师工作，同年被选送到北京中医学院教研班学习，两年结业，返回长春中医学院担任学校教研室主任和附属医院骨科主任，全身心地从事医教研工作。1985年从副教授晋升为教授、主任医师。1995年被授予吉林省中医终身教授。现兼任世界中医骨科联合会资深主席，中华骨伤医学会终身荣誉会长，中华中医药学会骨伤科学会顾问，全国高等中医院校骨伤教育研究会常务副会长，中国人才研究会骨伤人才分会常务副会长，世界中医药学会联合会中医骨伤科专业委员会顾问，美国世界骨伤专家协会（美国注册）副主席，美国国际华佗中医学院（美国注册）教授、副院长，美国世界健康组织协会常务理事,《中国中医骨伤科杂志》编辑委员会副主委，中国中医研究院客座研究员，张仲景国医大学名誉教授，中国普通高等教育中医药类规划教材编审委员会委员等。

（二）学医过程

刘老自幼涉足医坛，在祖父的熏陶、叔父的教诲下，从小就立下了"以医济世"的决心，毅然决然地踏上了这条从医之路。

1. 初涉医海

刘老从五岁时起，便在祖父的教导下读书识字，既学文又学医，诸如等，待到七八岁时，已能熟读《三字经》《百家姓》《千字文》《四百味》《药性赋》《汤头歌诀》，同时还继续学习了《中庸》和《濒湖脉学》等。每天除了按时去学校读书外，还坚持在叔父的督促下攻读医书，不时随叔父诊病、采药、制药等进行实践。

然而真正踏上学医之路，要始于其16岁从伪满国高毕业那年。当时虽然已经有点医学入门的知识，会念书、会背书，但对医籍内容并没有完全理解，于是叔父就开始指导其学习《医宗金鉴》，这是集清以前医学之大成的一部巨著，是学医、从医的必读书籍，其中首先要读《正骨心法要旨》《外科心法》以及《儿科心法》。接着又逐步地学习了《黄帝内经》《伤寒论》《金匮要略》《本草备要》《温病条辨》和《濒湖脉学》等。叔父强调说："这些书要一部一部地读，重点一定要记住，写笔记，要背诵下来。"还强调指出："《濒湖脉学》好念、好记，你已经读过了，是不是'指下难明啊'？诊脉容易，能做到'指下明'就难了。学诊脉，关键要实践，'熟读王叔和莫如临证多'，要在实践中体会，在实践中验证，在实践中理解，在实践中运用。"浮、沉、迟、数、滑、涩、弦、洪，纲领脉必须掌握，另如缓、弱、濡、芤以及促、结、代脉也必须掌握。否则临证就会指下难明，手足无措，岂能成为良医耶？的确是这样的，学诊脉确实比学"四百味""汤头歌"难，而且是越学越难。由此刘老才真正体会到"学然后知不足""学无止境"的深刻意义。

学习正骨科的重点是正骨手法，所以《医宗金鉴·正骨心法要旨》特别强调："手法者，诚正骨之首务哉！""摸、接、端、提、推、拿、按、摩八法，摸法是第一法，是用在术前摸诊和术后检查的手法。"叔父一字一句地讲解给刘老听："摸法即用手细细摸其所伤之处，或骨断、骨碎、骨歪、骨正、筋强、筋柔、筋断、筋走、筋寒、筋热，并所患之新旧也；先摸其或为跌仆，或为打撞，然后依法治之。""在正骨复位时，必须做到机触于外，巧生于内，手随心转，法从手出，或拽之离而复合，或推之就而复位，或正其斜，或完其阙，则骨之截断、碎断，筋之弛纵、翻转、离合，虽在肉里，以手扪之自悉其情，法之所施，使患者不知其苦方称为手法也。"叔父还进一步强调指出："至于接、端、提和推拿按摩法，须在临床实践中体会运用，久而久之才能得心应手，收到实效。"所以刘老经常和叔父一起为患者接骨拿环、顺骨捋筋。一次接诊一名6岁儿童肱骨髁上骨折，叔父让他给患儿手法复位，当时他有些胆怯，叔父看出他的犹豫，就说："你不是看过好几个病例了吗？要亲自做，不然你总也不会。"于是，叔父握住患儿上臂，刘老握住患儿前臂作顺势相对拔伸，再挤压远近骨折端纠正重迭移位，复以两手拇指从肘后推远端向前，两手其余四指重迭环抱骨折近端向后拉，同时用捺正等手法矫正侧方移位，在拔伸下屈曲肘关节，即感到复位的骨擦感而成功。后经过X线摄片复查达到完全解剖复位。可刘老紧张得出了一身汗。由此，刘老就经常帮助叔父处理一些小伤小病，有时也自己接诊一些患者。

刘老于1946年10月在三岔河镇开始公开行医。每天上午在家接诊患者，下午骑上自行车去乡下（在距离3～10里的亲朋家暂驻）往诊。适逢骨伤科患者较多，他所备药物便以伤科用药为主，如内服药红伤散、接骨丹、夺命丹，外用药活血定痛膏、消肿膏；疡科用药，如内服药急救护心散、梅花点舌丹、蟾酥丸、太乙紫金锭，外用药拔毒散、生肌散、玉红膏、黄连膏、腱鞘炎膏、骨结核膏、千槌膏以及拔毒膏等等。另如独参汤、当归补血汤等均成为药包里常备药。

2. 学业提升

1950年初，刘老参加了扶余县人民政府卫生科组织的为期两个月的中医提高培训班，主要学习西医诊断学基础、生理学、解剖学，特别重点学习法定传染病的防治等，学习了新的医学知识。通过对西医学的刻苦自学，他越学就越感到知识不够用，深刻体会了"学然后知不知足"和"学无止境"的箴言，所以他毅然放弃所操医业，于1955年9月10日考入吉林省中医进修学校，开始了系统的医学学习。

刘老的第一位老师——张继有，南满医学堂毕业，毕业后正值伪满洲国时期，曾在伪民生部工作过。那时日本人想消灭中医，命张老等计划如何消灭之。可张老通过研读中医书籍，特别是《黄帝内经》《伤寒论》等几部经典著作以及中药、方剂医籍等，在较长时间的研究、探讨后，认识到"中医是科学"，对人类健康大有益处，不仅不能消灭，而且要深入研究加以应用，造福于人民。于是张老撰写了许多有关中医的著作和文章，对继承和发展中医做出了贡献，深受中医界人士的尊敬和爱戴，名声远播国内外。另如王海滨、董翼章、赵太伯、陈玉峰、云鹏等名望很高的老师，还有当时比较年轻的老师，如胡永盛、刘冠军、朱永厚等，此外还有张世太、崔文秀等西医学老师，这些老师教课都非常认真，并能毫不保留地介绍他们各自的宝贵临床经验。值得一提的是，刘老还深受吉林省名医、骨科专家、胡氏正骨传人胡黎生老师的教诲和帮助。

3. 学术思想的建立

在刘老从事临床医疗工作的漫长岁月里，始终坚持边学习、边实践、边研究，这使刘老深刻地体会到，其所从事的中医骨伤科专业是大有研究内容的。在实践中，首先他初步确立了"治肾亦即治骨"的学术思想。这是以"肾主骨、生髓，髓充则能健骨"的理论为指导提出的。《素问·宣明五气》云："肾主骨。"《灵枢·本神》云："肾藏精。"《素问·六节藏象论》云："肾者……其充在骨。"《素问·阴阳应象大论》云："肾生骨髓……在体为骨。"肾藏精，精生髓，髓养骨，所以骨的生长、发育、修复，均须依赖肾中精气的滋养和推动。临床上肾中精气不足可见小儿的骨软无力，囟门迟闭，以及某些骨骼的发育畸形；对成人而言，肾精不足，骨髓空虚，不能养骨，易致下肢痿弱而行动困难，或骨质疏松、脆弱，易于骨折等。《诸病源候论·腰背病诸候》云："肾主腰脚。""劳损于肾，动伤经络，又为风冷所侵，气血搏击，故腰痛也。"《医宗必读》认为腰痛的病因"有寒、有湿、有风热、有挫闪、有瘀血、有滞气、有积痰，皆标也，肾虚其本也"。所以肾虚者，易患腰部扭闪和劳损等，而出现腰酸背痛，腰脊活动受限等症状。又如骨伤折断，必内动于肾，因肾生精髓，故骨折后如肾精不足，则无以养骨，骨折难以愈合。临床治疗时，必须用补肾之法，以续骨、接骨。"治肾亦即治骨"也。

总之，随着年龄的变化，骨的状况与肾之精气的盛衰变化密切相关。现代有些研究也证实了这一点。如有研究者对 2886 例年龄在 3～89 岁的健康人及 322 例属肾虚证的患者进行了骨矿含量测定，结果表明随着年龄的变化，正常人骨矿含量变化规律与《素问·上古天真论》所述的骨骼生长、发育及骨的劲强、脆弱的变化规律基本一致；肾虚组的桡、尺骨骨矿含量均低于正常组；男女两性肾虚病发病率随年龄增大而增加。这虽不足以说明"肾主骨"的机制，但也可算是一个佐证。就临床所见表明，对每个人来说，随年龄变化表现出的肾之虚实及其对骨的影响差异甚大；也正因为这种差异，使我们看到了保养肾精对防止发生骨病的重要性。有研究者认为中医的"肾"包括西医学所称的肾、垂体、甲状腺、甲状旁腺和性腺的某些生理功能；肾的羟化酶系统及各内分泌腺所分泌的相应激素属于"肾精"的重要部分，为中医"肾主骨"的部分物质基础。

也有研究资料表明，肾虚时有免疫功能下降、内分泌系统功能紊乱、微量元素改变的情况。如有研究者认为，微量元素锌、锰不仅与内分泌系统密切相关，锰还直接参与钙磷代谢，同时锌、锰又通过影响蛋白质合成而对骨骼的发育产生作用。并且，他们通过测定证实补骨脂、肉苁蓉等补肾中药的锌、锰含量都很高，认为这是补肾中药可治疗肾虚证的重要因素。这些相关的现代研究成果，均有助于证实"肾主骨"理论确有其物质基础。

20 世纪 60 年代，刘老对"肾主骨"和"治肾亦即治骨"的理论，进行了深入研讨。他认为保养肾的精气，是抵御病邪、防治骨病、骨折、延缓衰老的重要措施。如女子七七、男子八八以后，肾脏衰、精少、筋骨、肌肉得不到很好的濡养，因而形体皆极，骨质脆弱，易发生骨折，且折后愈合较慢。临床上女性绝经后发生骨质疏松、男性好发骨质疏松的年龄与《素问·上古天真论》所述："男不过尽八八，女不过尽七七，而天地之精气皆竭矣"的年龄段相吻合。因此，早期调养，保精气，壮筋骨，对防治老年"骨属屈伸不利"和骨折等病患是非常重要的。

（三）学术特长与成就

刘柏龄从医近 70 年，1956 年开始在长春中医学院开创中医基础教学与临床医疗教学工作。先后组建了大外科系并任主任，兼任中医医史教研室主任，自 20 世纪 60 年代创建长春中医药大学附属医院骨伤科，任科主任、教研室主任，至今一直工作在骨伤科。他擅治骨性关节炎、股骨头无菌性坏死、强直性脊柱炎、脊柱退行性疾病等，独创"骨质增生丸""壮骨伸筋胶囊""骨金丹""熏洗Ⅱ号"等多种新药，自创的理筋手法独称一派，盛誉国内外，每年都有大量外地及外国患者慕名前来就诊。多次应邀赴美国、新加坡、德国、法国、日本、马来西亚等国家及我国香港地区等地讲学，并为当地患者诊查治疗，受惠者众。使中医学得到极大弘扬。

刘柏龄深明经旨，融于实践，确立"治肾亦即治骨"的学术思想，以"肾主骨、生髓，髓充则能健骨"理论指导临床，成为国内"肾主骨"立论之大家。20 世纪 60 年代，他首创了新药"骨质增生丸"，该药的问世填补了该领域的国内外空白，于 1987 年获长春发明与革新一等奖，1991 年获吉林省科技进步一等奖，1992 年获国家中医药管理局科技进步三等奖。现已纳入《中华人民共和国药典》。80 年代，他研制出治疗颈肩腰腿痛的新药"壮骨伸筋胶囊"，获国家药品生产批号，现发展成为某药厂的主要品种。该药于 2000 年获吉林省科技进步二等奖，2003 年获中华中医药学会科学技术三等奖。90 年代，他研制出治疗骨质疏松的"健骨宝胶囊"，1999 年获吉林省中医药管理局科技进步二等奖；治疗股骨头无菌性坏死的"复肢胶丸"，1995 年获吉林省卫生厅科研成果二等奖、2003 年获吉林省科技进步三等奖；除此之外还有"风湿福音丸""接骨续筋片""药柱灸"等，应用于临床，皆疗效满意。

刘柏龄注重手法的应用与研究，应用家传手技结合临床，自成体系，创立治疗腰椎间盘突出症的"二步十法"推拿，操作安全疗效好；点刺"暴伤点"治疗急性腰扭伤，取效甚速；治疗腰椎小关节紊乱症的"一牵三扳法"，施行 1～3 次治疗均可痊愈；除此之外还有"旋转牵拉松解法"治疗肩关节周围炎、"理筋八法"治疗慢性腰肌劳损等，手法独具一格，疗效卓著，在国内得到广泛公认和应用。

刘老参与出版医学教材及著作 24 部，其中具有代表性的为全国高等中医院校教材《中医骨伤科各家学说》《中医骨伤科学》；著作有《中国骨伤治疗彩色图谱》《刘柏龄治疗脊柱病经验撷要》《刘柏龄脊柱疾病临证经验集》，以及《刘柏龄治腰病手法》DVD 光盘。这些著作是他几十年临床治疗实践和教学经验的总结，对其经验的继承和发展起到了一定的作用。他在国内外医学杂志上，发表或指导发表学术论文 50 余篇，代表性的论文《我国伤科手法治疗的渊源、发展及应用》《点刺"暴伤点"治疗急性腰扭伤》《运用祖国医学理论治疗骨质增生病的体会》，体现了"治肾亦即治骨"的学术思想。

刘柏龄 1992 年获国务院政府特殊津贴；1995 年被评为吉林省终身教授（吉林省第一批名中医）；1999 年时任全国人大常委会副委员长的吴阶平院士为他颁发了"二十世纪中国接骨学最高成就奖"；2001 年荣获了全国高等中医院校骨伤教育研究会颁发的"跨世纪骨伤医学杰出人才"伯乐金杯奖；2006 年获"全国首届中医药传承特别贡献奖"；2011 年被评为"卫生忠诚奖"；2012 年获全国医药卫生系统创先争优活动先进个人，在全国卫生系统行业作风建设工作中被评为"医德医风先进个人"；2013 年被授予"世纪骨伤功勋专家"称号。

二、刘柏龄读书心要

学者，一则认真阅读、理解、思考加工；一则全心听，发挥主观能动性，独立思考，排除干扰，掌握知识核心，这样才能达到学习的真正目的。中医成才离不开承接前人经验，读书学习就是承接前人经验的最主要方式之一。因此学习中医，必须重视读书如何得其法，下面是刘老根据自己从医60多年的亲身经历所谈的一些心得体会。

（一）书海精选

1. 经典为先

中医是一门根基于临床的实用性科学，其检验理论的标准就在于能否有效地指导临床实践。因此，选择书籍好坏的原则就是看它是否适用于临床。诸如《内经》（中医理论之渊源）、《医宗金鉴》（病种门类比较齐全，理论比较工整、公允，是古代皇家医学之教科书）、《伤寒论》《金匮要略》（中医界称之为辨证论治之纲要与鼻祖）、《温病条辨》（发展伤寒论，补六经辨证之不足）之类，其最可贵之处就在于理论紧密联系临床，学能致用，因而是最值得推崇的精品典籍。

2. 依据经典，纳百家之长

中医古籍众多，学术又有各家之说，如何认识、处理彼此不同的学术关系呢？刘老认为：要把中医的各种学说统一到经典理论上来，即首先要以经典为立说之本，为理论之纲，再把后世的各家之说作为经典理论的延伸、补充和发展，加以沟通、融汇，这样才能既保证学术根基正宗稳固，又有利于学术体系的丰富与发展。总之，要先熟读经典（《内经》《伤寒论》《金匮要略》《温病条辨》），再泛读诸家（如《类证治裁》《临证指南医案》等），另外，《医宗金鉴》作为清代皇家的教科书，比之现代教科书较具原汁原味，临床使用也较平稳可靠，可以根据专业的不同有重点地选择精读。

3. 重在医术，汇于旁通

中医是基于中国传统文化思想的医学，中医中药不易为国外民间所接受的其中一个重要原因是文化背景的差异，现代国人了解中医不如过去，其中也有传统文化思想淡化的因素。近十几年来，中医院校的学生学习中医的效果不如从前，同样也有传统文化底蕴不厚的成分。因此，刘老认为，学中医，有必要在有关传统文化的外围知识上补补课。如古代文学四大名著、古文观止、孙子兵法；近代的鲁迅、巴金、老舍、郭沫若等的作品，毛泽东的实践论、矛盾论；现代的杂志期刊如《读者》、中国中医药报等，都能潜移默化地起到积累文化阅历、丰富传统意识、启迪辩证思维等作用。当然，博览要有所侧重与立足，书要为增长学医兴趣而选，切不可倒辅为主，沉醉于文而淡漠于医，甚至出现余之岫之流，不在中医临床上下功夫，一心追求从理论上"以己之矛攻己之盾"的目的，则有背"专于医术而博于文道"之初衷，还不如不学为好。

（二）读书技巧

古往学习中医有两种程式，一种是由难而易，一种是由易而难。由难而易，是先读四大经典，再读后世百家；由易而难，则是先读后世通俗作品，后再攻读四大经典。前者需要比较深厚的古文修养，且要名师的精心指导，否则头关难过；后者适用文化水准较低者，故许多学徒出身之人都是由此步入医林。刘老认为，从适应广范的角度来看，以先易后难为宜，同时还要结合临床实践，采取循序渐进，学用循环。

1. 由简入门，循序渐进

初习入门时，宜先诵读《医学三字经》《药性赋》《汤头歌诀》《濒湖脉学》之类。这些书浅显易懂，易学易记，简便适用，如《医学三字经》三字一句，朗朗上口，还概说了中医的医学史貌；《药性赋》阐述中药功效，简明扼要、重点突出；《汤头歌诀》极富韵律，且包含主治病机；《濒湖脉学》描述形象、习惯类比。这些医籍不仅能在较短的时期内使学医者对中医有个初步的认识、印象与感悟，还能培养中医的文化修养与思维习惯，尤其可以较快、较直接地联系临床，激发初学者学医的兴趣。学了一段理论，就要及时验之临床，这才能体会理论的真实性和有效性，才能巩固专业知识、激发学习热情，并从临床实践的体验中，修正书本学习的偏差。此时学医者虽然还不具备规范的辨证论治思路，但已可以根据主诉列出几个相关的主治方剂或药物，简单比较伴随症状，选择相对合适的方剂或药物加以治疗，是可以产生一定疗效的，这近似于简单的方证，完成了学习中医的理论入门阶段。

2. 依据经典、实践于临床

临床一段时间，有一定感性知识和初步认识后，就应该花大力气，攻读四大经典，通过系统学习中医经典理论，真正树立辨证论治的思维方式、提高辨证论治的运用技能。然而，经典理论文字古奥，寓意深刻，内涵丰富，故要透彻理解，真正学懂弄通，并非一朝一夕之事，需要长期不懈，熟读勤思，因此，无论理解与否，首先都要通读背熟，熟读才能理解，背熟才能勤思，进而才能经常运用，多用才能活法圆通。刘老对《医宗金鉴》学习曾下苦功，对每条治疗心法除背熟外，着重对于正骨心法进行学习与领悟。

熟读经典之后，从实践中去加以领悟、去寻找答案，而且把经典理论验之于临床运用，才能切实领会其辨证论治之真谛所在。因此，对经典不仅要反复温习、终身研究，并且要立足于临床应用以求之。有道是"读书是学习，使用也是学习，而且是更重要的学习"。联系临床，研习经典，经典要回归临床，这样中医的经典，才有旺盛的生命，才能不断发挥威力，才能再求发展创新。这是学习中医的理论升华阶段。

（三）读书体会

1. 理论与实践相互印证

要真正做到理论与实践紧密结合，就必须学时想到用，用时回顾学。古人学医讲究半天临证半天读书，交互循环，提高较快。这种边学边干、边干边学的方式，正是传统师承的优势所在，也是目前院校教育极为欠缺的方面。

2. 求师指点，教学相长

读四大经典，最好有名师指点或讲授，则能进步快、少走弯路。学习经典若能积极参与教学，则有助于对经典知识的系统整理与融会贯通。刘老认为，有机会参与教学，特别是经典课程的教学，对于系统提高中医理论是一个非常有效的方法。刘老早年毕业留校任教中医骨伤，在诸多老师的严格要求下，通过系统的备课温习和针对疑问的查阅资料，对有关学术体系有了更全面具体的认识和理解，临床辨证论治的能力也有了较大的飞跃。

3. 读有专攻，精学百家

俗话说，医术有专攻，不偏不成家，要有所专长，就要有所专攻，读书也必有所偏专。因此，应选择一些与本专业关系密切的专著，加以精习。

总之，要重视对专著的精读，专著往往有其一定的精华，而综合性的大书，浏览有些大致印象，以供必要时查考之用即可。

刘老的自勉："科教兴国志凌云，矢志岐黄效杏林；活人济世施仁术，勤奋探奥六十春；严谨治学育桃仁，甘为人梯恪耕耘；耄耋不辍手中笔，为民康健谱新文。"

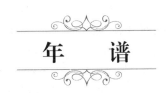

年　谱

1927年（民国16年）6月5日（农历丁卯年五月初六）　出生于吉林省扶余县三岔河镇一个中医正骨世家（东北天池骨伤流派）。

1934～1937年　于三岔河镇小学校读书至毕业。

1938～1939年　于三岔河镇国民优级学校读书至毕业。

1940～1942年　于伪满新京（长春）国民高等学校读书至毕业。

1943～1946年　于三岔河镇随叔父刘秉衡老中医学习，先从中医入门书籍开始，实际是复习《四百味》《药性赋》《汤头歌诀》以及《濒湖脉学》等（在读小学期间已经学过这四本入门书籍）。后相继学习《医宗金鉴》《黄帝内经》《伤寒论》《金匮要略》《温病条辨》《神农本草经》《本草备要》《伤科补要》《疡医大全》等。在4年的学习期间，经常随叔父出诊、采药、制药等进行实践。

1945年　"八·一五"抗战胜利，祖国光复，人民欢腾雀跃，刘柏龄学习劲头倍增。

1946年10月始　在三岔河镇挂牌"刘柏龄中医正骨诊疗所"开始行医，主治骨伤疾病，兼理外科、儿科。

1946年11月　任三岔河镇中西医务人员联合组织（政府支持）的大众医院中医师。

1947年初　加入扶余县第十八区（三岔河镇）中西医师联合会为委员。

1947年　扶余县鼠疫流行，参加防治鼠疫工作近3个月。

1948年　加入扶余县第十八区（三岔河镇）卫生工作者协会，被推选担任学会组织委员工作，直至1956年。

1948～1950年　在扶余县第十八区(三岔河镇)中医联合诊所任中医师。

1950 年初 参加扶余县人民政府卫生科组织的中医提高培训班。主要学习西医学知识，如西医诊断学基础、生理学、解剖学以及法定传染病的防治等。

1951～1955 年 被扶余县政府调至扶余县第十八区（三岔河镇）人民卫生所（今扶余县人民医院前身），任中医师。

1955 年 9 月至 1956 年 10 月 考入吉林省中医进修学校学习毕业，为吉林省第一批进修学员，期间担任班内学习委员。

1956 年 7 月 17 日 加入中国共产党，预备期 1 年后，按时转为中共正式党员。

1956 年 荣获吉林省中医进修学校品学兼优奖。

1956 年 10 月至 1958 年 在吉林省中医进修学校（长春中医学院前身）任教师工作。

1958 年 8 月 长春中医学院成立，继续担任教师工作。

1958 年 8 月至 1960 年 8 月 在北京中医学院（今北京中医药大学）教学研究班学习结业，在校期间曾担任班学习委员，主持编写《中国医学史讲义》（全国高等中医院校第一版教材，1962 年由人民卫生出版社出版发行），同时负责整理、编辑中医十大经典。

1960 年 发表论文《用发展的观点来认识温病学说与伤寒论的关系》（系学习毕业论文，北京中医学院学报）。

1960 年 荣获北京中医学院优秀生奖。

1960 年 8 月 回到长春中医学院担任教师工作。同时担任中国医学史、中医外科学、中医伤科学教研室主任，兼管中医五官科教研室。

1960 年 10 月至 1965 年 兼任吉林省中医学会秘书长。

1961 年 在吉林日报发表两篇论文《祖国的医学家徐大椿》和《傅青主》。

1961 年 发表文章《运用祖国医学理论治疗消化性溃疡的体会》[哈尔滨中医. 1961,（2）]。

1961 年 发表论文《皮肤结核病治验报告》[中医杂志. 1961,（2）]。

1962 年 发表论文《海藻甘草合剂治颈淋巴结核初步报告》[中医杂志. 1962,（4）]。

1962 年 发表论文《牛皮癣中药治疗与经验介绍》[哈尔滨中医. 1962,（3）]。

1964 年 8 月至 1965 年 5 月 参加省四清运动医疗队赴榆树县拉林河，

担任第四中队队长兼指导员。

1965 年 5 月　发表论文《我们怎样抢救一例重伤骨折合并血气胸患者》[中医杂志. 1965,（5）]。

1965 年 5 月　"文化大革命"开始,回校参加运动并在门诊做医疗工作。

1968 年　复课闹革命,编写《正骨学讲义》（校内教材,由长春中医学院出版）。

1969 年　编写《中医伤科学讲义》（西学中试用教材,1970 年由长春中医学院出版）。

1970 年　长春中医学院与吉林医科大学合并,更名为"吉林医科大学第四临床学院",重任骨科教研室主任同时担任附属医院临床骨科主任。

1971 年　吉林省中医学会恢复会务工作,继续担任学会秘书长。

1972 年　发表论文《骨质增生丸治疗肥大性脊柱炎初步总结》[吉林医药. 1972,（1）]。

1973 年　发表论文《运用祖国医学理论治疗骨质增生病的体会》[新中医. 1973,（2）]。

1974 年　发表论文《中西医结合治疗腰椎间盘突出症》[新中医. 1974,（3）]。

1974 年　参与编写《外伤科学》（全国中医高校系列教材第三版,1975 年由上海科学技术出版社出版）。

1975 年　发表论文《中医治疗慢性骨髓炎的临床观察报告》[新中医. 1975,（2）]。

1976 年　参加社会主义教育医疗队赴大安县进行巡回医疗 6 个月,任中队长兼指导员。

1978 年　发表论文《创伤骨折的中草药疗法》（中西医结合治疗骨折汇编. 1978）。

1978 年　长春中医学院独立（与吉林医科大学分开）,继续担任骨科教研室主任、附属医院临床骨科主任。

1978 年　晋升为副教授。

1979 年　发表论文《血栓闭塞性脉管炎治疗问题的探讨》[新中医. 1979,（1）]。

1979 年　发表论文《中西医结合治疗四肢骨折》[吉林中医药. 1979,（1）]。

1979 年　发表论文《自制蛙式固定器治疗小儿先天性髋关节脱位的疗效

观察》[吉林中医药. 1979,（3）]。

1980 年　发表论文《中西医结合治疗股骨上 1/3 骨折 100 例疗效观察》[吉林中医药.（1）]。

1980 年　参与编写《中医伤科学》（全国高等中医院校系列教材第四版，由上海人民出版社出版）。

1981 年　编著《中医骨伤科临床手册》（内部教参，供学生临床实习用，由长春中医学院出版）。

1981 年　荣获吉林省科学技术协会工作积极分子奖。

1981 年　荣获长春市科学技术协会活动积极分子奖。

1982 年　编著《腰痛诊疗》（由吉林省中医学会出版）。

1982 年　发表论文《手法松解术治疗肩关节周围炎》（于全国（天津）中医外科学术大会上报告，并纳入论文集）。

1982 年　发表论文《退行性脊柱炎 1000 例临床观察报告》[辽宁中医药. 1982,（3）]。

1983 年　发表论文《中医古代手术学及其现状》[吉林中医药. 1983,（2）]。

1983 年　参加国际（天津）骨科学术经验交流会，交流题目是《手法治疗腰椎间盘突出症临床观察报告》。

1983 年　全国高等中医院校骨伤教育研究会在北京成立，出席并当选为副会长（曾是学会发起人之一）。

1983 年　荣获吉林省科学技术协会先进科技工作者奖。

1983 年　荣获中华全国中医学会吉林省分会活动积极分子奖。

1984 年　发表论文《我国伤科手法治疗的渊源发展及应用》[新中医. 1984,（3）]。

1984 年　献出祖传接骨秘方"接骨灵"（现名"接骨续筋片"），同年该方的研究通过省级科研成果鉴定，被认定为"具有国内先进水平"（省科委、省卫生厅），某药厂批量生产。

1985 年　主持"风湿福音丸"（原名"白山蘑菇丸"）治疗风湿、类风湿的科研课题，同年通过省级科研成果鉴定（省科委、省卫生厅），由某制药厂批量生产。

1985 年　参加编写《中医伤科学》（全国中医高校系列教材第五版，由上海人民出版社出版）。

1985 年　晋升为教授、主任医师（吉林省人事厅）。

1986 年　被吉林省人民政府授予"人民教师"荣誉称号。

1986 年　荣获全国骨伤科外固定学会颁发的全国华佗金像奖。

1986 年　荣获吉林省卫生厅颁发的吉林省医药先进科技工作者奖。

1986 年　荣获长春中医学院优秀教学人员奖。

1986 年　进行"汉热垫"（中药怀炉）治疗软痛和风湿骨病的研究，同年通过省级科研成果鉴定，并获得科研成果二等奖（省卫生厅、省医疗器械局），由某企业生产，出口日本等多个国家。

1986 年　论文《金属外固定器国内外进展的研究》获全国优秀论文奖（全国骨伤科外固定学会）。

1986 年　《中国医学百科全书·中医骨伤科学》出版（编委，上海科学技术出版社出版）。

1986 年　《中药熏洗疗法在骨伤科临床上的应用》（全国骨伤科药物疗法论文集）。

1986 年　《肝主筋肾主骨在骨伤科临床上的意义》（全国骨伤科理论研讨会文集）。

1986 年　中国中医骨伤科学会在上海成立，当选副会长兼学术部长。

1987 年　"骨质增生丸"的研究获长春（省级）发明与革新一等奖。

1987 年　"风湿福音丸"的研究获吉林省科技进步三等奖。

1987 年　被吉林省卫生厅授予吉林省优秀科技人员奖。

1987 年　论文《运用中医肾主骨的理论治疗骨质增生病的体会》，在上海中医药国际学术大会上报告，并收载于《国际中医药论文集》，同时获优秀论文奖。

1987 年　《实用骨伤科学》出版（第二主编，湖北科学技术出版社出版）。

1987 年　《中国骨伤科学·治疗学》出版（主编，广西人民出版社出版）。

1987 年　荣获吉林省科学技术协会优秀学会干部奖。

1987 年　"骨质增生丸"的研究通过省级科研成果鉴定（省科委、省卫生厅）。

1987 年　担任吉林省高级卫生技术职务评审委员会（中医骨外专业）评委（吉林省卫生厅）。

1988 年　开始带硕士研究生（赵文海、路志彦）。

1988 年　获"培养中西医结合人才"（三十年）荣誉证书（中国中西医结合研究会）。

1989年　主编的《中国骨伤科学·治疗学》获西南五省区优秀科技图书一等奖。

1990年　发表论文《谈中医教育与骨伤科教学》[中医正骨.1990,（1）]。

1990年　发表论文《推拿治疗腰椎间盘突出症230例总结》[中医正骨.（3）]。

1990年　被人事部、卫生部、国家中医药管理局授予全国继承老中医药专家学术经验指导老师证书。

1991年　"骨质增生丸"的研究获吉林省科技进步一等奖。

1991年　"药柱灸治疗风湿骨病"的研究，通过省级科研成果鉴定（省科委）。

1991年　《中医骨伤科各家学说》出版（主编，全国中医高校骨伤专业教材，人民卫生出版社）。

1991年　发表论文《股骨头无菌性坏死的辨证施治》[中国骨伤杂志.1991,（1）]。

1992年9月　应香港中医学会邀请，赴香港讲学3个月。

1992年　"骨质增生丸"的研究获国家中医药管理局科技进步三等奖。

1992年　"骨质增生口服液"的研究（今更名为"蠲痹抗生酒"）通过省级科研成果鉴定。

1992年　"复肢胶丸治疗股骨头坏死"的研究通过省级科研成果鉴定。

1992年　发表论文《中医对股骨头无菌性坏死的认识》[长春中医学院学报.1992,（1）]。

1992年　成为吉林省干部保健专家委员会委员。

1992年　享受国务院政府特殊津贴待遇（国务院）。

1993年　为国家培养第一批高徒赵文海。

1993年　被中共吉林省委、省人民政府授予"吉林英才"称号和"吉林英才"奖章。

1993年　发表论文《椎动脉型颈椎病中医治疗进展》[中国中医骨伤科杂志.1993,（3）]。

1995年　"复肢胶丸治疗股骨头无菌性坏死"的研究获省（厅级）科研成果二等奖。

1995年　被吉林省人事厅授予吉林省中医终身教授。

1995年　任首都骨伤病研究所学术委员会副主任委员。

1996 年　荣获吉林省医药管理局授予的吉林省医药先进科技工作者称号。

1996 年　任全国高等中医院校骨伤教育研究会第三届副理事长。

1996 年 9 月　赴美国讲学 1 个月（并带教美籍硕士研究生林秋）。

1996 年 11 月　赴新加坡讲学 1 个月（同时带教新加坡籍硕士研究生王邦旺、陈玉彬）。

1996 年　《中医骨伤科临床手册》出版（主编，人民卫生出版社）。

1996 年　《实用脊柱病学》出版（编委，山东科学技术出版社）。

1996 年　《中医骨伤科学基础》出版（总主审，全国高等中医院校规划教材，上海科学技术出版社）。

1996 年　"壮骨伸筋胶囊"由国家食品药品监督管理局批准生产转让给医药公司。

1997 年　世界中医骨科联合会在马来西亚吉隆坡成立，当选首届常务理事副主席。

1997 年　荣获中国骨伤人才学会颁发的全国科技杰出人才奖。

1997 年　《中医骨伤学》出版（总主审，全国高等中医院校规划教材，上海科学技术出版社）。

1997 年　《中医筋伤学》出版（总主审，全国高等中医院校规划教材，上海科学技术出版社）。

1998 年　《中医骨病学》出版（总主审，全国高等中医院校规划教材，上海科学技术出版社）。

1998 年　为国家培养第二批高徒（谭振刚、李志罡）。

1998 年　任《中国中医骨伤科杂志》编辑委员会副主任委员。

1998 年　赴美国讲学、考察 1 个月，并带教美籍硕士研究生林秋。

1998 年　《中医骨伤科各家学说》（第二版）出版（主编，全国高等中医院校骨伤专业系列教材，人民卫生出版社）。

1998 年　《中医骨伤科学》出版（主编，全国高等中医院校本科教材，人民卫生出版社）。

1998 年　发表论文《中医治疗骨质增生的临床与实验研究》（世界中医骨伤优秀文集）。

1998 年　世界中医骨科联合会第二届理事会在北京召开，当选署理主席。

1998 年　获当代华佗医学教育家称号（金杯奖，全国高等中医院校骨伤教育研究会）。

1999 年　中华骨伤医学会在北京成立，当选终身荣誉会长。

1999 年　荣获"二十世纪中国接骨学最高成就奖"（由吴阶平副委员长亲自颁奖，为全国九名中西医获奖专家之一。中华科技文化交流促进会、国家卫生部国际交流中心）。

1999 年　"健骨宝胶囊治疗骨质疏松"的研究，获吉林省科技进步三等奖。

1999 年　任中华科技文化交流促进会医学专家委员会学术委员（中华科技文化交流促进会）。

2000 年　壮骨伸筋胶囊治疗颈肩腰腿痛的研究获吉林省科技进步二等奖。

2000 年　参加国际传统医药大会（北京），发表两篇论文《我国伤科手法治疗的渊源发展及应用》《中老年骨质增生及其防治》。

2000 年　荣获长春市卫生局授予的"长春名医"称号。

2001 年　荣获全国高等中医院校骨伤教育研究会颁发的"跨世纪骨伤医学杰出人才"伯乐金杯奖。

2002 年　《中国骨伤治疗彩色图谱》出版（主编，北京科学技术出版社）。

2002 年　荣获长春市卫生局授予的"资深名医"称号。

2002 年　参加全国高等中医院校骨伤教育研究会第四届理事会，当选常务副会长。

2002 年　任吉林省医学会医疗事故鉴定专家库资深专家。

2002 年　任中国中医骨伤科杂志编委会副主委。

2003 年 11 月　赴新加坡讲学 15 天，并带硕士研究生王邦坤。

2003 年　代表全国高等中医院校骨伤教育研究会作学会成立 20 周年工作报告。

2003 年　被吉林省中医药学会聘任为顾问。

2003 年　《中国骨伤治疗彩色图谱》（主编）获第十一届全国优秀科技图书三等奖（国家新闻出版总署）。

2003 年　《刘柏龄治疗脊柱病经验撷要》出版（编著，北京科学技术出版社）。

2003 年　发表论文《中医骨伤科手术疗法的早期应用与贡献》（跨世纪骨伤杰出人才科技成果荟萃，学苑出版社）

2003 年　发表论文《手法治疗腰椎间盘突出症》（长春中医学院学报，校庆特辑）。

2003 年　发表论文《骨伤科临床经验选要》[《方药传真》（《全国老中医药专家学术经验精选》），江苏科学技术出版社]

2003 年　"壮骨伸筋胶囊治疗颈肩腰腿痛"的研究，获中华中医药学会科学技术三等奖（北京）。

2003 年　"复肢胶丸治疗股骨头无菌性坏死"的研究，获吉林省科技进步三等奖。

2004 年 4 月　"二步十法"治疗腰椎间盘突出症，荣获 2004 年吉林省高等院校教育技术成果二等奖。

2004 年 8 月　赴法国巴黎、德国法兰克福、荷兰阿姆斯特丹、比利时布鲁塞尔以及卢森堡等国家和地区考察。

2004 年 9 月　应日本邀请赴日本新潟县讲学，发表论文《运用中医肾主骨的理论治疗骨关节病研究报告》（出席日本 21 世纪机能性食品开发国际会议并在大会上做报告，论文被收入论文集）。

2004 年　为国家培养第三批高徒李成刚。

2005 年 4 月　应邀赴马来西亚柔佛洲中医骨科学会讲学，发表论文《中国骨伤科手法治疗的渊源发展及应用》（附二步十法治疗腰椎间盘突出症和一针一牵三扳法治疗急性腰扭伤）。出席马来西亚大马中医师公会进行讲座（文章被收进《医学讲座荟萃文集》）。

2005 年 5 月　"刘柏龄学术经验研究工作室"成立（吉林省中医药管理局）。

2005 年　被吉林省中医药管理局聘为吉林省中医药管理局专家库专家。

2005 年　发表论文《点刺"暴伤点"治疗急性腰扭伤》（中日 21 世纪的人类健康论坛，文章被收入论坛文集）。

2005 年　领取卫生部医学视听教材证书。《刘柏龄治疗腰病手法》出版发行（自著 DVD 光盘，北京人民卫生电子音像出版社）。

2005 年　荣获吉林省中医药学会颁发的特殊成就奖。

2005 年　《图解中医骨伤名家手法精华》丛书出版（主编，北京科学技术出版社）。

2005 年　《图解骨折治疗手法》出版（主编，北京科学技术出版社）。

2005 年　世界中医药学会联合会第一届骨伤专业委员会顾问。

2006 年 3 月 《刘柏龄治疗腰病手法》DVD 荣获首届"优秀卫生部医学视听教材及 CAL 课件奖"一等奖。

2006 年 5 月 《著名中医骨伤科学家刘柏龄传》出版（吉林大学出版社）。

2006 年 6 月 获"中华骨伤名医泰斗"称号（世界骨伤专家协会、世界杰出人才学会、中国人才研究会骨伤人才分会、全国高等中医院校骨伤教育研究会）。

2006 年 6 月 获中华中医药学会授予的"国医楷模"荣誉称号。

2006 年 6 月 荣获美国纽约中医药研究院授予的"泰斗之光，为人楷模"金牌。

2006 年 6 月 获"医界旗帜，一代风范"牌匾（黑龙江北方股骨头坏死专科医院）。

2006 年 出席"首届中医药传承特别贡献奖"颁奖大会暨第二届"著名中医药学家学术传承高层论坛"大会并获奖，同时在会上做了题为《我的成才之路》的报告（中华中医药学会）。

2007 年 1 月 荣获长春中医药大学研究生教育成就奖。

2007 年 6 月 荣获全国首届"中医骨伤名师"称号并获金鼎奖（中华中医药学会）。

2007 年 6 月 受聘为广东省中医院继承国家名老中医学术经验指导老师（广东省中医院、广州中医药大学第二临床学院、广州中医药大学第二附属医院）。

2007 年 6 月 受聘为广东省佛山市中医院骨伤科医学顾问、主任导师。

2007 年 10 月 被评为全国老中医药专家学术经验继承工作优秀指导老师（国家中医药管理局）。

2007 年 12 月 受聘为河南省洛阳正骨医院李建明、高文香医师的指导老师（中华中医药学会、河南省洛阳正骨医院）。

2008 年 收第四批高徒黄丹奇、李绍军。

2008 年 7 月 《天池伤科刘柏龄》出版（编著，人民卫生出版社）。

2008 年 8 月 《骨伤名师 23 讲》出版（编写第七讲，人民卫生出版社）。

2008 年 11 月 受聘为长春中医药大学"首届中医特色师承班指导老师"（长春中医药大学学位评定委员会）。

2009 年 2 月 受聘为《城市晚报·健康指南》名誉顾问。

2009 年 4 月 受聘为黑龙江中医药大学博士研究生导师。

2009 年 6 月　受聘为中华中医药学会终身理事。

2009 年 6 月　荣获中华中医药学会成就奖。

2009 年 11 月　参加第五届著名中医药学家学术传承高层论坛暨全国首届先进工作室颁奖大会并获奖（中华中医药学会）。

2009 年 11 月　获"中华骨伤医学大师"称号（中国人才研究会骨伤人才分会、全国高等中医院校骨伤研究会、世界骨伤专家协会、世界杰出人才学会）。

2009 年 11 月　任国家中医药管理局中医药标准化项目《中医整脊科诊疗指南》评审专家委员会总顾问（中华中医药学会）。

2009 年 12 月　任吉林省"真中医"人才培养工程——第一批老中医药专家学术经验继承项目指导老师，李振华为第一批高徒（吉林省中医药管理局）。

2009 年 12 月　荣获长春中医药大学精神文明建设指导委员会授予的2009 年度"高校文明杯"竞赛活动先进个人称号。

2010 年 6 月　荣获中共长春中医药大学党委授予的优秀共产党员称号。

2011 年 2 月 26 日　参加第六届著名中医药专家学术传承高层论坛暨中华中医药学会科技之星颁奖大会（广州）。

2011 年 3 月　迁至"国医堂·刘柏龄工作室"出诊。

2011 年 6 月　荣获吉林省卫生厅党组、长春市卫生局党委颁发的"卫生忠诚奖"。

2011 年 6 月　荣获中共吉林省高等学校工作委员会授予的全省高校系统优秀共产党员称号。

2012 年 6 月　受聘为世界中医药学会联合会中医手法专业委员会高级顾问。

2012 年 8 月　获全国医药卫生系统创先争优活动（中医药系统）先进个人称号（卫生部党组）。

2012 年 9 月　在全省卫生系统行业作风建设工作中被吉林省卫生厅授予医德医风先进个人称号。

2012 年 9 月　荣获首届"世界手法医学与传统疗法资深大师"称号（世界手法医学联合会）。

2012 年 9 月　被确立为省第四批全国老中医药专家学术经验继承指导老师，为培养中医药人才做出了贡献（国家人力资源和社会保障部、国务院学位委员会、教育部、卫生部、国家中医药管理局）。

2012 年 12 月　被聘任为事业单位专业技术二级（吉林省人力资源和社会保障厅专业技术人员管理处，2012 年 11 月 23 日）。

2012 年 12 月　全国首批 64 家学术流派传承工作室确定，天池伤科流派传承工作室被批准（中医药管理局，2012 年 12 月 19 日）。

2013 年 1 月 14 日　《刘柏龄从医之路》一文刊登于中国中医药报。

2013 年 1 月 23 日　受聘为吉林省第一批全国中医药传承博士后导师。

2013 年 4 月　受聘为吉林省中医药学会第七届理事会高级顾问（吉林省中医药学会）。

2013 年 4 月　荣获吉林省中医药学会学会颁发的特殊贡献奖。

2014 年 4 月　被评为第二届"国医大师"。

2014 年 10 月　参加在人民大会堂召开的第二届"国医大师"表彰大会。

治伤常用方剂选

（依据方名笔画排列）

二 画

二妙汤（《医学正传》）

[组成] 苍术，黄柏。

[适应证] 用治湿热下注，脚膝腰痛。

[制用法] 水煎服。

二陈汤（《和剂局方》）

[组成] 半夏9g，陈皮9g，茯苓9g，甘草3g。

[功效与适应证] 燥湿化痰，理气宽胸。治胸胁损伤，咳嗽痰多。

[制用法] 水煎服。

九气丸（《血证论》）

[组成] 姜黄10g，香附12g，甘草6g。

[功效与适应证] 行气散瘀。治腹痛损伤，气结作痛。

[制用法] 水煎服。

三 画

三痹汤（《妇人良方》）

[组成] 独活6g，秦艽12g，防风6g，细辛3g，川芎6g，当归12g，生地黄15g，白芍10g，茯苓12g，肉桂（焗冲）1g，杜仲12g，牛膝6g，党参12g，甘草3g，黄芪12g，续断12g。

[功效与适应证] 补肝肾，祛风湿。治气血凝滞，手足拘挛，筋骨痿软，风

湿痹痛等。

[制用法] 水煎服，日 1 剂。

大成汤（《仙授理伤续断秘方》）

[组成] 大黄 20g，芒硝（冲服）10g，当归 10g，木通 10g，枳壳 20g，厚朴 10g，苏木 10g，川红花 10g，陈皮 10g，甘草 10g。

[功效与适应证] 攻下逐瘀。治跌仆损伤后，瘀血内蓄，昏睡，二便秘结，或腰椎损伤后伴发肠麻痹，腹胀。

[制用法] 水煎服，药后得下即停。

大定风珠汤（《温病条辨》）

[组成] 阿胶 10g，白术 20g，麦冬 20g，地黄 20g，五味子 6g，麻仁 6g，牡蛎 12g，龟甲 12g，炙甘草 12g，鸡子黄（加入药汁中搅匀）1 个，鳖甲 12g。

[功效与适应证] 育阴潜阳，平肝息风。治伤后肝阳上亢而致晕眩、口干、舌红、咽燥、抽搐、肢麻等症。

[制用法] 水煎服。

小活络丹（《和剂局方》）

[组成] 制南星 3 份，制川乌 3 份，制草乌 3 份，乳香 1 份，没药 1 份，蜜糖适量。

[功效与适应证] 温寒散结，活血通络。治跌仆损伤，风寒侵袭经络作痛，肢体不能屈伸及麻木，日久不愈等症。

[制用法] 水煎服。

小半夏加茯苓汤（《金匮要略》）

[组成] 半夏 10g，茯苓 15g，生姜 6g。

[功效与适应证] 化痰辟浊。治伤后痰浊中阻，恶心呕吐，心下痞满。

[制用法] 水煎服。

四　画

天麻钩藤饮（《杂病证治新义》）

[组成] 天麻 6g，钩藤 10g，牛膝 12g，石决明（先煎）15g，杜仲 12g，黄芩 6g，栀子 6g，益母草 10g，桑寄生 10g，夜交藤 10g，茯神 10g。

[功效与适应证] 清热化痰，平肝潜阳。治脑震荡引起的眩晕、抽搐及阴

虚阳亢，肝风内动，兼见痰热内蕴之症。

[制用法] 水煎服，日1剂。

天王补心丹（《摄生总要》）

[组成] 生地黄8份，五味子2份，当归身2份，天冬2份，麦冬2份，柏子仁2份，酸枣仁2份，党参1份，丹参1份，白茯苓1份，远志1份，桔梗1份，朱砂1份，蜜糖适量。

[功效与适应证] 滋阴清热，补心安神。治因损伤耗血阴，心神不定，以致睡眠不安，心悸等。

[制用法] 除朱砂及蜜糖外，共研为细末，然后炼蜜为丸如绿豆大，朱砂为衣。每服10g，每日2～3次，若作汤剂，则根据病情决定药量加减。

六味地黄汤（丸）（《小儿药证直诀》）

[组成] 熟地黄20g，怀山药12g，茯苓10g，泽泻10g，山萸肉12g，牡丹皮10g。

[功效与适应证] 滋水降火。治肾水不足，腰膝酸痛，头晕目眩，咽干耳鸣，潮热盗汗，骨折后期迟缓愈合等。

[制用法] 水煎服，日1剂。做丸，将药研末，蜜丸，每服10g，日3次。

丹栀逍遥散（即《内科摘要》加减逍遥散）

[组成] 柴胡，当归，白芍，白术，茯苓，丹皮，栀子，薄荷，煨姜，甘草。

[功效与适应证] 清热凉血，疏肝解郁。治肝胆两经郁火，胸胁疼痛，头眩，日晡发热，寒热往来。

[制用法] 水煎服，日1剂。

巴戟汤（《医宗金鉴》）

[组成] 巴戟（去心）15g，当归30g，大黄15g，芍药30g，川芎30g，地黄30g。

[功效与适应证] 养血逐瘀，清心益神。治头部损伤，瘀留清窍，髓海不足。

[制用法] 水煎服。

五　画

左归丸（《景岳全书》）

［组成］熟地黄4份，怀山药2份，山萸肉2份，枸杞子2份，菟丝子2份，龟甲2份，鹿角胶2份，川牛膝1份半，蜜糖适量。

［功效与适应证］补肾益阴。治损伤日久或骨疾病后，肾水不足，精髓内亏，腰膝腿软，头昏眼花，虚汗、自汗、盗汗等证。

［制用法］药为细末，炼蜜为丸如豆大。每服10g，每日1～2次，饭前服。

右归丸（《景岳全书》）

［组成］熟地黄4份，怀山药2份，山萸肉2份，枸杞子2份，菟丝子2份，杜仲2份，鹿角胶2份，当归1份半、附子1份，肉桂1份，蜜糖适量。

［功效与适应证］补益肾阳。治骨及软组织损伤后期，肝肾不足，精血虚损而致神疲气怯，或心神不宁，或肢冷痿软无力。

［制用法］共为细末，炼蜜为丸，每服10g，每日1～2次。

左金丸（《丹溪心法》）

［组成］黄连180g，吴茱萸30g。

［功效与适应证］清泻肝火，降逆止呕。治损伤后肝火炽盛，左胁疼痛，脘痞吞酸，口苦、呕吐等证。

［制用法］共研细末，水泛为丸，每次服用2～3g，开水送服。

玉真散（《外科正宗》）

［组成］生南星、白芷、防风、羌活、天麻、白附子各等量。

［功效与适应证］祛风镇痉。用于破伤风。

［制用法］共为细末，每服3～6g，每日2次。

玉屏风散（《世医得效方》）

［组成］黄芪180g，白术60g，防风60g。

［功效与适应证］益气固表止汗。用于表虚卫阳不固。

［制用法］共研细末，每服6～9g，每日2次，开水送服。亦可水煎服，用量按原方酌减。

生脉散（《内外伤辨惑论》）

[组成] 人参 1.6g，麦冬 1.6g，五味子 7 粒。

[功效与适应证] 益气敛汗，养阴生津。治热伤气阴，或气血耗损，汗出气短，体倦肢凉。心悸脉虚者。

[制用法] 水煎服，或为散冲服，日 1～4 剂，或按病情需要酌情使用。现代亦有制成注射剂供肌内注射或静脉注射，在急救时，亦用来作心腔内注射。

加减补筋丸（《医宗金鉴》）

[组成] 当归 30g。熟地 60g，白芍 60g，红花 30g，乳香 30g，茯苓 30g，骨碎补 30g，陈皮 60g，没药 9g，丁香 15g。

[功效与适应证] 活血、壮筋、止痛。治跌仆伤筋，血脉壅滞，青紫肿痛。

[制用法] 共为细末，炼蜜为丸，如弹子大，每丸 9g，每次服 1 丸，用无灰酒送下。

归脾汤（《济生方》）

[组成] 白术 10g，当归 3g，党参 3g，黄芪 10g，酸枣仁 10g，木香 1.5g，远志 3g，炙甘草 4.5g，龙眼肉 4.5g，茯苓 10g。

[功效与适应证] 养心健脾，补益气血。治骨折后期气血不足，神经衰弱，慢性溃疡等。

[制用法] 水煎服，日 1 剂。亦可制成丸剂服用。

加味五积散（《太平惠民和剂局方》）

[组成] 苍术 15g，厚朴 15g，甘草 15g，陈皮 15g，半夏 10g，茯苓 25g，麻黄 10g，桂枝 10g，枳壳 10g，桃仁 15g，杜仲 15g，桔梗 15g，当归 15g，川芎 10g，白芍 15g，干姜 7.5g，白芷 7.5g，吴萸 10g。

[功效与适应证] 调中顺气，散寒止痛。用于外感风寒，内伤生冷，头目昏痛，肩背拘急，肢体怠惰，胁腹刺痛等症。

[制用法] 水煎 300ml，分 3 次温服，日服 3 次。

六 画

当归补血汤（《内外伤辨惑论》）

［组成］黄芪 15～30g，当归 3～6g。

［功效与适应证］补气生血。治血虚发热，以及大出血后，脉芤、重按无力，气血两虚等症。

［制用法］水煎服。

血府逐瘀汤（《医林改错》）

［组成］当归 10g，生地黄 10g，桃仁 12g，红花 10g，枳壳 6g，赤芍 6g，柴胡 3g，甘草 3g，桔梗 4.5g、川芎 4.5g，牛膝 10g。

［功效与适应证］活血逐瘀，通络止痛。治瘀血内阻，血行不畅，经脉闭塞疼痛。

［制用法］水煎服，日 1 剂。

壮筋养血汤（《伤科补要》）

［组成］当归 9g，川芎 6g，白芷 9g，续断 12g，红花 5g，生地 12，牛膝 9g，牡丹皮 9g，杜仲 6g。

［功效与适应证］活血壮筋。用于软组织损伤。

［制用法］水煎服。

壮筋续骨丹（《伤科大成》）

［组成］当归 60g，川芎 30g，白芍 30g，熟地 120g，杜仲 30g，川断 45g，五加皮 45g，骨碎补 90g，桂枝 30g，三七 30g，黄芪 90g，狗骨 30g，补骨脂 60g，菟丝子 60g，党参 60g，木瓜 30g，刘寄奴 60g，土鳖虫 90g。

［功效与适应证］壮筋续骨。用于骨折、脱位、伤筋中后期。

［制用法］共研细末，糖水泛丸，每次服 12g，温酒下。

阳和汤（《外科全生集》）

［组成］熟地 30g，鹿角胶 10g，姜炭 5g，肉桂（焗冲）3g，麻黄 5g，白芥子 6g，生甘草 3g。

［功效与适应证］温阳通脉，散寒化痰。治各类阴疽如流痰、流注等。

［制用法］水煎服。

收呆汤（《串雅内编》）

［组成］党参 30g，柴胡 30g，白芍 120g，郁金 15g，当归 30g，菖蒲 30g，附子 3g，茯苓 90g，枣仁 30g，神曲 15g，半夏 30g，制南星 15g，甘草 15g。

［功效与适应证］通窍醒神。治脑髓损伤而遗留神情呆滞者。

［制用法］水煎服。

安脑宁神丸（《伤科学》经验方）

［组成］明天麻 1 份，白蒺藜 2 份，杭菊 1 份，嫩钩藤 2 份，潞党参 2 份，川芎 1 份，炙黄芪 2 份，炒白术 1 份，白芍 1 份，熟地 3 份，珍珠母 4 份，枣仁 2 份，陈皮 1 份，当归 1 份半，枸杞子 2 份，炙甘草 1 份，制远志（去心）1 份。

［功效与适应证］开阳益气，健脑安神。治脑震荡后头晕、目眩、耳鸣、心悸、夜寐不酣经常反复发作或时发时愈。

［制用法］共研细末，每服 10g，米酒调服，日服 3 次。

七　画

补肾壮筋汤（丸）（《伤科补要》）

［组成］熟地黄 12g，当归 12g，牛膝 10g，山茱萸 12g，茯苓 12g，续断 12g，杜仲 10g，芍药 10g，青皮 5g，五加皮 10g。

［功效与适应证］补益肝肾，强壮筋骨。治肾气虚损，习惯性关节脱位等。

［制用法］水煎服，日 1 剂，或制成丸剂服。

补阳还五汤（《医林改措》）

［组成］黄芪 30g，归尾 6g，赤芍 4.5g，地龙 3g，川芎 3g，桃仁 3g，红花 3g。

［功效与适应证］活血补气，疏通经络。治气虚而血不行的半身不遂，口眼㖞斜，以及外伤性截瘫。

［制用法］水煎服。

补肝汤（《医宗金鉴》）

［组成］当归 10g，熟地 12g，白芍 10g，川芎 6g，枣仁 10g，麦冬 12g，木瓜 10g，甘草 6g。

［功效与适应证］养血益肝，治血虚肢麻，筋脉不利，爪甲不荣。

[制用法] 水煎服。

芪附汤 (《魏氏家藏方》)

[组成] 黄芪, 附子。

[功效与适应证] 温阳固表。治伤患气血耗失, 卫阳不固, 虚汗自冒, 亦治伤患后期肢节冷痛。

[制用法] 水煎服。

杞菊地黄丸 (《医级》)

[组成] 枸杞子 12g, 杭菊 12g, 熟地 15g, 怀山药 12g, 山萸肉 10g, 牡丹皮 10g, 茯苓 10g, 泽泻 6g。

[功效与适应证] 滋肾养肝, 育阴潜阳。治肝肾不足, 眩晕头痛, 视物不清, 耳鸣肢麻等症。

[制用法] 水煎服或为丸服。

君音饮 (《内伤证治》引《正骨学讲义》)

[组成] 菖蒲 9g, 蝉蜕 9g, 羌活 6g, 防风 6g。茯苓 9g, 枳壳 6g, 黄连 3g, 半夏 6g, 荆芥 6g, 天麻 3g, 天竺黄 3g, 竹沥油 (渗入药汁中) 50g, 生姜 9g。

[功效与适应证] 祛痰浊, 开音窍。治头部损伤而致失语者。

[制用法] 水煎服。

八 画

参附汤 (《世医得效方》)

[组成] 人参 12g, 附子 (炮去皮) 10g。

[功效与适应证] 回阳救逆。治伤患阳气将脱, 表现休克, 四肢厥冷, 气短呃逆, 喘满汗出, 脉微细者。

[制用法] 水煎服。

参苓白术散 (《和剂局方》)

[组成] 白扁豆 12g, 党参 12g, 白术 12g, 茯苓 12g, 炙甘草 6g, 怀山药 12g, 莲子肉 10g, 薏苡仁 10g, 桔梗 6g, 砂仁 5g, 大枣 4 枚。

[功效与适应证] 补气, 健脾, 渗湿。治疮疡及损伤后期, 气血受损, 脾失健运者。

［制用法］水煎服。可制成散剂服，其中大枣煎汤送散服。

和营理气汤（《中医伤科学》经验方）

［组成］当归 10g，白芍 10g，丹参 12g，川芎 6g，郁金 10g，延胡索 12g，小茴 6g，香附 10g，青皮 10g，木香 5g，乌药 10g。

［功效与适应证］行气散瘀，和营止痛。治跌仆损伤气血，胸闷不舒。

［制用法］水煎服。

和营通气散（《伤科学》经验方）

［组成］当归 6份，丹参 6份，川芎 2份，延胡索 2份，香附 6份，青皮 2份，枳壳 2份，郁金 4份，制半夏 4份，木香 1份，大茴香 1份，

［功效与适应证］行气活血，散滞止痛。治胸腹损伤，气血阻滞，胸脘腰腹闷胀不舒，呼吸不利。

［制用法］共研细末，每服 15g，日服 2 次。

金铃子散（《太平圣惠方》）

［组成］金铃子、延胡索各等量。

［功效与适应证］理气止痛。治跌仆损伤后胸脘胁疼痛，时发时止，或流窜不定者。

［制用法］共为细末。每服 9 ～ 12g，温开水或温酒送下，每日 2 ～ 4 次。

金匮肾气丸（即《金匮要略》附桂八味丸）

［组成］熟地黄 25g，怀山药 12g，山萸肉 12g，泽泻 10g，茯苓 10g，丹皮 10g，肉桂（焗冲）3g，熟附子 10g。

［功效与适应证］温补肾阳。治伤病后肾阳亏损者。

［制用法］水煎服。或制成丸剂，淡盐汤送服。

虎潜丸（《丹溪心法》）

［组成］虎骨（狗骨代，炙）2 份，干姜 1 份，陈皮 4 份，白芍 4 份，锁阳 2 份半，熟地 4 份，龟甲（酒炙）8 份，黄柏 16 份，知母（炒）2 份。

［功效与适应证］滋阴降火，强壮筋骨。治损伤之后肝肾不足，筋骨痿软，腿足瘦削，步履乏力等症。

［制用法］为末，用酒或米糊制丸如豆大小。每服 10g，每日 1 ～ 2 次，空腹淡盐汤送服。

九　画

复元活血汤（《医学发明》）

[组成] 柴胡 15g，天花粉 10g，当归尾 10g，红花 6g，穿山甲 10g，酒浸大黄 30g，酒浸桃仁 12g。

[功效与适应证] 活血祛瘀，消肿止痛。治跌仆损伤，血停积于胁下，肿痛不可忍者。

[制用法] 水煎，分 2 次服。如第 1 次服完后，泻下大便，得利痛减，则停服；如 6 小时之后仍无泻下者，则服下第 2 次。以利为度。

复原通气散（《正体类要》）

[组成] 木香、茴香（炒）、青皮、穿山甲（制）、陈皮、白芷、甘草、漏芦、贝母各等份。

[功效与适应证] 理气止痛。治跌仆损伤，气滞作痛。

[制用法] 研末为散，每次服 3～6g，温酒调下。

独活寄生汤（《千金方》）

[组成] 独活 6g，防风 6g，川芎 6g，牛膝 6g，桑寄生 18g，秦艽 12g，杜仲 12g，当归 12g，茯苓 12g，党参 12g，熟地黄 15g，白芍 10g，细辛 3g，甘草 3g，肉桂（焗冲）2g。

[功效与适应证] 益肝肾，补气血，祛风湿，止痹痛。治腰脊损伤后期，肝肾两亏，风湿痛及腿足屈伸不利者。

[制用法] 水煎服。可复煎外洗患处。

养心汤（《证治准绳》）

[组成] 黄芪 15g，党参 10g，茯神 10g，当归 10g，川芎 5g，柏子仁 10g，远志 10g，酸枣仁 10g，五味子 5g，茯苓 10g，肉桂 6g，半夏曲 10g，甘草 5g。

[功效与适应证] 补益气血，养心宁神。治损伤后期，心虚血少，神心不宁，怔忡惊悸。

[制用法] 水煎服。

茴香酒（《中医伤科学讲义》经验方）

[组成] 茴香 15g，丁香 10g，樟脑 15g，红花 10g，白干酒 300g。

[功效与适应证] 活血行气止痛。治扭挫伤肿痛。

［制用法］把药浸泡在酒中，1周以后，去渣取酒即可。外涂擦患处。亦可在施行理伤手法时配合使用。

十　画

桃红四物汤（《中国医学大辞典》）

［组成］桃仁 25 粒，川芎 3g，制香附 3g，当归 3g，赤芍 3g，生地 2g，红花 2g，牡丹皮 3g，延胡索 3g。

［功效与适应证］通经活血，行气止痛。用于骨伤科疾病有气滞血瘀而肿痛者。

［制用法］水煎服。

健步虎潜丸（《伤科补要》）

［组成］龟胶 2 份，鹿角胶 2 份，狗胫骨 2 份，何首乌 2 份，川牛膝 2 份，杜仲 2 份，锁阳 2 份，当归 2 份，熟地 2 份，威灵仙 2 份，黄柏 1 份，大川附子 1 份半，蜜糖适量。

［功效与适应证］补气血，壮筋骨。治跌仆损伤，血虚气弱，筋骨痿软无力，步履艰难。

［制用法］共为细末，炼蜜丸如绿豆大，每服 10g，空腹淡盐水送下，每日 2 ～ 3 次。

逍遥散（《和剂局方》）

［组成］柴胡 30g，当归 30g，白芍 30g，白术 30g，茯苓 30g，甘草 15g。

［功效与适应证］疏肝解郁，健脾益血。用于伤后肝气郁结，肝气犯胃，胸胁胀痛，头痛目眩，口燥咽干。神疲食少，或寒热往来。

［制用法］共研细末，每服 6 ～ 9g，生姜、薄荷少许煎汤冲服，每日 3 次。亦可水煎服，用量按原方比例酌减。

通关散（《伤科补要》）

［组成］猪牙皂 25 份，白芷 15 份，细辛 15 份，冰片 1 份，麝香 1 份，蟾酥 2 份半。

［功效与适应证］通窍。用于脑震荡晕厥。

［制用法］共为极细末。把药末吹入病者鼻中取嚏令醒。

柴胡疏肝散（《景岳全书》）

[组成] 柴胡，芍药，枳壳，甘草，川芎，香附。

[功效与适应证] 疏肝理气止痛。治胸胁损伤。

[制用法] 按病情拟定药量，并酌情加减。

调经散（《证治准绳》）

[组成] 当归10g，川芎5g，白芍10g，陈皮5g，青皮5g，熟地10g，黄芪10g，乳香6g，乌药6g，小茴香3g。

[功效与适应证] 和血调气，通经散痛。治跌仆损伤，气滞络脉，关节不利而疼痛者。

[制用法] 水煎服。

脑震荡散（《伤科学》经验方）

[组成] 落得打6份，参三七3份，天麻3份，钩藤1份半，白芷1份，石菖蒲3份，木瓜1份半，川芎3份。

[功效与适应证] 行瘀散滞，疏风止痛。治头部损伤，脑震荡，眩晕、头痛、偏头痛。

[制用法] 共研细末，每服2～5g日服3次。

逐瘀护心散（河南正骨研究所郭氏验方）

[组成] 朱砂5份，琥珀5份，麝香1份，乳香（去油）5份、没药（去油）5份，三七5份。

[功效与适应证] 逐瘀通窍，醒脑宁神。治疗或预防瘀血攻心，昏迷不醒之证。

[制用法] 共研细末，每服3g，日服3次，黄酒冲服。

调中益气汤（《脾胃论》）

[组成] 黄芪15g，党参12g，白术12g，当归10g，柴胡5g，五味子5g，白芍10g，升麻5g，陈皮3g，炙甘草5g。

[功效与适应证] 调中益气。治跌仆损伤后期，阳气不足所致的肢节烦痛，体重嗜睡，饮食无味，胸满气短，心烦耳鸣，目热溺赤等证。

[制用法] 水煎服。

十一画

接骨紫金丹（《杂病源流犀烛》）

[组成] 土鳖虫、乳香、没药、自然铜、骨碎补、大黄、血竭、硼砂、当归各等量。

[功效与适应证] 祛瘀、续骨、止痛。治损伤骨折，瘀血内停者。

[制用法] 共研细末。每服 3～6g，开水或少量酒送服。

麻桂温经汤（《伤科补要》

[组成] 麻黄，桂枝，红花，白芷，细辛，桃仁，赤芍，甘草。

[功效与适应证] 通经活络祛瘀。治损伤之后风寒客注而致痹痛。

[制用法] 按病情决定剂量，水煎服。

理气止痛汤（经验方）

[组成] 丹参 9g，广木香 3g，青皮 6g，制乳香 5g，枳壳 6g，制香附 9g，川楝子 9g，延胡索 5g，软柴胡 6g，路路通 6g，没药 5g。

[功效与适应证] 活血和营，理气止痛。用于气分受伤，郁滞作痛诸证。

[制用法] 水煎服。

羚羊角煎（《医醇賸义》）

[组成] 羚羊角（先煎）5g，蝉蜕 5g，石决明 20g，柴胡 10g，白芍 10g，龟甲 10g，丹皮 10g，菊花 10g，生地 15g，薄荷 6g，夏枯草 10g。

[功效与适应证] 清热凉血，祛风镇痉。治伤后瘀血犯肝引起的肝风内动，证见抽搐，痉厥，言语不利，肢麻等。

[制用法] 水煎服。

菖蒲启音饮（《内伤证治》引《正骨学讲义》）

[组成] 菖蒲 10g，当归 10g，荆芥穗 6g，僵蚕 3g，乌药 10g，枳壳 10g，陈皮 5g，柴胡 3g，川芎 3g，薄荷 6g，姜黄连 3g，甘草 2g。

[功效与适应证] 活血散滞，通利音窍。治脑髓损伤，邪滞音窍而致失语者。

[制用法] 水煎服。

宿伤拈痛汤（《内伤证治》经验方）

[组成] 当归 10g，白芍 10g，制马钱子 1g，穿山甲 10g，姜黄 10g，乳香 10g，没药 10g，红花 6g，羌活 10g，独活 10g，木香 5g，柴胡 10g，防风 10g，

肉桂（焗冲）5g，茯苓 10g，制草乌 10g，制川乌 10g，陈皮 6g，

[功效与适应证]通经活络，行瘀散结。治一切宿伤而瘀结作痛者。

[制用法]水煎服。

黄芪桂枝五物汤（《金匮要略》）

[组成]黄芪 15g，桂枝 9g，芍药 6g，生姜 3 片，大枣 5 枚。

[功效与适应证]和营祛痹，治血痹证。症见肌肤麻木不仁，营卫失和，气血不足，手足无力，甚或半身不遂，脉微而涩。

[制用法]水煎服，日 2～3 次。

十二画以上

葛根汤（《伤寒论》）

[组成]葛根 15g，麻黄 8g，桂枝 15g，白芍 15g，甘草 5g，生姜 3 片，大枣 3 枚。

[功效与适应证]解肌散寒。治头部扭伤兼有风寒乘袭者。

[制用法]水煎服。煎渣湿热敷颈部。

增液汤（《温病条辨》）

[组成]玄参 30g，麦冬 25g，生地黄 25g。

[功效与适应证]增液润燥。骨伤病而津液耗损，口干咽燥，大便秘结，或习惯性肠燥便秘。

[制用法]水煎服。

橘核荔枝汤（经验方）

[组成]橘核 5g，川楝子 5g，荔枝核 5g，赤芍 9g，木香 3g，乳香 3g，没药 3g，大茴香 3g，小茴香 3g，白芍 9g，当归 9g，桂圆核 9g。

[功效与适应证]疏肝行气止痛。治肝经气伤作痛者，如睾丸挫伤，少腹挫伤胀痛者。

[制用法]水煎服。

蠲痹汤（《百一选方》）

[组成]羌活 6g，姜黄 6g，当归 12g，赤芍 9g，黄芪 12g，防风 6g，炙甘草 3g，生姜 5 片。

[功效与适应证]行气活血，祛风除湿。治损伤后风寒乘虚入络者。

[制用法]水煎服。